भेड़, बकरी एवं खरगोश पालन की वैज्ञानिक विधि

(संवर्धन, प्रबंधन, प्रजनन, पोषण, स्वास्थ्य रक्षा एवं विपणन संबंधी नवीन तकनीक)

भेड़, बकरी एवं खरगोश पालन की वैज्ञानिक विधि

(संवर्धन, प्रबंधन, प्रजनन, पोषण, स्वास्थ्य रक्षा एवं विपणन संबंधी नवीन तकनीक)

–: *लेखक* :–

डॉ. अखिलेश पाण्डेय

सहायक प्राचार्य

(पशु प्रजनन एवं अनुवांशिकी विभाग)

पशु चिकित्सा एवं पशु पालन महाविद्यालय, जबलपुर (म.प्र.)

डॉ. योगिता तिवारी, एम.भी.एस.सी

वेटनरी एनाटॉमी

पशु चिकित्सा एवं पशु पालन महाविद्यालय, जबलपुर (म.प्र.)

SSPH

SATISH SERIAL PUBLISHING HOUSE

403, Express Tower, Commercial Complex

Azadpur, Delhi-110033 (India)

Phone : 011-27672852, Fax : 91-11-27672046

E-mail : info@satishserial.com, hkjain1975@yahoo.com

Website : www.satishserial.com

Published by :

SATISH SERIAL PUBLISHING HOUSE

403, Express Tower, Commercial Complex, Azadpur, Delhi-110033 (INDIA)
Phone : 011-27672852 Fax : 91-11-27672046
E-mail : info@satishserial.com, hkjain1975@yahoo.com

ISBN 978-93-81226-40-7

Typeset at: Harminder Kharb *for* Laxmi Art Creation # 9971212252
Printed at: Salasar Imaging Systems, Delhi-110035

समर्पण

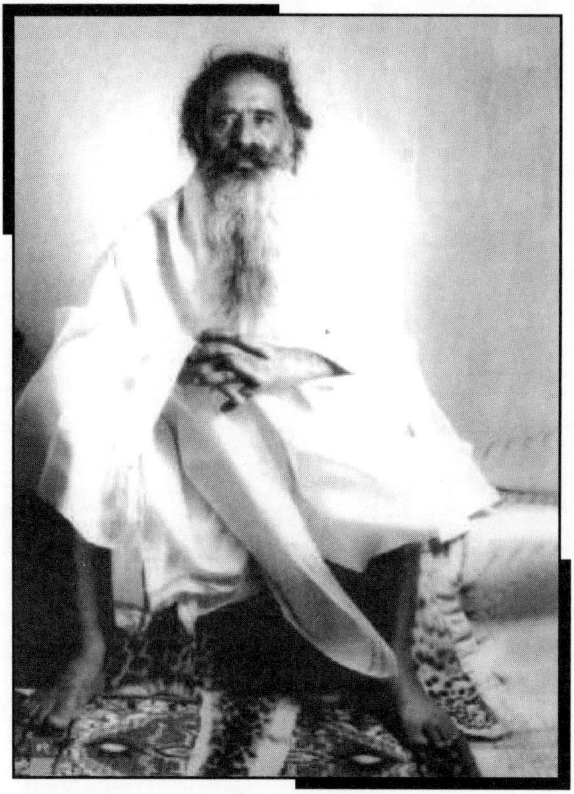

"परम पूज्यनीय श्री सद्‌गुरूदेव भगवान को समर्पित"

जीवन का यह प्रथम प्रयास अटूट श्रद्धा एवं
दृढ़ विश्वास के साथ सादर समर्पित

– अखिलेश एवं योगिता –

प्राक्कथन

आज हमारे देशवासियों के संतुलित आहार हेतु समुचित मात्रा में सस्ते दुध, माँस तथा भूमि की उर्वराशक्ति कायम रखने के लिए पर्याप्त मात्रा में गोबर के खाद की आश्यकता है। पशुओं के कार्य तथा उत्पादन क्षमता की शीघ्र वृद्धि के लिए चमत्कार संभव नही है। अच्छे परिणाम की प्राप्ति के लिए सूझाव एवं रणनीति के तहत कार्य करने की आवश्यकता है, जिसमें काफी समय भी लगेगा। मनोवांछित उत्तम फल प्राप्ति के लिए पशु पालन विज्ञान को वैज्ञानिक ढंग से अध्यन करके सावधानी से प्रयोग में लाना होगा।

भारतीय पशुओं की कम उत्पादकता के कारणों में मुख्य कारण पशुपालन के वैज्ञानिक विधियों की अधिकांश पशुपालकों में अनभिज्ञता है। पशुपालन के विभिन्न महत्वपूर्ण पहलुओं को भारतीय पशुपालक आज भी गंभीरता से नहीं लेता है। इसलिए पशुपालन से अभीष्ट लाभ प्राप्त करने के लिए यह आवश्यक है कि हमारे पशुपालक संवर्धन, प्रबंधन, प्रजनन, पोषण, स्वास्थ्य रक्षा एवं विपणन संबंधी नवीन तकनीक को अपना कर अपने पशुधन से अधिक लाभ प्राप्त कर सकते हैं। इस पुस्तक की रचना में विश्वविद्यालय के वर्तमान कुलपति माननीय श्री गोविन्द प्रसाद मिश्र ने हमें प्रेरणा प्रदान की है वे बराबर कहते हैं ''कुछ ऐसा कार्य करो जिससे गांव के किसानों तथा समाज के आर्थिक रूप से कमजोर वर्ग की लाभ हो।''

अंग्रेजी भाषा में इन विषयों पर अनेक पुस्तकें उपलब्ध हैं, परन्तु हिन्दी में इन विषयों पर अच्छी पुस्तकों का अभाव है।

अन्त में, मैं आशावान हूँ कि यह नवीन संस्करण पाठकों के लिए अधिक उपयोगी एवं सार्थक सिद्ध होगा।

डॉ. अखिलेश पाण्डेय
सहायक प्राचार्य
पशुचिकित्सा एवं पशुपालन
महाविद्यालय, जबलपुर (म.प्र.)

अनुक्रमणिका

पाठ्य क्रमांक–1

बकरी पालन की वैज्ञानिक विधि

छोटे किसानों के लिये बकरी पालन एक लाभदायक व्यवसाय

बकरी पालन मुख्यतः दूध एवं मांस के लिये किया जाता है। बकरी गरीबों की गाय मानी जाती है। भूमिहीन, लघु व सीमान्त कृषकों के लिये बकरी पालन एक अच्छा एवं लाभकारी रोजगार है। दूध देने वाले बड़े पशुओं के लिए अधिक स्थान घेरने, अधिक पूंजी लगाने और अधिक चारे–दाने का इंतेजाम न होने के कारण सीमित संसाधन में उन्हें पालना कठिन होता है इसलिए वहां बकरीपालन को महत्व दिया जाता है। बकरियां ऐसे अनेक खाद्य पदार्थों को चाव से खा लेती हैं जो आम तौर पर व्यर्थ समझे जाते हैं।

बकरियों के दूध का आसानी से पाचन हो जाने एवं अधिक स्वास्थ्यवर्धक होने के कारण रोगियों के लिए बहुत उपयोगी होता है। गुणों में बकरी का दूध मनुष्य के दूध के समान होने के कारण मनुष्य के नवजात शिशुओं को पिलाने के काम भी आता है। उच्च गुणवत्ता वाला दूध के साथ–साथ बकरियों से बेहतर प्रकार का मांस भी मिलता है। बकरी के मल मूत्र से बढ़िया किस्म की खाद मिलती है। बकरी का खाल काफी उपयोगी होता है इसलिए मरने के बाद चमड़े को बाजार में उचित कीमत पर बेचा जा सकता है।

बकरियों की प्रमुख नस्लों का उल्लेख इस पाठ्यक्रम में किया गया है जिसका किसान प्रयुक्त जलवायु के अनुसार पालन कर सकते हैं।

बकरी की नस्लें

उत्तर पश्चिमी शुष्क व अर्ध शुष्क क्षेत्र

1. सिरोही–

(क) जन्म स्थानः सिरोही जिला राजस्थान।

(ख) प्रौढ़ वजन कि.ग्रा.: नर (50), मादा (23)

(ग) उपयोगिताः दूध व माँस।

(घ) शारीरिक आकारः मध्यम आकार गठीला शरीर, रंग भूरा, हल्के व गहरे भूरे चिक्कतेदार धब्बे, कुछ पशु सफेद, कान मध्यम आकार चौड़े व लटके हुए, नर/मादा छोटे–छोटे सींग सहित, पूँछ मध्यम उपर की ओर घुमावदार, अयन छोटा तथा गोल, कंठी मौजुद।

2. मारवाडी

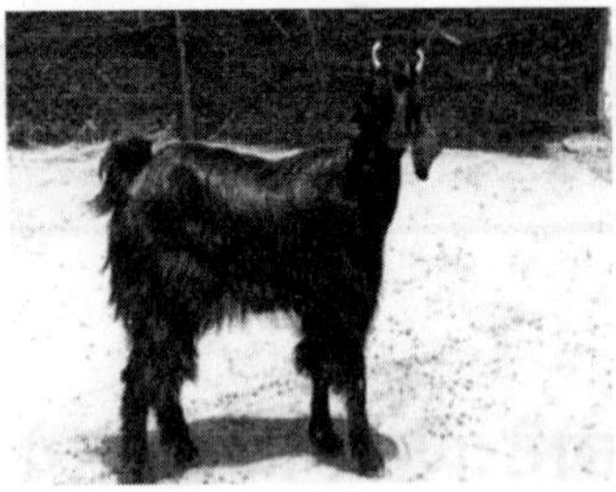

(क) जन्म स्थानः मारवाड़ जोधपुर, पाली, नागौर, बिकानेर, जालौड़ तथा बारमेड़ (राजस्थान)।

(ख) प्रौढ़ वजन कि.ग्रा.: नर (33), मादा (26)

(ग) उपयोगिताः माँस व बाल।

(घ) शारीरिक आकारः मध्यम आकार काला रंग, नर/मादा में दाडी, कान मध्यम लम्बाई चौडे लटके हुए, नर/मादा में ऊपर की ओर सींग, पूँछ छोटी पतली, अयन छोटा गोलाकार।

3. बीटल

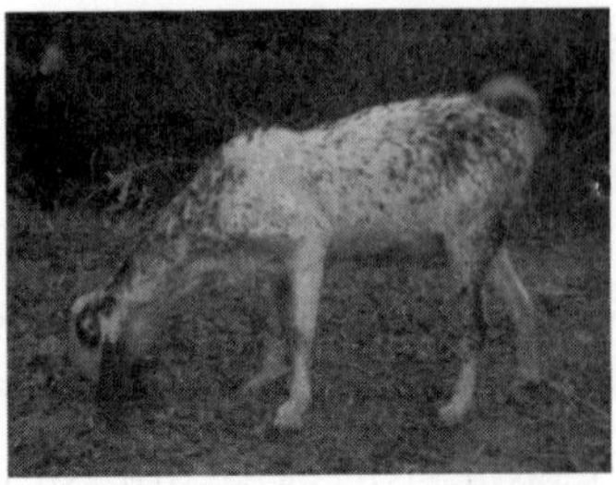

(क) जन्म स्थानः पंजाब, हरियाणा

(ख) प्रौढ़ वजन कि.ग्रा.: नर (59), मादा (35)

(ग) उपयोगिताः दूध व माँस।

(घ) शारीरिक आकारः बडा आकार, अधिकतर जानवर काले या भूरे सफेद चिक्कतेदार, चेहरा उतल रोमन नाक, कान लम्बे लटके हुए, नर/मादा में मोटे मध्यम आकार के सींग के पीछे को ऊपर की ओर मुडे हुए। पूँछ छोटी पतली, अयन बड़ा एवं पूर्ण विकसित।

4. झकराना

(क) जन्म स्थानः झकरान–अलबर जिला (राजस्थान)।

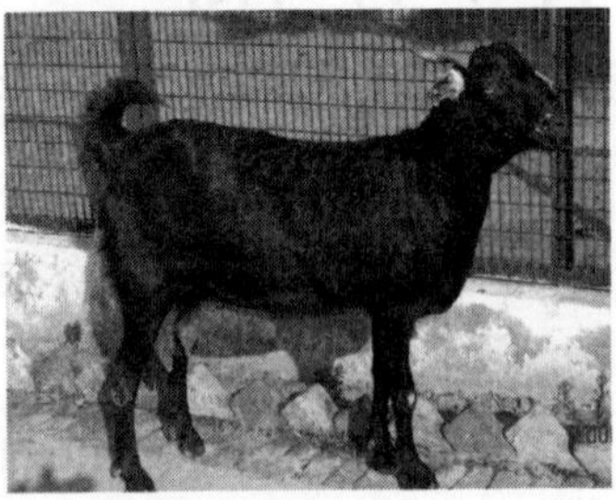

(ख) प्रौढ़ वजन कि.ग्रा.: नर (48), मादा (44)

(ग) उपयोगिताः दूध व माँस।

(घ) शारीरिक आकारः बड़ा आकार, रंग काला कान व थूथन पर सफेद धब्बे माथा उभरा हुआ कान मध्यम आकार के लटके, सींग नर/मादा में उपस्थित।

5. बारबरी

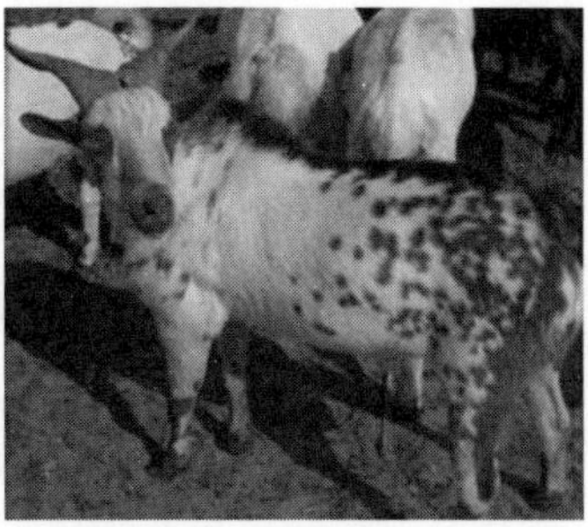

(क) जन्म स्थान: ऐटा, आगरा, अलीगढ (यू. पी.), भरतपुर (राजस्थान)।

(ख) प्रौढ़ वजन कि.ग्रा.: नर (38), मादा (23)

(ग) उपयोगिता: माँस, दूध व चमड़ा।

(घ) शारीरिक आकार: छोटा आकार गठीला शरीर, आँखें उभरी, रंग सफेद तथा सारे शरीर पर भूरे चिक्कते, कान छोटे गोलाकार एवं खडे, नर/मादा घुमावदार सींग सहित मध्यम लम्बाई के ऊपर की ओर।

6. जमुनापारी

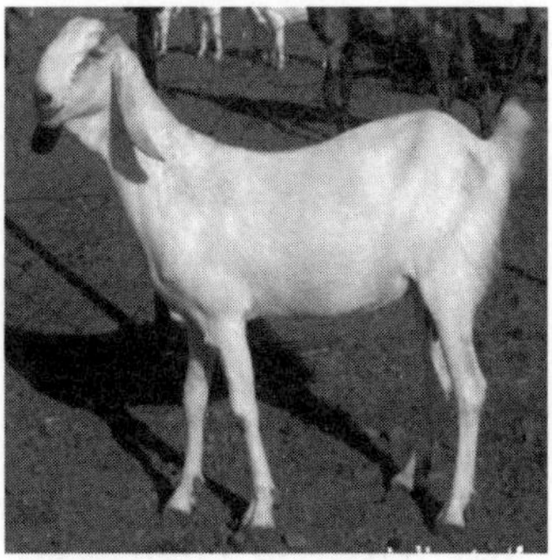

(क) जन्म स्थान: आगरा, मथुरा, इटावा (यू० पी०), भिण्ड मुरैना (मध्य प्रदेश)।

(ख) प्रौढ़ वजन कि.ग्रा.: नर (45), मादा (38)

(ग) उपयोगिता: दूध व माँस (1.5–2.0 ली./दिन)।

(घ) शारीरिक आकार: बड़ा आकार रंग सफेद (सिर और गले पर भूरे चक्कते, उभरी हुई नाक विशेष पहचान), कान लम्बे चौडे लटके हुए, नर/मादा सींग सहित, पूँछ छोटी और पतली, पुट्ठों पर घने बाल, अयन विकसित व गोल।

7. मेहसाना

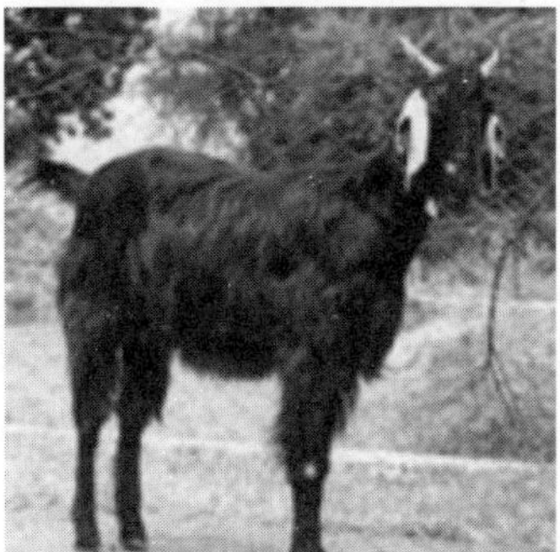

(क) जन्म स्थान: बनासकांठा, मेहसाना गाँधीनगर, अहमदाबाद, गुजरात।

(ख) प्रौढ़ वजन कि.ग्रा.: नर (36), मादा (32)

(ग) उपयोगिता: दूध, बाल व माँस (औसत 1.0–1. 5 ली./दिन)

(घ) शारीरिक आकार: बडा आकार, रंग काला, कान सफेद लम्बे लटके हुए, नर/मादा में हल्के घुमावदार सींग ऊपर की ओर, अयन विकसित तथा लम्बे थन।

8. गोहिलवाड़ी

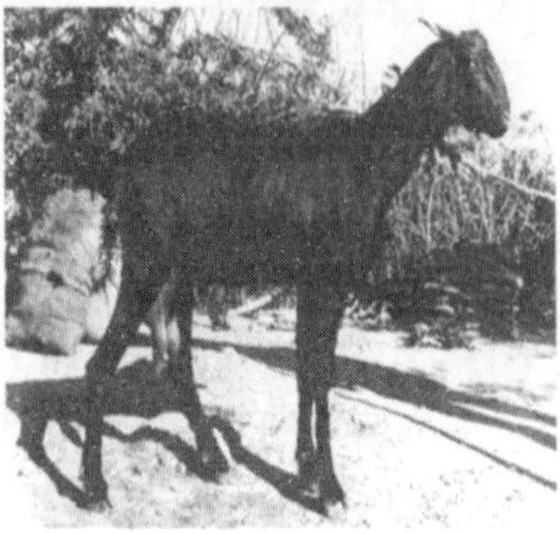

(क) जन्म स्थानः भावनगर, अमरेली एवं जूनागढ़ जिले (गुजरात)।

(ख) प्रौढ़ वजन कि.ग्रा.: नर (36), मादा (34)

(ग) उपयोगिताः दूध, बाल व माँस (औसत 1.0–1.5 ली./दिन)

(घ) शारीरिक आकारः बड़ा आकार, लम्बे खुरदरे बाल रंग काला उत्तल नाक, कान गोलाकार एवं लटके हुऐ, नर/मादा में हल्के घुमावदार सींग पीछे की ओर।

9.झालावाड़ी

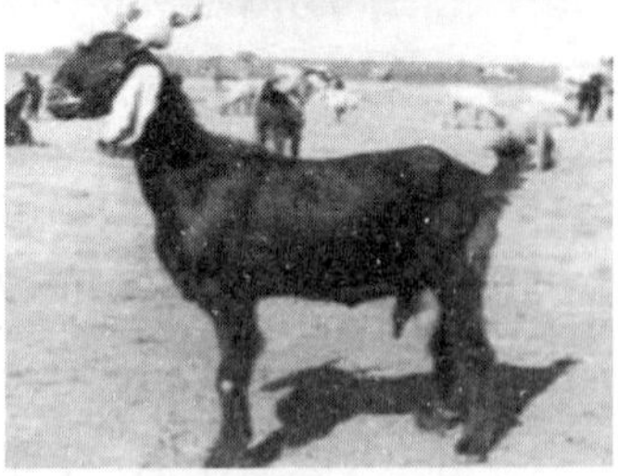

(क) जन्म स्थानः सुरेन्दर नगर व राजकोट जिले (गुजरात)

(ख) प्रौढ़ वजन कि.ग्रा.: नर (39), मादा (34)

(ग) उपयोगिताः दूध, बाल व माँस (औसत 2.0 ली. /दिन)।

(घ) शारीरिक आकारः बड़ा आकार, लम्बे खुरदरे बाल, लम्बे चौड़े कान लटके हुए, नर/मादा लम्बे नुकीले घुमावदार सींग सहित।

10. कच्छी

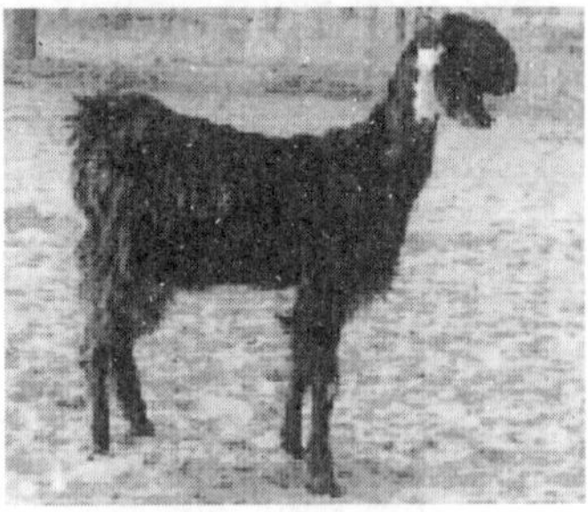

(क) जन्म स्थानः कच्छ जिला (गुजरात)।

(ख) प्रौढ़ वजन कि.ग्रा.: नर (44), मादा (39)

(ग) उपयोगिताः दूध, बाल व माँस (औसत 1.5–2.0 ली/दिन)।

(घ) शारीरिक आकारः बड़ा आकार, रंग काला, सफेद या भूरे धब्बेदार भी, बाल लम्बे व खुरदरे, नाक हल्का रोमन, कान लम्बे चौड़े लटके हुए, नर/मादा छोटे मोटे नुकीले ऊपर की ओर सींग सहित, अयन विकसित।

11. सूरती

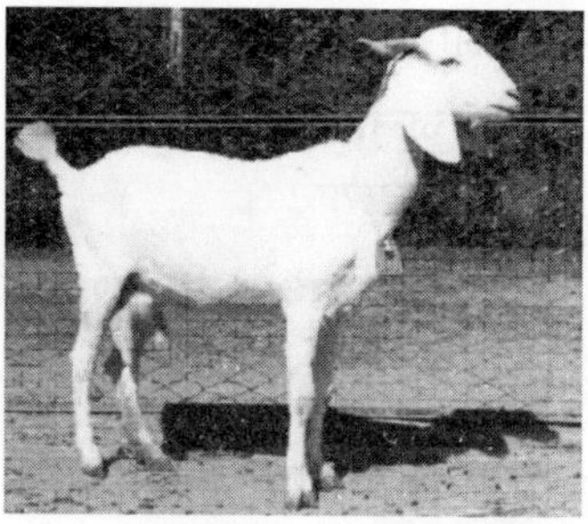

(क) जन्म स्थानः सूरत व बड़ौदा (गुजरात)।

(ख) प्रौढ़ वजन कि.ग्रा.: नर (30), मादा (32)

(ग) उपयोगिताः दूध, बाल व माँस (औसत 2.5 ली. /दिन)।

(घ) शारीरिक आकारः मध्यम आकार रंग सफेद कान मध्यम लम्बाई, नर/मादा सींग सहित छोटे ऊपर की ओर तथा अयन अच्छा विकसित।

दक्षिणी व तटीय क्षेत्र

12. संगमनेरी

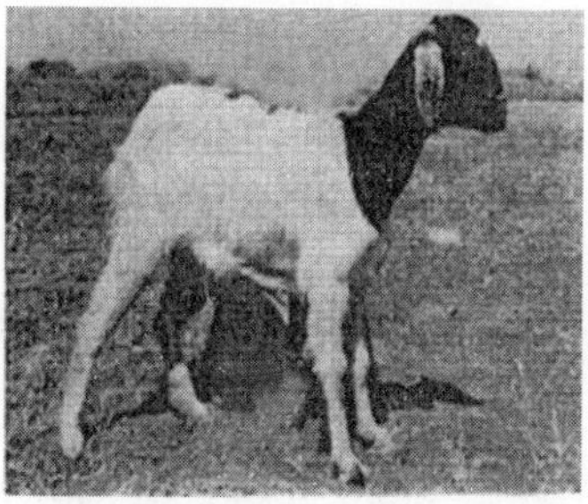

(क) जन्म स्थानः पूना व अहमदनगर जिले (महाराष्ट्र)।

(ख) प्रौढ़ वजन कि.ग्रा.: नर (38), मादा (29)

(ग) उपयोगिताः माँस व लम्बे बाल।

(घ) शारीरिक आकारः मध्यम आकार, रंग सफेद, काला या भूरा कान मध्यम लम्बाई के लटके हुए, नर/मादा सींग सहित जो पीछे और ऊपर को उठे हुए, पूँछ छोटी पतली, बाल बहुत खुरदरे और छोटे।

13. मालाबारी

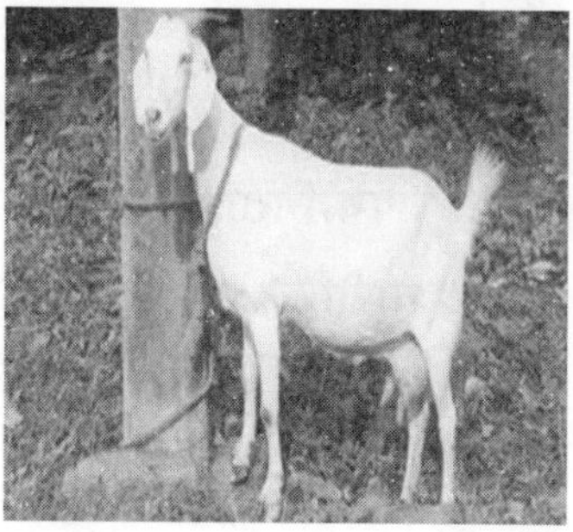

(क) जन्म स्थानः कालीकट, कनानूर मल्लापुरम जिले (केरल)।

(ख) प्रौढ़ वजन कि.ग्रा.: नर (39), मादा (32)

(ग) उपयोगिताः माँस व दूध।

(घ) शारीरिक आकारः मध्यम आकार, रंग काला या सफेद, 30 प्रतिशत पशुओं के बाल लम्बे, नरों में दाढी, नर/मादा सींग सहित जो छोटे हल्के घुमावदार बाहर की ओर व ऊपर की ओर, पूँछ छोटी व पतली, अयन छोटा व गोल।

14. ओसमानाबादी

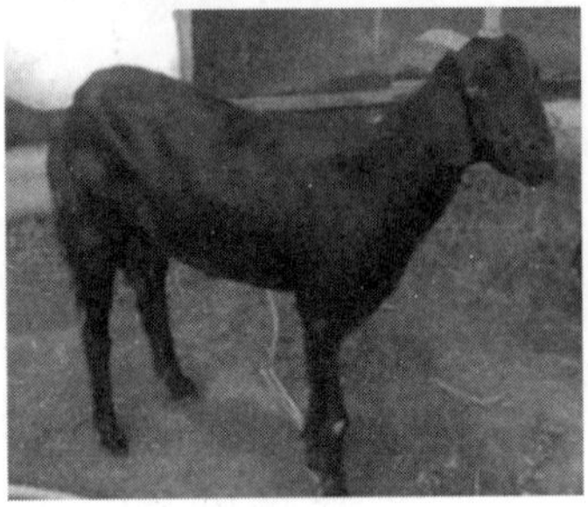

(क) जन्म स्थान: लातूर, ओसमानाबाद जिले (महाराष्ट्र)।

(ख) प्रौढ़ वजन कि.ग्रा.: नर (34), मादा (32)

(ग) उपयोगिता: माँस व दूध।

(घ) शारीरिक आकार: बड़ा आकार, दो तिहाई बकरिया काले रंग की बाकी सफेद या भूरी चित्तीदार, कान मध्यम लम्बाई 90 प्रतिशत नर सींग वाले, मादायें समानुपात में सींग सहित या सींग रहित, पूँछ मध्यम लम्बी पतली, अयन छोटा व गोल।

15. कनायडू

(क) जन्म स्थान: श्रामनाथपुरम व तिरूनेल–बेली जिले (तामिलनाडू)।

(ख) प्रौढ़ वजन कि.ग्रा.: नर (36), मादा (29)

(ग) उपयोगिता: माँस व दूध।

(घ) शारीरिक आकार: बड़ा आकार, रंग काला या काला और सफेद चित्तीदार, कान मध्यम लम्बाई, नर सींग सहित, मादा सींग रहित, पूँछ मध्यम लम्बाई व पतली, अयन छोटा, गोल व छोटे थन।

पूर्वी व उत्तर पूर्वी क्षेत्र

16. गंजम

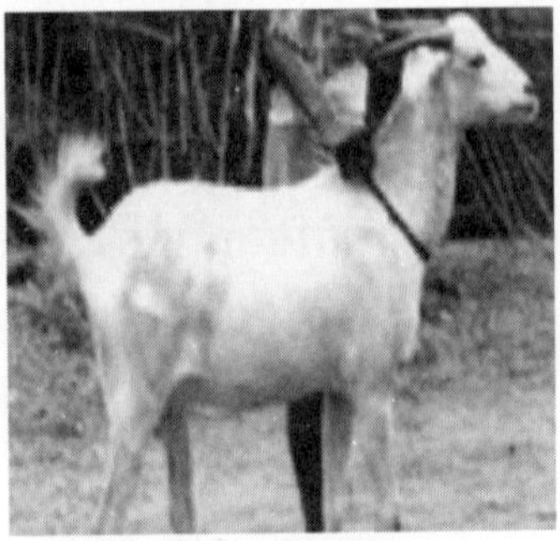

(क) जन्म स्थान: उड़ीसा राज्य के दक्षिणी जिले।

(ख) प्रौढ़ वजन कि.ग्रा.: नर (44), मादा (42)

(ग) उपयोगिता: माँस।

(घ) शारीरिक आकार: बड़ा आकार, लम्बी टाँगें, रंग ज्यादातर काला लेकिन सफेद व भूरे चित्तीदार भी, बाल छोटे और चमकीले, कान मध्यम लम्बाई के, नर/मादा में सींग जो हल्के घुमावदार ऊपर की ओर मुडें हुऐ, पूँछ मध्यम लम्बाई की।

17. ब्लैक बंगाल

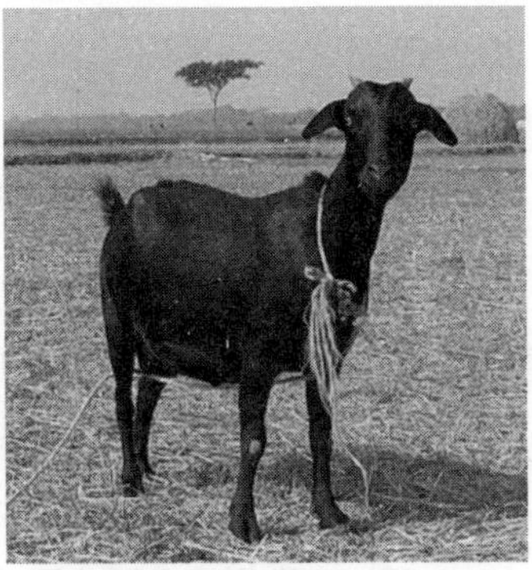

(क) जन्म स्थानः भारत के पूर्वी तथा उत्तर पूर्वी राज्य में।

(ख) प्रौढ़ वजन कि.ग्रा.: नर (32), मादा (20)

(ग) उपयोगिताः माँस, चमड़ा।

(घ) शारीरिक आकारः छोटा आकार, रंग अधिकतर काला लेकिन स्लेटी भूरा और सफेद भी, बाल छोटे व चमकीले, नर/मादा में छोटे सींग ऊपर की ओर मुडें, कान छोटे व चौड़े, नर/मादा दोंनों में दाढ़ी।

उत्तरी शीतोष्ण क्षेत्र

18. गद्दी

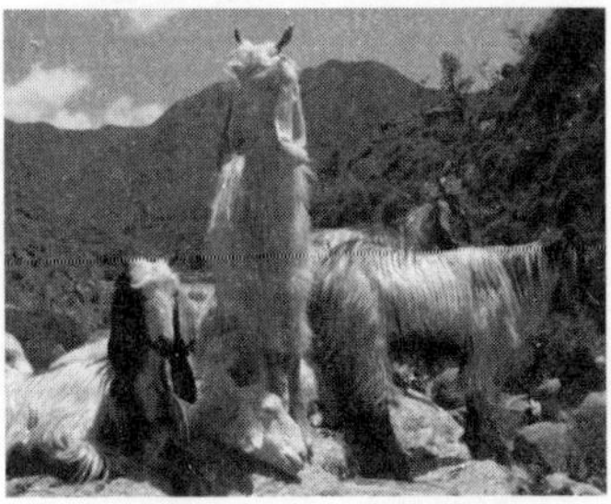

(क) जन्म स्थानः चम्बा, कांगडा, कुल्लू, शिमला, लाहौलस्पिति (हि.प्र.) देहरादून, नैनीताल, टेहरी गढवाल, चमौली (उत्तरांचल)।

(ख) प्रौढ़ वजन कि.ग्रा.: नर (27), मादा (25)

(ग) उपयोगिताः लम्बे बाल, माँस व दूध।

(घ) शारीरिक आकारः मध्यम आकार, रंग सफेद लेकिन काला, भूरा या इनका मिश्रण भी नर/मादा सींग सहित ऊपर की ओर तथा पीछे मुडे हुऐ, कान लम्बे लटके हुए, नाक उत्तल उभरा हुआ, अयन छोटा गोल, बाल सफेद लम्बा व चमकीला।

19. चांगथांगी

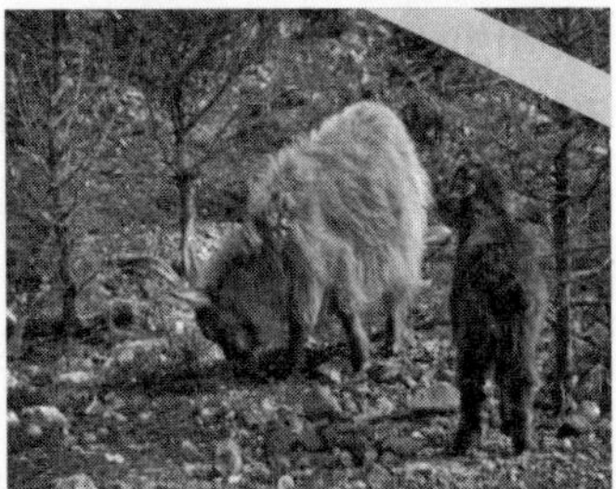

(क) जन्म स्थानः चांगथांगी क्षेत्र, लद्दाख ।

(ख) प्रौढ़ वजन कि.ग्रा.: नर (21), मादा (20)

(ग) उपयोगिताः पसमीना, बाल व माँस।

(घ) शारीरिक आकारः मध्यम आकार, 50 प्रतिशत काले रंग की तथा अन्य 50 प्रतिशत काला, स्लेटी या भूरा, नर/मादा सींग सहित जो लम्बे ऊपर की ओर तथा पीछे मुड़े हुऐ।

20. चेगु

(क) जन्म स्थानः लाहौलस्पिति घाटी (हि. प्र.), उत्तरकाशी, चमौली, पिथौरागढ़ (उत्तरांचल)।

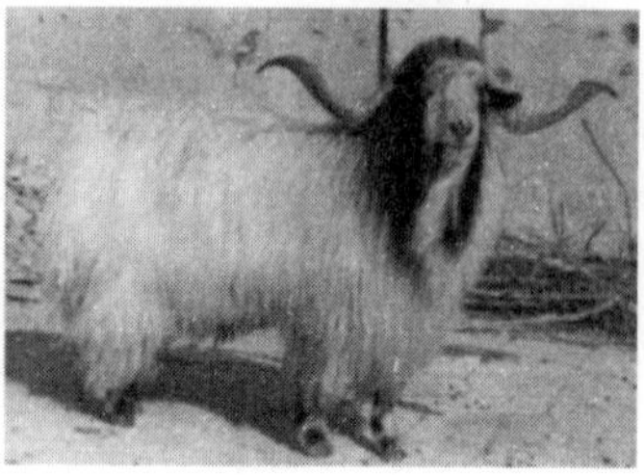

(ख) प्रौढ़ वजन कि.ग्रा.: नर (39), मादा (25)

(ग) उपयोगिताः पसमीना, बाल व माँस।

(घ) शारीरिक आकारः मध्यम आकार, रंग सफेद, स्लेटी मिश्रण, नर/मादा सींग सहित जो ऊपर की ओर फिर पीछे मुड़े हुए (एक या ज्यादा घुमाव)।

बकरी के विभिन्न भारतीय नस्लों का वैज्ञानिक प्रजनन पद्धति द्वारा सुधार

वरण या चयन पद्धति द्वारा बकरी के उत्पाद में बढ़ोत्तरी – इस प्रकार के चयन पद्धति को दो भागों मे विभक्त किया गया है।

(क) एक झुण्ड से बेहतर वांक्षित गुण के बकरी का चयन तथा

(ख) एक से अधिक झुण्ड से बेहतर वांक्षित गुण के नर एवं मादा बकरी का चयन।

पालतु पशुओ में बकरी का आर्थिक एवं सामाजिक मूल्य सबसे अधिक है जिसके कारण निम्नलिखित है :–

(क) विभिन्न प्रकार के जलवायु एवं पर्यावरण में अपने को ढालने की क्षमता।

(ख) अधिक प्रजनन क्षमता एवं दो पीढ़ीयों के बीच का छोटा अंतर।

भारत में बकरी के 20 नस्ल हैं। जिसके स्वभाव एवं सभी गुणों का अध्ययन किया जा चुका है। जो निम्नलिखित है।

जमुनापारी, सूरती, बीट्ल, मारवाड़ी, ड़ेकानी, मालाबारी, झकराना, सिरोही, झालावाड़ी, कच्छी, मेहसाना, ओसमानाबादी, संगमनेरी, गंजम, ब्लैक बंगाल, गद्दी, चेगू, चांगथांगी एवं बारबरी। पशमीना एवं अंगोरा नस्ल की बकरियाँ ऊन तथा मुहैर पैदा करने के लिये प्रसिद्ध हैं। कुछ विदेशी नस्ल की बकरियों को भी भारत में दूध तथा माँस के उत्पादन हेतु पाला जाता है जैसे **सानन, एल्पाईन, अंगोरा, टौगेनबर्ग एवं न्यूबियन।** वर्तमान भारत में पाये जाने वाले 80 प्रतिशत बकरियों के नस्ल की एवं उनके विभिन्न गुणों की जानकारी नहीं है जिसे देशी कहा जाता है जो अधिकतर पठारी क्षेत्रों में पाई जाती हैं तथा ये काली, सफेद एवं मध्यम शारीरिक आकार की होती हैं। मुख्य रूप से इन्हें मांस तथा चमड़े के लिये पाला जाता है।

परिवेश एवं वातावरण में भिन्नता के आधार पर बकरी के नस्ल शारीरिक रचना एवं आकार में भी भिन्न होते हैं। भारतीय परिवेश में बकरी एवं भेड़ के किसी खास गुण को विकसित कर उत्पादन बढ़ाने के लिये मुख्यतः तीन प्रकार के चयन के तरीकों को अपनाते हैं।

1. बकरी के एक प्रकार के आबादी में कुछ अनुवांशिक भिन्नता को जोड़ कर अगले पिढ़ी के लिए बेहतर गुण वाले बकरीयों का चयन।
2. बहिप्रजनन (क्रॉस ब्रिडिंग)
3. बकरी के दो या दो से अधिक आबादी के एक से अधिक बेहतर गुणों वाले नर या मादा का चयन।

चयन क्या है?– बाह्य तथा अन्तः गुणों एवं अनुवांशिकी के आधार पर बेहतर उत्पादन क्षमता वाले जानवर को प्रजनन हेतु मौका प्रदान करना ही चयन है।

चयन के प्रकार– 1. प्राकृतिक 2. कृत्रिम

1. **प्राकृतिक चयन**– इस प्रकार का चयन प्रकृतिजनित होता है जिसमें प्रजनन क्षमता एवं शारीरिक विकास एवं संघर्ष करने की क्षमता के आधार पर किसी विशेष प्रजाती को प्रकृती किसी खास प्राकृतिक परिवेश में विकसित होने का मौका प्रदान करती है।
2. **कृत्रिम चयन**– इस प्रक्रिया में किसी प्रजनन विशेषज्ञ द्वारा किसी विशेष वांक्षित गुण, जाति एवं लक्षण के आधार पर नर एवं मादा का प्रजनन हेतु चयन करते हैं।

चयन की प्रणाली

उच्च गुणवत्ता हेतू चयन प्रणाली को तीन प्रकार में विभक्त किया गया है।

1. **टेन्डम प्रणाली**– इस प्रणाली के अंतर्गत जानवर के किसी विशेष गुण का विकास हेतु एक समय में सिर्फ एक लक्षण का चुनाव करते हैं और तब तक उस लक्षण को विकसित करने का कोशिश करते हैं जब तक उसके विकास की संभावना खत्म नहीं हो जाती या विकास का परिणाम मिलना शून्य नही हो जाता है। इस प्रणाली में बहुत अधिक समय लगता है।
2. **इन्डीपेन्डेन्ट कलींग प्रणाली**– इस प्रणाली के अंतर्गत एक बार में एक से ज्यादा लक्षण को एक निर्धारित मापदण्ड के अनुसार विकास हेतु लेते हैं तथा निर्धारित मापदण्ड से नीचे के लक्षण वाले जानवर का चयन नहीं करते हैं। इस चयन प्रणाली को टेन्डम प्रणाली से बेहतर माना जाता है।
3. **इन्डेक्स प्रणाली**– चयन के इस प्रणाली के अंतर्गत प्रजनन विशेषज्ञ एक साथ बहुत सारे लक्षणों को लेकर सेलेक्सन इन्डेक्स तैयार करते हैं तथा बेहतर इन्डेक्स वाले

जानवर का चयन करते है। इस प्रणाली को आर्थिक दृष्टीकोण से बेहतर प्रणाली माना गया है, जिसे चयन सूचकाँक पर आधारित चयन भी कहते हैं।

विभिन्न आँकड़ों पर आधारित चयन

1. **बाह्य शारीरिक रूप एवं आकार पर आधारित चयन–** इस प्रकार के चयन में उच्च वंशागतित्व वाले लक्षण का चयन करते हैं जो अधिक मात्रा में पिता या माता से अगली पीढ़ी तक जा सके।
2. **परिवार पर आधारित चयन–** इस प्रकार के चयन में किसी वांक्षित गुण के चयन हेतु पूरे परिवार का चयन परिवार के किसी विशेष लक्षण के औसत मात्रा के आधार पर किया जाता है जिसमें निम्न वंशागतित्व की क्षमता होती है।
3. **परिवार के अन्दर किसी विशेष सदस्य का चयन–** चयन की यह प्रक्रिया पूरे परिवार के उत्पाद का औसत एवं चयन हेतु विशेष सदस्य के उत्पाद के औसत के अंतर पर आधारित होता है।

परिवार पर आधारित चयन के फायदे

1. जब किसी जानवर का चयन उसके छोटे उम्र में करते हैं तथा वांक्षित लक्षण को वह जानवर वयस्क होने पर ही प्रदर्शित करता है तो उस स्थिति में परिवार के आधार पर चयन करना श्रेयकर होगा।
2. वांक्षित लक्षण जब जानवर के सिर्फ एक लिंग मे प्रदर्शित हो रहा हो एवं दूसरे लिंग में प्रदर्शित नहीं हो रहा हो उस स्थिति में दूसरे जानवर का चयन परिवार के आधार पर करते हैं।
3. चयन की इस प्रक्रिया से निम्न वंशागतित्व वाले लक्षण का चयन किया जा सकता है।

परिवार पर आधारित चयन से नुकसान

1. इस प्रकार के चयन में पीढ़ीगत पूर्ण जानकारी नहीं मिल पाती है।

बंशावली पर आधारित चयन– जानवर के किसी वांक्षित लक्षण का चयन उसके पीढ़ी के विभिन्न सदस्यों के प्रदर्शन के आधार पर करते हैं जिससे चयन में त्रुटि की संभावना कम हो जाती है।

नाते रिश्ते पर आधारित चयन– इस प्रकार के चयन में जानवर के उस विशेष लक्षण का चयन करते हैं जिस लक्षण की जानकारी जानवर के जीवित अवस्था में नहीं होती है इसलिए उस जानवर को मारना पड़ता है इसलिए इस चयन में उस गुण का चयन

उसके नजदीकी रिश्तेदार के प्रर्दशन के आधार पर करते हैं। उदाहरण के लिए शरीर में खून की मात्रा, जिगर तथा ह्रदय का वजन इत्यादि।

बच्चों के प्रदर्शन के आधार पर नर एवं मादा का चयन– इस प्रकार के चयन में नर एवं मादा का चयन उसके बच्चों के वांक्षित गुण के प्रदर्शन पर आधारित होता है।

प्रजनन के विभिन्न पद्धति के आधार पर बकरी एवं भेड़ के वृद्धि दर एवं उत्पाद में बढ़ोत्तरी कैसे करें?

बाह्यः प्रजनन– प्रजनन के इस प्रकार में एक या विभिन्न आबादी या झुण्ड के बकरियों के बीच प्रजनन कराते हैं जिनके गुण या लक्षण एक दूसरे से संबंधित नहीं होते। बाह्य प्रजनन को निम्नलिखित वर्गों में बांटा गया है।

1. **बाह्यः संगम** – इस प्रकार के प्रजनन में किसी जानवर के वांक्षित गुण में बढ़ोतरी हेतु एक ही नस्ल के असंबंधित नर एवं मादा के बीच प्रजनन कराते हैं जो पैदा होने वाले अगली पीढ़ी में प्रदर्शित होने वाले वांक्षित गुणों की मात्रा तथा भिन्नता को बढ़ाते हैं। बंशावली के उच्च नर से निम्न मादा का प्रजनन एक उन्नयन जैसी प्रक्रिया है परंतु इसमें एक ही नस्ल के बंशावली के उच्च स्थान में स्थित नर को वंशावली के निम्न स्थान में स्थित कम उत्पादन क्षमता वाली दूषित अनुवंशिकी के मादा से प्रजनन कराते हैं ताकि उसकी अगली पीढ़ी का नस्ल शुद्ध हो सके एवं उत्पादन में बढ़ोत्तरी भी हो सके। यह एक प्रकार से नस्ल शुद्धिकरण की प्रक्रिया है।

दो विभिन्न स्थापित नस्ल के नर एवं मादा के बीच प्रजनन (क्रॉस ब्रिडिंग)

यह नस्ल सुधार एवं उत्पादन वृद्धि हेतु सबसे लोकप्रिय तथा सर्वमान्य प्रजनन प्रक्रिया है जिससे कम समय अंतराल में उत्पादन में तीव्र वृद्धि दर्ज किया गया है।

क्रमोन्नतीकरण– विकासशील देश जहाँ पूरे जानवर के नस्ल का अध्ययन एवं वर्गीकरण भी नहीं किया गया है वहाँ इस प्रजन्न पद्धति से वांक्षित गुण का विकास संभव है। इस प्रजनन पद्धति में कम उत्पादन क्षमता वाली स्थानीय (देशी) मादा को किसी उच्च नस्ल के वांक्षित गुणवाले नर से प्रजनन कराया जाता है जिसके परिणामस्वरूप उत्पन्न संतान स्थानीय माँ की उत्पादन क्षमता एवं शारीरिक विकास बेहतर होते हैं। इस प्रकार के प्रजनन के परिणामस्वरूप पैदा होने वाली मादा संतान को निरंतर एक ही नर से संगम कराने पर लगभग छठीं पीढ़ी के बाद उन्नत अनुवांशिकता वाले संतान प्राप्त होते हैं। जिसमें 98.4 प्रतिशत गुण पिता के समान होते हैं। इस प्रकार क्रमोनतीकरण नये जीन की रचना नहीं करता बल्कि उच्च गुणवत्ता वाले जीन को जानवर में स्थापित करता है। यह

विधि प्रजनन के अन्य विधियों की तुलना में कम खर्चीला है तथा इसमें कम समय में परिणाम प्राप्त होने की संभावना होती है।

संकर प्रजनन– दो भिन्न वांक्षित नस्ल के नर तथा मादा के बीच के प्रजनन को संकर प्रजनन कहते हैं। यह स्थानीय तथा विदेशी नस्ल के जानवरों में भी हो सकता है। जमूनापारी तथा बीटल नस्ल के नर का उपयोग ब्लैक बंगाल के मादा से प्रजनन में किया जाता है इनके लगातार दो प्रजनन से 90 प्रतिशत तक दूध उत्पादन में वृद्धि की संभावना होती है। यह बढ़ोतरी नर एवं मादा के नस्ल में अधिक अनुवांशिक भिन्नता के कारण होता है। परंतू जमुनापारी के मादा को ब्लैक बंगाल नर से संगम कराने पर उपरोक्त परिणाम नहीं प्राप्त होता है। ब्लैक बंगाल को बारबरी से संगम कराने पर भी दुग्ध उत्पादन में अच्छी बढ़ोतरी दर्ज की गई है। विदेशी नस्ल में दूध उत्पादन हेतु सानन एवं एल्पाईन को तथा मूहैर, उत्पादन के लिए अंगोरा का इस्तेमाल करते हैं।

सानन (1/2)	बीटल (3/4)	
एलपाईन (1/2)	बीटल (3/4)	(एन.डी.आर.आई. करनाल)
एलपाईन (1/2)	मालाबारी (3/4)	
सानन (1/2)	मालाबारी (3/4)	(केरला कृषि विज्ञान विश्वविद्यालय)

देशी नस्ल में बीटल को मालाबारी से तथा विदेशी नस्ल में सानन को एल्पाईन की तुलना में प्रजनन के लिए अच्छा पाया गया है।

किसी पशु का उत्पादन क्षमता की जानकारी उपलब्ध होने पर उसके शरीर के प्रारूप तथा वृद्धि दर जैसे गुणों का स्पष्ट मूल्यांकन, प्रदर्शित क्षमता के आधार पर किया जाता है। हमारे देश मे किसान ज्यादातर इसी आधार पर पशुओं का चयन करते हैं।

संकर प्रजनन हेतु कुछ सावधानियाँ एवं आवश्यक सुझाव

(क) संकर पशु देश के उन्हीं स्थानों में पैदा करने चाहिए, जहां रसदार हरा चारा प्रचुर मात्रा में हो एवं जलवायू की स्थिरता बनी रहती हो।

(ख) अच्छी प्रबंधन व्यवस्था के साथ–साथ विभिन्न बीमारियों के नियंत्रण हेतु पशु–चिकित्सा उपलब्ध हों।

(ग) संकर पशुओं पर किए गये अनुसंधानों में यह पाया गया है कि विदेशी पशुओं के रक्त का स्तर 50 प्रतिशत से अधिक बढ़ने पर बिमारी के संक्रमण की सम्भावना बढ़ जाती है। अतः 50 प्रतिशत से अधिक विदेशी रक्त वाले पशु पैदा नहीं करने चाहिए।

(घ) संकरण हेतु उन्हीं स्थानिय नस्ल के बकरी को प्रयोग में लाना चाहिए जो कि कम दूध (150–250 मि. ली) देती है।

(ड) देश के जिन क्षेत्रों में बकरी की जातियां विकसित हैं उन क्षेत्रों में संकरण को प्रोत्साहन नहीं देना चाहिए। उन क्षेत्रों में प्रजनन निजी जाति के नर द्वारा ही कराना उचित रहता है।

बंशावली के आधार पर पशुओं का चयन– यदि किसी पशु का उत्पादन क्षमता की जानकारी उपलब्ध न हो या सूचना अपर्याप्त हो तो चयन उसके पूर्वजों की उत्पादन क्षमता के आधार पर किया जाता है। वंशावली द्वारा चयन के सिद्धांत के अनुसार पशु में उपस्थित गुणों का आधा भाग नर व आधा भाग मादा से आता है इसके अतिरिक्त सह संबंधियों में भी बहुत सारे गुण एक जैसे होते हैं। अतः सह–संबंधियो व पूर्वजों की उत्पादन क्षमता से पशु की उत्पादन क्षमता की जानकारी प्राप्त होती है।

इस प्रजनन पद्धति के लाभ निम्नलिखित हैं।

1. जब उम्मीदवारों के वैयक्तिक अभिलेख उत्पन्न न हों तो इस विधि के आधार पर वरण संभव हो जाता है।
2. इसके द्वारा कम आयु में या परिपक्वता से पहले भी नर या मादा का वरण किया जा सकता है।

पशु प्रजनन एवं उसके उद्‌देश्य

जानवरों के प्रजनन की कला भी मनुष्यों की भांति नर–मादा के पारस्परिक मिलन से प्रांरभ होती है अतः नर एवं मादा पशुओं का सन्तान की उत्पत्ति के लिये पारस्परिक मिलन ही पशु प्रजनन कहलाता है। इस मिलन के लिये अच्छे गुण वाले नर–मादा पशुओं का चुनाव बहुत आवश्यक है जिससे कि इस मिलन से उत्पन्न होने वाली संतान में अच्छे गुण आ सकें और उत्पादन अच्छा हो सके।

स्थानीय नस्ल का संरक्षण

भारत में अधिकांशतः देशी नस्लों के पशुओं की संख्या में कमी हो रही है। इसमें से भी कई नस्लों के पशुओं की संख्या तो बहुत कम हो गई है। अतः इन नस्लों के सरंक्षण की आवश्यकता है। संरक्षण की प्रमुख दो विधियाँ हैं।

(1) स्वः स्थानी संरक्षण

इस विधि में पशुओं को पशु प्रक्षेत्रों में रखा जाता है। नस्लवार झुण्ड के आकार में करीब 400–500 पशु होना चाहिए। यहां पर उन्नत पशुओं का चयन करके पशुओं का वैज्ञानिक तरीके से संवर्धन व सरंक्षण किया जाता है।

(क) शासकीय पशु प्रेक्षेत्रः विभिन्न नस्लों के देशी एवं विदेशी नस्ल के पशुओं को सरकारी व गैर सरकारी पशु प्रक्षेत्रों पर रखा जाता है। सामान्यतः किसी नस्ल विशेष के पशु उनके प्रजनन क्षेत्रों के पशु प्रक्षेत्रों में ही रखे जाते हैं। क्योंकि पशु उस वातावरण में आसानी से विकास कर सकते हैं।

(ख) कृषकों द्वारा संरक्षणः देशी पशुओं का संरक्षण किसानों द्वारा ही सबसे सार्थक रूप से किया जा रहा है। पशु पालकों को देशी नस्लों के उन्नत पशुओं को ही पालना चाहिए, जो वातावरण के अनुसार विकसीत नस्ल को स्थापित रखने में सहायक होता है।

किसानों को प्रोत्साहनः– देश के कई भागों में पशुपालक अधिक दूध देने के कारण संकर पशुओं को ही प्राथमिकता देते हैं। इन किसानों को पशुओं का वितरण व दवाईयों के रूप मे प्रोत्साहन देने की आवश्यकता है साथ ही साथ देशी पशुओं को पालने के फायदे भी बताने की जरूरत है जिससे किसान देशी पशुओं को पालें। किसानों को वातावरण के अनुसार जानवर उपलब्ध करवाकर उन्हें नस्ल सुधार के लिये प्रोत्साहित किया जा सकता है, जिससे नस्लों का स्वतः विकास संभव हो सकेगा।

(ग) विलुप्त हो रहे नस्ल के पशुओं की सेन्चुरी– जो नस्लें विलुप्त हो रही है, उनका शेर, चीता व अन्य जंगली जानवरों की सेन्चुरी की तरह पशु सेन्चुरी बनाकर रखा जा सकता है तथा उन नस्लों के फायदे एवं अन्य विदेशी नस्लों के नुकसान भी पशु पालकों को बताने की आवश्यकता है जिससे वह उन नस्लों को पालने के लिये प्रोत्साहित होंगे।

(2) स्थानी संरक्षण

इस विधि द्वारा जिन नस्लों के पशुओं की संख्या बहुत कम हो रही है उनका रक्त, वीर्य, अन्डे व भ्रूण को तरल नाईट्रोजन गैस में हिमीकृत करके बहुत लंबे समय तक रखा जा सकता है।

(क) वीर्य व अंडों का संरक्षणः– देशी नस्ल के उन्नत पशुओं के वीर्य व अण्डों को निकालकर वैज्ञानिक तरीके से कम तापमान पर हिमीकृत कर दिया जाता है। जिससे इनको तरल नाईट्रोजन में लंबे अंतराल तक रखा जा सके और आवश्यकता पड़ने पर इनका उपयोग करके वांक्षित नस्ल के पशु तैयार किये जा सकते हैं। यह पशुओं के संरक्षण की सबसे उपयोगी व आसान विधि है।

(ख) भ्रूण का संरक्षणः– पशुओं के निषेचत अण्डों यानि भ्रूण को वीर्य व अण्डों की तरह हिमीकृत करके रखा जा सकता है। इस विधि से गाय, भैंस, बकरी, भेड़ व अन्य जातियों के पशु भी जेनेटीक इन्जीनियरींग से भेड़ में – डॉली, बकरी में – नूरी एवं गाय में – गरीमा तैयार किये जा चुके हैं।

राष्ट्रीय पशुओं के लिये जीन बैंक

जिस तरह से हम बैंक में अपना धन भविष्य की जरूरतों को ध्यान में रखकर सुरक्षित रखते हैं उसी प्रकार से पशु जीन बैंक में विभिन्न नस्लों के वीर्य, अण्डे, भ्रूणों एवं डी.एन. ए. को भविष्य में फिर से विलुप्त नस्लों को दुबारा तैयार करने के लिये रखते हैं। इस कार्य

के लिए भारत सरकार द्वारा सन् 1984 में भारतीय पशु आनुवांशिक संसाधन ब्यूरो की स्थापना करनाल में की गई। इस संस्थान में ही राष्ट्रीय पशु जीन बैंक स्थापित किया गया है, जहां पर विभिन्न नस्लों के उन्नत पशुओं के वीर्य, अण्डों, भ्रूणों एवं डी.एन.ए. को वैज्ञानिक तरीके से तरल नाईट्रोजन में संरक्षित करके रखा जा रहा है। साथ ही साथ यहां पर पशुओं की विभिन्न नस्लों के लक्षणों के आंकड़ों का भी चित्रण भी किया जा रहा है। इस कार्य में देश की विभिन्न गैर सरकारी संस्थायें भी सहयोग कर रही हैं।

क्षेत्रीय पशु जीन बैंक

सन् 1988 में खाद्य एवं कृषि संगठन द्वारा अफ्रीका में इथियोपिया एवं सेनेगल, एशिया में चीन एवं भारत और लैटिन अमेरिका में अर्जेन्टीना, ब्राजील तथा मेक्सिकों में क्षेत्रीय पशु जीन बैंक स्थापित किये गये हैं। जिसका मुख्य कार्य क्षेत्र में पाई जाने वाली प्रत्येक नस्ल को संरक्षित करना तथा निरूपक तैयार करना है। इसके अलावा यह संस्था पशु आनुवांशिकी संरक्षण हेतु जरूरी उपकरण एवं प्रशिक्षण भी प्रदान करती है।

भूमण्डलीय पशु जीन बैंक

सन् 1988 में ही खाद्य/खाद्य एवं कृषि संगठन तथा पशु उत्पादन के यूरोपियन संगठन द्वारा संयुक्त रूप से भू–मण्डलीय पशु जीन बैंक की स्थापना रोम में की गई है। इसका मुख्य उद्देश्य विश्व स्तर पर सभी नस्लों एवं विभिन्न लक्षणों से संबंधित जानकारी रखना है।

देशी पशुओं की उपयोगिता को देखते हुए उनके निरंतर विकास, संवर्धन व संरक्षण की आवश्यकता है। इस कार्य के लिये सरकारी व गैर सरकारी संस्थानों को मिलकर कार्य करने की जरूरत है। इसके साथ–साथ पशुपालकों व किसानों को देशी नस्लों के पशुओं के संरक्षण हेतू उनकों पालने के लिये प्रोत्साहित भी करना है क्योंकि भारत में अभी भी किसान देशी नस्लों के उन्नत पशुओं को पालना अपनी प्रसिद्धी का प्रतीक मानते हैं तथा उनके दूध एवं मूत्र में औषधीय गुण भी हैं।

देशी पशुओं का संवर्धन

देशी पशुओं के विकास एवं संवर्धन के लिये समय–समय पर विभिन्न परियोजनाएं चलाई गई हैं। जिनके अच्छे परिणाम आये हैं।

(क) पशु प्रजनन फार्मों की स्थापनाः– केन्द्र, राज्य सरकारों व गैर सरकारी संस्थानों द्वारा पशुओं की विभिन्न नस्लों को देश के विभिन्न क्षेत्रों में पशु फार्मों पर रखा गया है। जहां पर गाय, भैंस, बकरी एवं भेड़ की अधिकांशतः शुद्ध नस्लें उपलब्ध हैं। यहां से पशु पालकों द्वारा विभिन्न नस्लों के जानवरों को पालने के लिये खरीदा जा सकता है। इन फार्मों पर पशुओं का विकास वैज्ञानिक पद्धती से किया जाता हैं एवं यहाँ इनका संरक्षण भी हो रहा है।

(ख) पशु प्रदर्शनी व दुग्ध उत्पादन प्रतियोगिताः– सरकारी व गैर सरकारी संस्थाऐं समय–समय पर विभिन्न स्थानों पर पशु प्रदर्शिनी का आयोजन करती हैं जहाँ अधिक दुग्ध उत्पादन प्रतियोगिता का भी कार्यक्रम रहता है तथा किसानों को अच्छे पशुओं के चयन व उसके प्रबन्धन, पोषण एवं चिकित्सा के बारे में जानकारी मिलती है। साथ ही साथ देशी पशुओं के संरक्षण के महत्व को भी बताया जाता है।

(ग) पशु पंजीकरण प्रोग्रामः– यह कार्यक्रम भारत सरकार द्वारा लंबे समय से पशुओं के विभिन्न नस्लों के प्रजनन क्षेत्रों में चलाया जा रहा है। यहां पर देशी नस्लों के पशुओं के दूध एवं माँस उत्पादन की रिकॉर्डिंग की जाती है तथा अधिक दूध देने वाले पशुपालकों को प्रोत्साहित किया जाता है। मध्य प्रदेश सरकार देशी नस्ल के उन्नत जानवर के मालिक को प्रतिवर्ष कुछ अतिरिक्त धनराशी प्रदान करती है। यह योजना देशी नस्लों के विकास व संरक्षण में अहम् भूमिका निभा रहा हैं व साथ ही साथ पशुपालकों को देशी नस्लों को पालने के लिये प्रोत्साहन मिल रहा है।

(ड.) कृत्रिम गर्भाधानः– यह परियोजना पशुओं में उत्पादन बढ़ाने के लिए अधिक सफल हुआ है जिसमें वीर्य को उन्नत वांक्षित किस्म के नर से एकत्रित कर कृत्रिम गर्भाधान हेतु विभिन्न क्षेत्रों में भेजा जाता है। यह विधि जानवर में वांक्षित लक्षणों के विकास में सहायक होती है।

बकरी का प्रबंधन

बकरी पालन की सफलता वैज्ञानिक तकनीक की जानकारी पर निर्भर करती है जिसमें प्रबंधन, प्रजनन, मजदूरों पर होने वाला खर्च तथा इस उद्योग का आर्थिक अध्ययन (लागत एवं लाभ) मुख्य है।

बकरी पालन व्यवसाय के सफलता के कुछ मुख्य पहलू निम्नलिखित है–

1. बकरी पालन का उद्देश्य पारदर्शी होना चाहिए जो निम्नलिखित प्रकार के हैं :– **(क) दूध पैदा करने हेतु (ख) माँस पैदा करने हेतु (ग) ऊन पैदा करने हेतु एवं (घ) उन्नत नस्ल का जानवर पैदा करने हेतु है।**

बकरी पालन की समस्यायें

1. बाजार में माँग के अनुसार प्रजनन योग्य नर को मार कर उसका माँस बाजार में बेचने से प्रजनन के लिये उपयुक्त नस्ल के नर की कमी हो गई है।
2. चारागाह का क्षेत्रफल लगातार कम हो रहा है एवं तीव्र वृद्धि वाले पौधे की कमी हो गयी है, जिससे चारागाह के छोटे क्षेत्र पर दबाव अधिक हो गया है।
3. जानवार एवं इनके उत्पाद जैसे दूध माँस, ऊन का उचित मुल्य पर विक्रय हेतु बाजार उपलब्ध नहीं है।

गाँव में बकरियों को रहने योग्य आवास की व्यवस्था

बकरी का आवास (क) सुरक्षित, (ख) सूखा, (ग) हवादार, (घ) रौशनीयुक्त, (ड.) साफ तथा परजीवीरहित होना चाहिए एवं इनका दरवाजा पूरब एवं पश्चिम की ओर होना चाहिए। घर थोड़ा ऊँचाई पर होना चाहिए जिससे पानी का ठहराव एवं नाली की समस्या नहीं हो। आवास बारिश अत्यधिक ठंड, गर्मी एवं तेज हवा को रोकने में सक्षम होना चाहिए। एक आरामदायक घर के अन्दर का तापमान 15^0 से. से 25^0 से. हो सकता है। एक 2.5 मीटर लंबा एवं 1.5 मीटर चौड़े घर में 4–5 व्यस्क बकरियों को रखा जा सकता है।

ठंडा जलवायु का आवास

इस जलवायु में 'A' आकार का घर होना चाहिए जिसकी ऊँचाई औसतन 3.5 मीटर हो एवं ऊपर से एस्बेस्टस या खपडों से ढका हो। तापनिरोधी बनाने के लिये ऊपर से पुआल या फूस से भी ढ़कना चाहिए।

गर्म एवं आद्र जलवायु का आवास

गर्म एवं आद्र जलवायु में बकरी के रहने हेतु बना आवास जमीन के सतह से लगभग 1 मीटर की ऊँचाई पर स्थित होती है, एवं मकान का सतह तथा दीवार दोनों आमतौर पर बांस का बना होता है जो मकान को हवादार बनाता है। बांस का बना होने से मूत्र एवं अन्य तरल पदार्थ आसानी से बाहर निकल जाता है।

आवास को ऊँचाई पर स्थित होने से साँप एवं अन्य नुकसानदायक कीड़े मकोड़े आसानी से मकान में प्रवेश नहीं कर पाते तथा मकान के अन्दर बारिश में नाली का पानी भी नहीं जमा हो पाता है। आवास में 3.5 से.मी. चौड़ा नाद होता है जिसमें जानवर भोजन ग्रहण करते हैं एवं आवास की चौड़ाई 3 से 3.5 मीटर तथा लम्बाई 5 मीटर होती है। एक व्यस्क बकरी को औसतन 1.5 वर्ग मीटर क्षेत्रफल की आवश्यकता होती है।

आवास से संबंधित सुविधा

1. **आवास के लिये भूमि :** वहां आसानी से पहुँचने की सुविधा हो जिससे जानवरों का देख–रेख एवं अन्य सुविधा समय पर प्रदान किया जा सके एवं भविष्य में प्रक्षेत्र का विस्तार भी किया जा सके।
2. **मिट्टी**
   (क) प्रक्षेत्र के लिये उपयोग हेतु जमीन की मिट्टी बलूई होनी चाहिए जिससे पानी जल्द सूख जाए एवं अच्छी सफाई हो सके।
   (ख) मिट्टी को उपजाऊ होना भी आवश्यक है जिससे जानवरों के लिये चारे एवं अनाज का अच्छा उत्पादन हो सके।

3. **मकान की दिशा :** पूरब पश्चिम होना उचित है जिससे सुबह एवं शाम को मकान में सूर्य की रोशनी एवं पर्याप्त मात्रा में हवा प्रवेश कर सके।

4. **मकान के अन्दर की स्थिति**

   (क) सतह पर पड़ने वाली सूर्य की रौशनी जीवाणू एंव विषाणूओं की वृद्धि को रोकने में सहायक होती है एवं अधिक आद्रता को भी रोकती है।

   (ख) मकान के अंदर का तापमान 15^0 से. से 25^0 से. के बीच एवं आद्रता 12 से 15 प्रतिशत होना उपयुक्त है। उपरोक्त तीनों स्थिती जीवानू विषाणू के वृद्धि दर को रोकने में मकान को सूखा, साफ, हवादार रखने में एवं जानवरों के लिये स्वस्थवर्धक स्थिति प्रदान करने में सहायक होता है।

5. प्रक्षेत्र के चारों ओर पेड़ पौधे का लगाना भी आवश्यक है जो अधिक गर्म एवं सर्द हवा को रोकता है एवं जानवरों के लिये प्रतिकूल परिस्थिति में चारा तथा स्वास्थ्य–वर्धक हवा प्रदान करता है।

6. **बाजार :** जानवर एवं उसका उत्पाद उचित मूल्य पर बेचने एवं प्रक्षेत्र के उपयोग हेतु आवश्यक सामग्री खरीदने के लिये नजदीक एवं अच्छा बाजार का होना आवश्यक है जो सड़क द्वारा प्रक्षेत्र से जुड़ा हो।

7. **प्रक्षेत्र के आस–पास की जलवायु :** प्रक्षेत्र के आस–पास की जलवायु स्वास्थ्यप्रद हो, सफाई व्यवस्था आसान हो एवं उस पर लागत खर्च भी कम होना चाहिए। प्रक्षेत्र मुख्य सड़क से अधिक दूर नहीं होना चाहिए जिससे आवश्यक वस्तुओं के दुलाई पर होने वाला खर्च कम हो सके।

8. **बिजली :** प्रक्षेत्र पर बिजली की सुविधा आवश्यक है जिससे आवश्यक मात्रा में लगातार बिजली उपलब्ध हो सके।

9. **मकान की चौड़ाई :** मकान की चौड़ाई 5 से 6 मीटर होना चाहिए जिससे हवा की गती अधिक होने से जानवर के शरीर से गर्मी का आदान–प्रदान अधिक हो जाता है एवं मकान के अन्दर की आद्रता भी कम हो जाती है।

10. **मकान का दरवाजा :** मकान का दरवाजा चौड़ा हो एवं उसमें कोई नुकीली चीज नहीं होना चाहिए जो जानवर को घायल कर सके या क्षति पहुँचा सके।

11. **मकान की ऊँचाई :** 3.5 से 4.5 मीटर के बीच होना आवश्यक माना गया है जो मकान को हवादार बनाने एवं जानवर के शरीर का तापमान कम करने में सहायक होता है।

12. **घर का आकार :** जानवरों के रहने हेतु घर 'A' आकार का होना चाहिए। जिससे घर का आधा हिस्सा में ही सूर्य की रौशनी पड़े एवं घर का तापमान अधिक नहीं हो पाए।

13. **घर का छत :** घर का छत के लिये खपड़ैल, फूस एवं एसबेस्टस का उपयोग करना उचित होगा जो तापरोधी होता है।

14. **सतह :** मकान का सतह आमतौर पर ईट कंक्रीट एवं लकड़ी जैसे तापरोधी वस्तु का बना होना चाहिए। जिससे हवा भी अच्छी तरह से एक जगह से दूसरे जगह तक प्रवेश कर सके।

15. **जानवर के उपयोग हेतु जमीन का सतह**

क) 12 से 16 वर्ग फिट प्रति वयस्क बकरी के दर से एक बड़े आकार के घर में 60 बकरियों तक को रखा जा सकता है।

ख) दूध देने वाली एवं गर्भधारण कर चुकी बकरीयों को 20 वर्ग फिट क्षेत्रफल प्रति जानवर के दर से एक घर में 8 से 10 मादा को रखा जा सकता है।

ग) बकरी के 3 माह तक के बच्चों के लिये 5 से 6 वर्ग फुट प्रति बच्चा के दर से एक घर में 20 से 24 बच्चों को रखा जा सकता है।

घ) 3 से 6 माह तक के बच्चों को 8 वर्ग फुट प्रति बच्चा के दर से एवं 6 से 12 माह वाले जानवर को 10 वर्ग फुट प्रति जानवर के दर से सतह उपलब्ध कराना उपयुक्त होगा।

ड.) बीमार जानवर को अलग घर में रखना चाहिए एवं 20 वर्ग फुट क्षेत्रफल प्रति जानवर के दर से देना उचित होगा।

मकान में व्यस्क नर, मादा, बच्चा एवं दूधारू जानवरों के लिये आवश्यक जगह– बलसरे एवं सिंह 1992 के अनुसार

बकरी	आवश्यक जगह (वर्ग मीटर)	एक बाड़े में जानवरों की अधिकतम संख्या	बाड़े की ऊँचाई (से.मी.)	खाने की जगह से.मी. प्रति जानवर	पानी की नांद से.मी. प्रति जानवर
बच्चा	0.5 से 01	20–25	300 सूखा मौसम एवं 220 बरसात में	30 से 35	3 से 5
वयस्क मादा	1 से 1.5	60	–	40 से 45	4 से 5
गर्भधारण कर चुकी एवं दूध देने वाली मादा	02	8–10	–	40 से 50	4 से 5
वयस्क नर	02	01	–	40 से 50	4 से 5

बकरी के उम्र आकलन करने का तरीका:

अन्य पशु के जैसा बकरी के उम्र का पता भी उसका दाँत देख कर लगाया जा सकता है। बनावट एवं उपयोगिता के आधार पर दाँत को चार भागों में बाँटा गया है।

(1) इनसीजर (सामने वाला) (2) कैनाइन (इनसीजर के बगल वाला)
(3) प्रीमोलर एवं (4) मोलर (चौधर)

बकरी के उम्र का पता उसके इनसीजर यानी उपरी जबड़े के सामने वाला दाँत से लगाया जा सकता है जो उम्र के हिसाब से निकलते है एवं निम्नलिखित है?

जोड़ा	उम्र (माह में)
पहला जोड़ा सामने वाला	12 से 14 माह
दूसरा जोड़ा बीच वाला	24 से 26 माह
तीसरा जोड़ा बगल वाला	36 से 38 माह
चौथा जोड़ा कोने वाला	48 से 50 माह

जानवर के अनावश्यक सिंग कों हटाना (डिहॉरनिंग)

जानवर के झुण्ड में जहाँ एक से अधिक पशु रहते है वहाँ जानवर का अनावश्यक सिंग दूसरे जानवरों एवं व्यवस्थापक के लिए खतरनाक साबित हो सकता है इसलिए बचपन में ही कुछ रसायन का उपयोग कर उसके वृद्धि को रोक देना चाहिए। इस क्रिया को डिबडींग भी कहते है एवं अनावश्यक बड़े सिंग को काट कर हटाने की क्रिया को डिहॉरनिंग कहते हैं।

सिंग को हटाना क्यों आवश्यक है?

1. प्रजनन योग्य नर का सुरक्षित प्रबंधन हेतु
2. दूसरे जानवर को घायल होने से बचाने के लिए।
3. बकरी के शरीर से पैदा होने वाला एक विशेष बकरीनुमा गंध जो उसके सिंग के जड़ के पास की ग्रंथी से निकलती है, सिंग को हटाने की प्रक्रिया में वह गृंथी भी नष्ट हो जाती है जिससे बकरी से उत्पन्न होने वाला विशेष गंध भी खत्म हो जाता है।

सिंग के वृद्धि को रोकने की उम्र

नर बच्चा में – 4 से 5 दिन
मादा बच्चा में – 10 से 12 दिन

इस प्रक्रिया में बच्चों में सिंग निकलने के स्थान के बाल को काट कर वेसलीन या घी लगा दिया जाता है एवं कास्टीक पोटाश के छड़ को किसी चिमटे से पकड़कर थोड़े

समय तक उस जगह पर रगड़ा जाता है इस कार्य में विद्युत चालित मशीन का इस्तेमाल 39^0 से0 तापमान पर 8 सेकेन्ड के लिये करते हैं।

सावधानी

क) कास्टीक पोटाश के छड़ को हाथ से नहीं पकड़ना चाहिए।

ख) इस बात का ध्यान रखा जाए की कास्टीक पोटाश का कण जानवर के आँख में नहीं जाए अन्यथा जानवर को अंधा होने का खतरा होता है।

अण्डकोष का उत्सर्जन–

भविष्य में प्रजनन हेतु उपयोग होने वाले बच्चों को छोड़कर सभी नर बच्चों के अण्डकोश का विखण्डन 2 से 4 सप्ताह के उम्र से बरड़िजोकास्ट्रेटर नामक उपकरण से किया जाता है। इस प्रक्रिया में अण्डकोष को रक्त प्रदान करने वाले धमनि एवं सिरा को उपरोक्त, उपकरण के मदद से नष्ट किया जाता है जिससे भविष्य में विर्य बनने की प्रक्रिया संभव नही हो सके।

उद्देश्य

1. अनियंत्रित प्रजनन को रोकना।
2. बच्चों को अधिक घरेलू बनाना।
3. इस प्रक्रिया के बाद नर बच्चों को मादा के साथ भी रखा जा सकता है।
4. इससे जानवर का वजन तेजी से बढ़ता है एवं निर्धारित समय में अधिक मात्रा में आवश्यक माँस प्राप्त किया जा सकता है।
5. प्रति बकरी से होने वाला लाभ भी अधिक हो जाता है।

जानवरों के लिये व्यायाम

प्रक्षेत्र में रहने वाले पशु को स्वस्थ रहने के लिये व्यायाम आवश्यक है जो चारागाह से चारा प्राप्त करने वाले पशुओं में स्वतः हो जाता है परन्तु प्रक्षेत्र में बंधे रहने वाले पशुओं को यह प्रदान करना पड़ता है।

व्यायाम से होने वाले लाभ निम्नलिखित हैं

1. इससे जानवर के पैर की जड़ता दूर होती है एवं पाँव लचिला बना रहता है।
2. खुर की वृद्धि भी नियंत्रित रहती है।
3. प्रतिदिन व्यायाम से खुर में जिवाणु एवं विषाणू से होने वाली बिमारी (खुरहा) नियंत्रित रहती है एवं शरीर के विभिन्न अंगों में खून की गति भी बढ़ जाती है।

व्यायाम के लिये प्रक्षेत्र से बाहर निकाल कर कुछ देर तक खुले में दौड़ भाग करने के लिये खुला क्षेत्र रखना उचित होगा यह सुविधा जगह रहने पर प्रक्षेत्र के अंदर भी प्रदान की जा सकती है।

जानवर के शारीरिक स्थिती की जानकारी

उद्देश्य – 1. बकरी के स्वास्थ्य की जाँच

स्वास्थ्य बकरी का शारिरिक तापमान –39^0 से. से 40^0 से. (102–104 फैरनहाईट) के बीच होता है तथा एक मिनट में 12 से 20 बार श्वांस लेती है। स्वस्थ्य बकरी का प्रति मिनट 70 से 80 बार दिल धड़कता है।

स्वास्थ्य जाँच की विधि

1. शरीर का तापमान की जानकारी मलद्वार (रेक्टम) में थर्मामीटर डालकर प्राप्त किया जा सकता है।
2. श्वांस की जानकारी पेट की स्थिति से एवं दिल की धड़कन की जानकारी गर्दन की धमनी से लगाई जा सकती है।

बकरी से स्वच्छ एवं स्वास्थ्यवर्धक दूध कैसे प्राप्त करें ?

1. स्वस्थ्य बकरी से दूध निकालना चाहिए जिसमें थनैल या अन्य प्रकार की बीमारी नहीं हो ।
2. दूध रखने का बर्तन, हाथ एवं थन को दूध निकालने के पहले अच्छी तरह साफ कर लेना आवश्यक है।
3. प्रजनन योग्य नर को मादा से अलग रखना चाहिए।
4. दूध निकालने की प्रक्रिया लगातार होनी चाहिए, एवं बीच में विराम नहीं लेना चाहिए।

दूध निकालने का तरीका

1. फुल हैन्ड पद्धति से दूध निकालना लाभदायक होगा जिसमें दोनों हाथ से बाली को एक साथ पकड़कर ऊपर से नीचे की ओर दबाते हैं जिससे थन से दूध बाहर आती है।
2. दूध निकालते समय मादा को जमीन के सतह से करीब 0.6 मीटर ऊपर समतल जगह पर रखना चाहिए।
3. दूध निकालने वाला बैठने के लिए छोटा टूल का उपयोग कर सकता है जो सुविधाजनक होगा।

बच्चा देने के बाद (किड़िंग) मादा का देख भाल

बच्चा देने के बाद मादा का देख–रेख हेतु निम्नलिखित बिन्दुओं पर ध्यान देना आवश्यक है।

1. गुनगुने तापमान पर गुड़, हल्दी, चोकर, अदरक एवं थोड़ा नमक के मिश्रण का घोल देना जानवर के लिये लाभदायक होता है।
2. बच्चा देने के 2 से 3 दिनों तक मादा जानवर के इच्छानुसार भर पेट भोजन देना चाहिए, जिसमें 450 ग्राम अनाज, विटामिन एवं नमक का मिश्रण तथा 6 से 8 कि. ग्रा. हरा चारा हो ।
3. साधारणतौर पर बच्चा देने के 4 सप्ताह बाद मादा प्रजनन के लिये तैयार हो जाती है परन्तु 40 दिनों बाद ही प्रजनन कराना मादा के स्वास्थ्य एवं उत्पादन के लिये अच्छा होगा।

बच्चा देने की प्रक्रिया एवं नवजात बच्चों की संख्या

एक मादा से एक बार में औसतन 1.5 बच्चे पैदा होते हैं एवं अधिकतर मादा दिन के समय में ही बच्चा देती है। जीवाणु, विषाणु एवं खाद्य पदार्थ की कमी के कारण औसतन 10 से 20 प्रतिशत बच्चे की मृत्यू हो जाती है। प्रथम एवं द्वितीय ब्यान में तीसरे एवं चौथे ब्यान की तुलना में अधिक बच्चों की मृत्यू होती है। पहले एवं दूसरे ब्यान में मादा प्रायः एक ही बच्चा देती है परन्तु तीसरे एवं चौथे ब्यान में 2 से 3 बच्चा पैदा होने की संभावना अधिक होती है।

किस तरह के जानवर को प्रक्षेत्र से बाहर निकालें ?

1. जिसकी उत्पादन क्षमता कम हो गई हो।
2. एक से अधिक बार प्रजनन के बाद भी गर्भधारण नहीं करती हो।
3. जानवर के शरीर का वृद्धि दर कम हो।
4. जो जानवर बीमार हो एवं ब्याने के बाद मादा कम समय तक दूध देती हो।
5. प्रजनन के लिये उपयोग होने वाले नर को छोड़ कर सभी नर को प्रक्षेत्र से बाहर (बेचना) कर देना उचित होगा।

अधिक ठंढ़ से जानवर को कैसे बचायें ?

बकरी के छोटे बच्चे एवं दूध देने वाली मादा दोनों सर्दी से अधिक प्रभावित होते हैं तथा उपचार नहीं होने पर निमोनिया एवं पतला दस्त से उनकी मृत्यू भी हो जाती है। इसलिये सर्दी के दिनों में सतह को धान की भुसी एवं पुआल से ढ़का जाता है एवं सर्दी

अधिक होने पर प्रत्येक जानवर को जूट या मोटे कपड़े का लबादा पहनाना चाहिए। दिन के समय में धूप में टहलाना चाहिए एवं घर के दरवाजे को भी पर्दो से ढक देना चाहिए जिससे ठंढ़ी हवा अन्दर प्रवेश नहीं कर सके।

प्रजनन के लिये उपयोग होने वाले नर का देख–रेख कैसे करें ?

1. प्रजनन के लिये उपयोग होने वाले नर प्रक्षेत्र में पैदा होने वाले बच्चों का वृद्धि दर, शारिरिक भार, नवजात की संख्या एवं अन्य लक्षणों को निर्धारित करने में अपना महत्वपूर्ण भूमिका अदा करता है। इसलिए नर का चुनाव हेतु उसके एवं उस नस्ल की गुणवत्ता अच्छी होनी चाहिए।
2. नर को मादा से अलग घर में रखना चाहिए जहाँ उसे व्यायाम एवं घुमने हेतु पर्याप्त जगह हो।
3. प्रजनन काल में एक नर को दूसरे से अलग रखना चाहिए जिससे एक दूसरे में लड़ाई एवं घायल होने के खतरे न हो।
4. नर के लिये खाना एवं पानी की व्यवस्था के साथ आरामदेह बाड़े का क्षेत्रफल 2 मीटर चौड़ा तथा 2.5 मीटर लम्बा रखना उचित होगा।
5. प्रजनन काल में नर को औसत से अधिक मात्रा में पोषक आहार दिया जाना चाहिए परंतु आवश्यकता से अधिक भोजन देना भी हानिकारक होगा।
6. सफाई एवं भोजन में अधिक हरा चारा देने से जानवर के शरीर से आनेवाली बकरीनुमा गंध को भी कम किया जा सकता है इसलिए 7 से 8 कि.ग्रा. हरा चारा प्रति नर के हिसाब से प्रतिदिन देना चाहिए।
7. 1.5 वर्ष के उम्र में एक नर एक प्रजनन काल में 25 से 30 मादा से प्रजनन का सकता है।
8. एक निश्चित समय अंतराल में परजीवी मारने का दवा देना चाहिए एवं प्रतिदिन ब्रश से जानवर के शरीर का मसाज करना चाहिए जिससे त्वचा में खून का संचार बना रहे।

गर्भधारण कर चुकी मादा की पहचान

1. प्रजनन के बाद मादा गर्म नहीं होती है।
2. प्रजनन के तीन माह बाद पेट सामान्य से बड़ा प्रतीत होता है एवं मुत्राशय में सूजन आने लगती है।
3. मादा को गर्म होने का पता लगाने के लिये रसायन का इस्तेमाल भी कर सकते हैं जिसमें 5 मि.ली. बेरियम क्लोराईड को 5 मि.ली. मादा के मुत्र के साथ मिलाने पर

मिश्रण का रंग धुंधला हो जाता है तो मादा को गर्भ नहीं है एवं यदि मिश्रण का रंग साफ बना रहता है तो यह बताता है की मादा गर्भ धारण कर चुकी है।

4. अनुभवी पशु चिकित्सक हाथ से भी पेट को टटोल कर गर्भ का पता लगा सकते हैं।

गर्भधारण कर चुकी एवं दूध देने वाली मादा का देख–रेख कैसे करें?

गर्भधारण कर चुकी मादा

1. बच्चा देने के 6 से 8 माह पहले से मादा को प्रतिदिन उसके शारीरिक भार के अनुसार 450 ग्राम प्रोटीन, वसा, शक्कर एवं विटामीन से पूर्ण पोषक आहार का मिश्रण देना चाहिए।
2. आवश्यकता से अधिक एवं कम दोनों तरह का आहार गर्भ में स्थित बच्चों को नुकसान पहुंचा सकता है एवं बच्चा देने में भी परेशानी पैदा कर सकता है।
3. इस प्रकार की मादा को दुर्घटना एवं आपसी लड़ाई से बचाने के लिये अलग बाड़े में रखा जाना उचित होगा।
4. घर या बाड़े के जमीन पर गद्देदार चीज बिछाया जाता है। जैसे– पुआल या धान की भुसी।
5. बच्चा देने के अंतिम सप्ताह में भोजन में अनाज की मात्रा 450 ग्राम से घटा कर 250 ग्राम प्रतिदिन कर देना चाहिए।
6. गर्भधारण कर चूकी मादा को जिवाणूनाशक एवं परजीवीनाशक दवा किसी पशुचिकित्सक के परामर्श से ही देना चाहिए अन्यथा गर्भपात होने का खतरा बना रहता है।

बच्चा देने वाली मादा का लक्षण

1. थन बड़ा तथा चमकदार हो जाता है।
2. मादा गहरी श्वांस लेती है एवं चिंतित दिखाई पड़ती है।
3. बार–बार पीछे की तरफ देखती है।
4. मादा बेचैन दिखाई पड़ती है एवं हल्की ध्वनी भी निकालती है।

बच्चा देने के बाद मादा की देखभाल कैसे करें ?

1. बच्चा देने के बाद उस स्थान को साफ कर जीवाणुरोधी एवं विषाणुरोधी रसायन का छिड़काव करना चाहिए।

2. बकरी के पिछले भाग को साबुन से एवं जीवाणुरोधी रसायन को पानी में मिला कर ठीक से धोना चाहिए।
3. मादा को सर्दी के मौसम में ठंढ से बचाना चाहिए।
4. बच्चा देने के 2 से 3 दिनों तक मादा के इच्छानुसार भरपेट भोजन देना चाहिए परंतु उसमें अनाज की मात्रा 450 ग्राम से अधिक न हो।

आमतौर पर एक बकरी 70 से 75 सप्ताह में पहली बार बच्चा देती है जो निम्नलिखित कारकों से प्रभावित होती है।

1. मौसम
2. गर्भधारण की उम्र
3. नस्ल एवं,
4. भोजन ।

औसत प्रजनन काल – 180 से 240 दिन जो नस्ल पर निर्भर करता है।

औसत सूखा काल – 110 से 150 दिन तथा बच्चा देने का औसत समय अंतराल 310 से 350 दिन एवं आमतौर पर एक मादा 2 वर्ष में 3 बार बच्चा देती है।

दूध देने वाली बकरी की देख–रेख कैसे करें?

मादा के पोषण पर विशेष ध्यान देना चाहिए

1. अच्छी गुणवत्ता का हरा चारा एवं अनाज में

चना	15 प्रतिशत
मक्का	37 प्रतिशत
मूंगफली का खली	25 प्रतिशत
विटामिन एवं मिनरल	2.5 प्रतिशत
नमक	0.5 प्रतिशत

उपरोक्त पदार्थों का मिश्रण 400 ग्राम प्रतिदिन देना मादा के लिये लाभदायक होगा।

2. प्रतिदिन थन को 5 प्रतिशत डिटौल के मिश्रण से धोना चाहिए।
3. दूध निकालने के पहले हाथ को अच्छी तरह से साबुन से धो कर एवं तौलिया से पोंछ कर सुखा लेना चाहिए तथा सुखे हाथ से दूध निकालना चाहिए।
4. शरीर के पिछले भाग के बाल को काट कर छोटा कर देना चाहिए एवं ब्रश से पूरे शरीर को साफ करना चाहिए जिससे शरीर से परजीवी अलग हो जाते हैं एवं त्वचा में खुन का बहाव तेज हो जाता है।

प्रक्षेत्र के पशुओं के विभिन्न प्रजनन एवं उत्पाद सम्बंधित गुणों को रजिस्टर में अंकित करना आवश्यक है जो निम्नलिखित प्रकार से सहायता प्रदान करता है।

1. प्रजनन के लिए नर एवं मादा बकरी के चयन करने में।
2. झुण्ड का विकास में।
3. प्रजनन नीति निर्धारण में।
4. नर के संभावित लक्षणों का जाँच करने में।
5. क्रय, विक्रय, भोजन एवं वृद्धिदर का आर्थिक अध्ययन के लिए तथा
6. प्रक्षेत्र में होने वाला खर्च एवं प्रक्षेत्र से होने वाला आमदनी की जानकारी के लिए।

प्रक्षेत्र में विभिन्न चीजों को समयानुसार अंकित करने हेतु रजिस्टर निम्नलिखित उद्देश्य के लिये होते है।

1. बकरी के बच्चों से संबंधित रजिस्टर जिसमें पैदा होने की **तिथि, संख्या, शारीरिक भार, कितने पैदा हुए एवं कितने मर गए, एवं उनकी पहचान संख्या** लिखा होना चाहिए।
2. प्रक्षेत्र के विभिन्न स्त्रोतों से होने वाला आय का रजिस्टर ।
3. प्रक्षेत्र के विभिन्न वस्तुओं पर होने वाला खर्च का रजिस्टर ।
4. वयस्क जानवर का शारिरिक भार एवं वृद्धि दर के लिए।
5. प्रजनन संबंधी जानकारी के लिये ।
6. प्रतिदिन क्रय विक्रय की जानकारी हेतु रजिस्टर तथा
7. प्रक्षेत्र में होने वाले मृत्युदर का अलग रजिस्टर होना आवश्यक है।

बकरी के लिए संतुलित आहार एवं उसकी मात्रा

बकरी एवं भेड़ दोनो छोटे शाकाहारी पशुधन में आते है परन्तु इनके बीच की भिन्नता को चारा चरने का ढंग, पसीने का गंध एवं भोजन के पसंद के आधार पर समझा जा सकता है। बकरी घर के परित्यक्त (अनुपयोगी) हरी सब्जी एवं अनाज को दूध जैसा कीमती एवं आवश्यक खाद्य पदार्थ में परिवर्तित कर सकती है। छोटे किसान को छोटे स्तर पर बकरी पालन उनके आवश्यक खर्च को पूरा करने में मदद करता है। बकरी में पोषक आहार को उर्जा में परिवर्तित करने की 45.7 प्रतिशत क्षमता होती है जो गाय में 38 प्रतिशत होती है। बकरी में खाद्य पर्दाथ के कच्चे रेशे को उर्जा मे परिवर्तित करने की क्षमता भेंड़ से 4 प्रतिशत अधिक, भैंस से 7.9 प्रतिशत अधिक तथा गाय के अपेक्षा 8.6 प्रतिशत अधिक होती है। भारतवर्ष में अन्य विकसित देशों की तुलना में प्रति जानवर उत्पादन की कमी के मुख्य कारनों में पशुओं को संतुलित एवं प्रचुर मात्रा में आहार का उपलब्ध नहीं होना भी है तथा

उस कमी को आवश्यकता के अनुसार रसदार चारा मिला कर पूरा किया जा सकता है। भारत में सामान्य तौर पर फसल से अनाज निकालने के बाद बचा परित्यक्त हिस्सा तथा चारागाह का चारा बकरी का मुख्य भोजन होता है तथा विशेष परिस्थिति में अनाज के दाने का मिश्रण दिया जाता है।

बकरी द्वारा चारा एवं पोषक आहार प्राप्त करने का ढंग

बकरी के उपरी होठ का अधिक लचिला होने के कारण अन्य बड़े जानवरों के अपेक्षाकृत छोटे घास को भी चर पाती है। बकरी कड़वा, मीठा एवं नमकीन खाद्य पर्दाथ के भिन्नता को भली प्रकार से जानती है तथा इनमें कड़वा भोजन को खाने एवं पचाने की क्षमता गाय के तुलना में अधिक होता है।

बकरी के मेमने का पैदा होते तक अमाशय विकसित नहीं होता है जो अगले 2 सप्ताह में विकसित होना प्रारम्भ करता है तथा 3 से 4 माह में पूरी तरह विकसित हो जाता है। बकरी गंध पैदा करने वाले पौधों के पत्तों को भी पसंद करती है इसलिए रेगिस्तानी क्षेत्रों में चरने के दौरान रेगिस्तान के काफी अंदर तक प्रवेश कर जाती है। प्रतिदिन बकरी 8 से 9 घण्टे तक चारागाह में भोजन प्राप्त करती है परन्तु फिर भी विकास दर कम हाता है इसलिए अच्छी मात्रा में दूध एवं माँस प्राप्त करने तथा विकास दर को बनाए रखने के लिए बकरी को रसदार पत्ते तथा अनाज प्रचुर मात्रा में आहार के रुप में देना आवश्यक है।

खाद्य पदार्थ का पाचन

बकरी में खाद्य पदार्थ की पाचन क्षमता गाय, भैंस से अधिक परन्तु भेड़ से कम होता है तथा जिसकी मात्रा निम्नलिखित है।

पदार्थ	(प्रतिशत में)
खाद्य पदार्थ का सूखा या जलरहीत भाग	59
कार्बनिक पर्दाथ	64
क्रूड प्रोटीन	64
इथर पर्दाथ	71.2
क्रूड रेशा	66
बिना नाइट्रोजन का पदार्थ	60.9

बकरी के लिये पोषक आहार की आवश्यकता

दूध देने वाली बकरी को प्रतिदिन उसके शारीरिक भार का 5 से 7 प्रतिशत सूखा पोषक आहार (ड्राई मैटर) की आवश्यकता होती है। परंतु माँस के उद्देश्य से पलने वाले

बकरी को प्रतिदिन उसके शारीरिक भार का 3 से 4 प्रतिशत पोषक आहार के सुखा भाग (ड्राई मैटर) की आवश्यकता होती है। निम्नलिखित शारीरिक वजन के मेमनों को सूखा पोषक आहार की आवश्यकता –

10 कि.ग्रा.	450 ग्राम प्रतिदिन
15 कि.ग्रा.	600 ग्राम प्रतिदिन
20 कि.ग्रा.	700 ग्राम प्रतिदिन
25 कि.ग्रा.	800 ग्राम प्रतिदिन
30 कि.ग्रा.	950 ग्राम प्रतिदिन

बकरी में पाचन एवं उसकी प्रक्रिया

इस प्रक्रिया के दौरान बड़े तथा जटिल खाद्य पदार्थ को छोटे टुकड़ों में तोड़ा जाता है जो प्रोटीन, वसा तथा कार्बोहाईड्रेट के रूप में छोटी आँत द्वारा अवशोषित होते हैं। इस प्रक्रिया में अमाशय एवं छोटी आँत से निकलने वाला पाचक रस तथा पाचन तंत्र के जीवाणू भी भाग लेते हैं।

पाचन की प्रक्रिया– बकरी का मूंह दो पतले विशेष आकार के होठ से घिरा होता है जो भोजन को एकत्रित कर चबाने हेतू मूंह में पहुंचाता है। भोजन को चबाने एवं जुगाली करने के दौरान लार ग्रंथीयों से लार का स्त्राव होता है जो भोजन को चबाने एवं चिकना कर अन्दर सरकने में मदद करता है। मुंह के सतह पर जिहवा होती है जिस पर भोजन के स्वाद की जानकारी प्राप्त करने हेतु स्वाद ग्रंथियां होती हैं। इन सभी के प्रयास से पहले के अपेक्षा महीन एवं चिकना भोजन ग्रासनली से होते हुए अमाशय में पहुंचता है जहाँ भोजन 1 से 4 घण्टा तक पाचन के लिये ठहरता है। इस प्रक्रिया के दौरान अमाशय एवं अन्य भाग से विभिन्न प्रकार के पाचक रस तथा अम्ल का स्त्राव होता है जो प्रोटीन, कार्बोहाईड्रेट एवं वसा के बड़े तथा जटिल अवयव को छोटे पदार्थ में परिणत करता है जिससे वह आसानी से वह अवशोषित हो सके।

बकरी के पाचन तंत्र का मापतौल

1. पेट का वजन	–	0.91 कि.ग्रा.
2. पेट का आयतन	–	14.47 लीटर
(i) रूयूमेन का आयतन	–	12.56 लीटर
(ii) रेटीकूलम का आयतन	–	0.60 लीटर
(iii) ओमेसम का आयतन	–	0.30 लीटर
(iv) एबोमेसम का आयतन	–	1.37 लीटर

3. छोटी आँत की लंबाई – 18 मीटर
4. सिकम की लंबाई – 0.33 मीटर
5. कोलन की लंबाई – 5.07 मीटर

बकरी चरने के दौरान भोजन को पूरी तरह नहीं चबाती है परंतु लार में लपेट कर उसे पेट के रूयूमेन में जमा कर लेती है। इस प्रक्रिया के अगले चरण में बकरी जमीन पर बैठ कर या शांति से खड़ा रह कर भी रूयूमेन से जमा भोज्य पदार्थ को ऊपर मुंह में ला कर चबाती है जिसे जुगाली कहते हैं। जुगाली के बाद भोजन को महीन तथा मुलायम हो जाने पर वह पुनः निगल जाती है जो ग्राशनली से होते हुए अमाशय के प्रथम भाग रूमेन तथा रूमेन से आगे अमाशय के द्वितीय गोलाकार भाग रेटिकूलम जिसकी दीवार की बनावट मधुमक्खी के छत्ते जैसा होता है में पहुंचती है। इस प्रक्रिया के दौरान रूमेन भोजन को कुछ देर तक संचित करने तथा किण्वीकरण करने (फरमन्टेशन) का कार्य करता है। इसमें मौजूद जिवाणु कार्बोहाईड्रेट को उड़नशील कार्बनिक अम्ल (भोलाटाईल ऑरगेनिक एसिड) एसिटिक, प्रोपायोनिक एवं ब्यूटारीक अम्ल, कार्बन डाई ऑक्साईड गैस तथा मीथेन गैस में परिणत कर देते हैं। पौधों के कोशिका की दीवार सेल्यूलोज का बना होता है जिसे रूमेन में उपस्थित जीवाणू जल विशलेषण (हाइड्रोलाईसिस) प्रक्रिया के अन्तर्गत सोलोबायोज तथा आगे सूगर में परिवर्तित कर देता हैं। रूमेन में जीवाणु के मदद से यूरीया जैसे कार्बनिक यौगिक से प्रोटीन एवं बी.कॉम्प्लेक्स विटामिन का संशलेषण भी होता है। बकरी में रेटीकूलम की क्षमता 0.6 से 1 लीटर तरल भोज्य पदार्थ की होती है जहाँ किसी प्रकार के पाचक रस का स्त्राव नहीं होता है। यह खाद्य पदार्थ में उपस्थित पत्थर के छोटे टुकड़े तथा लोहे के छोटे टुकड़ों को छान कर जमा करने का कार्य करता है। पेट का तीसरा भाग को **ओमेसम** कहते हैं जिसकी क्षमता 0.3 से 0.5 लीटर तरल खाद्य पदार्थ की होती है यहां भी किसी प्रकार के पाचक रस स्त्राव नहीं होता है। ओमेसम में जल तथा छोटे चेन वाले वसा अम्ल (फैटी एसिड) का अवशोषण होता है। अमाशय का चौथे भाग को एबोमेसम **ट्रू स्टोमक** कहते हैं जो विभिन्न प्रकार के पाचक रस का स्त्राव करता है तथा इसकी क्षमता 1.5 कि. ग्रा. तरल भोजन पर्दाथ की होती है।

खाद्य पदार्थ का पाचन

1. **यांत्रिक प्रक्रिया (मैकेनिकल प्रोसेस)**– खाद्य पदार्थ के चबा कर छोटे टुकड़े में परिवर्तित करना।
2. **पाचक रस का स्त्राव**– इस प्रक्रिया में विभिन्न प्रकार के पाचक रस एबोमेसम, यकृत था जिगर से स्त्रावित होते हैं जो भोजन के बड़े एवं जटिल भाग को छोटे एवं सरल टुकड़ों में विभक्त करते हैं जिससे भोजन आसानी से अवशोषित हो सके।

3. रसायनिक प्रक्रिया (कैमिकल प्रोसेस)

(i) एबोमेसम से हाइड्रोक्लोरिक अम्ल का स्त्राव।

(ii) पाचक रस का स्त्राव तथा

(iii) रूमेन के जीवाणु का रसायनिक क्रिया।

बकरी का पाचन तंत्र

↓

अमाशय एवं आँत, मुंह, ग्रास नली, रूमेन, रेटीकूलम, ओमेसम, एबोमेसम, छोटी आँत, बड़ी आँत, मलाशय तथा मलद्वार	सहयोगी अंग, दाँत, जिह्वा, जिगर, यकृत तथा लारग्रंथी

मुँह

1. मुँह द्वार चारे को ग्रहण कर 40 से 50 सेकेण्ड तक चबाया जाता है।
2. चबाने के दौरान लार ग्रंथी से लार स्त्रावित हो कर चारे में मिलता है और चारा चिकना हो कर छोटा आकार ग्रहण करता हैं जिससे अमाशय तक पहुंचने में मदद मिलती है।

जुगाली

चारे को नरम तथा पाचन योग्य और महीन करने हेतु आराम की स्थिती में जानवर रूमेन से चारे के गोले को मुँह में लाता है तथा उसे ठीक के चबाकर पुनः अमाशय के रूमेन में भेज देता है, इस प्रक्रिया में औसत 25 से 30 ग्राम भोज्य पदार्थ को ऊपर लाने में 3 सेकेण्ड चबाने में 50 सेकेण्ड तथा पुनः अमाशय में जाने में 1.5 सेकेण्ड लगता है।

जिह्वा

1. यह भोजन में लार को मिला कर ठीक से चबाने में मदद करता है।
2. जिहवा पर उपस्थित स्वाद ग्रंथी द्वारा बकरी भोजन के प्रकृती की जानकारी प्राप्त करता है।

होठ

यह चारे को एकत्रित करने में मदद करता है। बकरी का होठ अन्य जानवरों की तुलना में अधिक गतिशील होता है।

लारग्रंथी

इस जानवर के मुंह में लार का स्त्राव हेतु निम्नलिखित तीन जोड़े लार ग्रंथीयाँ मौजूद होती है। (क) कैरोटीड (ख) सबमैक्सीलरी तथा (ग) सबलींगूअल

1. प्रतिदिन एक बकरी से 10 से 12 लीटर लार का स्त्राव होता है।
2. भोजन को निगलने हेतु लार उसे चिकना बना देती है जिससे भोजन ग्रासनली हो होते हुए अमाशय तक पहुंच जाता है।

विभिन्न भोज्य पदार्थ का पाचन

1. **मुँहः–** यहाँ लार में पाये जाने वाला पाचक पदार्थों द्वारा सिर्फ थोड़े मात्रा में सुगर मालटोज में परिवर्तित होता है तथा इस पाचक रस का द्वारा प्रोटिन एवं वसा पर कोई प्रभाव नहीं होता है।
2. **अमाशय**
   (i) अमाशय का प्रथम भाग रूमेन में मौजूद जीवाणु द्वारा सेल्यूलोज किण्वीकरण (फरमन्टेशन) की प्रक्रिया के अंर्तगत सेलोबायोज तथा अंततः शुगर में रूपांतरित हो जाता है।
   (ii) अमाशय के द्वितीय एवं तृतीय भाग से किसी प्रकार के पाचक रस का स्त्राव नहीं होने के कारण पाचन की क्रिया नहीं होती है।
   (iii) अमाशय के चतुर्थ भाग को एबोमेसम या वास्तविक अमाशय भी कहते हैं जहाँ से निम्नलिखित प्रकार के पाचक रस का स्त्राव होता है जो भोजन को निम्नलिखित रुप में रूपांतरित करते हैं।

कार्बोहाईड्रेट

रेनीन : दूध को खट्टे थक्केदार दही जैसा पदार्थ में रुपांतरित करता है।

पेप्सीन : पेप्टोन।

3. **छोटी आँत**

कार्बोहाईड्रेट

स्राव अंग		पाचक रस	परिवर्तित रूप
यकृत	–	(i) एमाईलोपेप्सीन	माल्ट सुगर
छोटी आँत	–	(ii) जीवाणू द्वारा किण्वीकरण	सुगर

प्रोटीन

स्राव अंग		**पाचक रस**	**परिवर्तित रूप**
यकृत	–	(i) ट्रिप्सीन	पेप्टाईड तथा एमीनो अम्ल
छोटी आँत	–	(ii) इरेप्सीन	पेप्टाईड तथा एमीनो अम्ल

वसा

स्राव अंग		**पाचक रस**	**परिवर्तित रूप**
यकृत	–	(i) लाईपेस	इमल्सन (पायस)
छोटी आँत	–	(ii) बाईल	साबुन जैसा प्रकृति जो लाईपोलाईसिस क्रियाओं में मदद करता है।

1. रूमेन या पाऊच

क) बकरी में खाद्य पदार्थ को संचित करने की क्षमता – 12.5 कि.ग्रा.

ख) स्थिती – पेट गुहा के बायें तरफ

ग) आकार – यह चार थैलीनुमा आकार में बँटा होता है तथा नीचे वाले थैली में 1 इंच लंबा अंकुरक (पैपीला) होता है।

कार्य

(क) यह भोजन को जूगाली के बाद संचय का कार्य करता है।

(ख) रूमेन में उपस्थित जीवाणु पूर्ण रूप से चबाये गये भोजन में उपस्थित सेल्यूलोज को किण्वीकरण प्रक्रिया के द्वारा उड़नशील कार्बनिक अम्ल एवं सुगर में परिवर्तित कर देता है।

(ग) रूमेन प्रोटोजोआ तथा यीस्ट जीवाणू को किण्वीकरण के लिये स्थान तथा उप्युक्त वातावरण प्रदान करता है।

(घ) बिना प्रोटीन वाले नाईट्रोजनयुक्त पदार्थ जैसे– यूरीया, एमाईड, एमीन तथा अमोनिया जैसे पदार्थ को प्रोटीन में परिवर्तित करता है।

(च) इस प्रक्रिया के दौरान विटामीन बी. कम्पलेक्स तथा छोटे चेन के वसा अम्ल (फैटी एसीड) का संशलेषन भी होता है। इसके उपोत्पाद (बाईप्रोडक्ट) के रूप में मिथेन, सल्फर डाईऑक्साईड तथा कार्बन मोनो ऑक्साईड निकलता है जो रिफ्लैक्स एक्शन द्वारा जानवर के शरीर से बाहर निकलता है।

रूमेन जीवाणु द्वार कार्बोहाईड्रेट का पाचन

जीवाणु	पदार्थ	रूपांतरण
बैक्टेरोडस सकसीनोजेन्स	सेल्यूलोज सेलोबायोज ग्लूकोज कार्बनडाईऑक्साईड	सकसीनेट, एसीटेट तथा फॉरमेट
रूमीनोकोकस एल्बस	सेल्यूलोज सेलोबॉयोज कार्बनडाईऑक्साईड	सकसीनेट, लैक्टेट तथा इथेनौल
प्रोटोजोआ		
i. आई. इन्सटीनेलीस	लैक्टीक एसीड	हाईड्रोजन तथा कार्बनडाईऑक्साईड
ii. आई. प्रोटोमा	सुगर	स्टार्च

रेटीकूलम

आकार – गोल, दीवार का सतह मधुमक्खी के छत्ते जैसा होता है

स्थिती – रूमेन के सामने

क्षमता – बकरी तथा भेड़ में 1 कि.ग्रा. खाद्य पदार्थ रखने के क्षमता

कार्य

(i) ठीक से चबाये गये लार मिश्रित भोज्य पदार्थ को ओमेसम तक पहुंचाना।

(ii) छोटे पत्थर, नख तथा लोहे के टुकड़े जैसे हानिकारक पदार्थ को आगे जाने से रोकाना।

ओमेसम

क्षमता – बकरी में 1/2 कि.ग्रा.

स्थिती – रेटीकूलम तथा एबोमेसम के बीच

आकार – दीवार में मांसपेशी की सलवट

कार्य

(i) भोजन को रोटीकूलम से एबोमेसम तक भेजता है।

(ii) पानी को भोजन से अवशोषित करता है।

(iii) बिमारी की अवस्था में जानवर को जुगाली बंद करने पर अमाशय को खाली करने में मदद करता है तथा थोड़ी मात्रा में किण्वीकरण भी यहां होता है।

एबोमेसम – यह अमाशय का सबसे उपयोगी हिस्सा है जहां विभिन्न प्रकार के पाचक रस का स्त्राव होता है इसलिए उसे पेट का वास्तविक भाग भी कहते है।

क्षमता – 1.5 कि.ग्रा.

कार्य

(i) विभिन्न प्रकार के पाचक रस का स्त्राव करना।
(ii) यह ओमेसम से खाद्य पदार्थ को छोटी आंत तक भेजता है तथा
(iii) पाचन के बाद कुछ खाद्य पदार्थ का अवशोषण भी करता है।

एबोमेसम द्वारा पाचक रस का स्त्राव

1. हाइड्रोक्लोरिक अम्ल – 0.55 प्रतिशत
2. अकार्बनिक पदार्थ में – सोडियम क्लोराईड, पोटाशियम क्लोराईड, सोडियम फॉस्फेट, पोटाशियम फॉस्फेट, तथा अल्प मात्रा में कैल्शियम एवं मैग्नेशियम का साल्ट (नमक)।
3. कार्बनिक पदार्थ – पेप्सीन, गैस्ट्रीक लाईपेस, रेनिन, म्यूसीन तथा प्रोटीन।

हाईड्रोक्लोरिक अम्ल का कार्य

1. पेप्सीन नामक पाचक रस को भोजन पर कार्य करने के अनुरूप पी.एच. प्रदान करता है तथा इस दौरान पेप्सीनोजेन को पेप्सीन में परिवर्तित भी करता है।
2. दूध में उपस्थित प्रोटीन को अलग कर जमा देता है।
3. जीवाणुनाशक का कार्य करता है तथा लौह पदार्थ (आईरन) के अवशोषण में भी मदद करता है।

म्यूसीन का कार्य:– म्यूकोसा को हाईड्रोक्लोरिक अम्ल से रक्षा करता है।

कार्बनिक पाचक रस का कार्य

1. रेनिन – दूध में उपस्थित केजिन को कैल्शिय पाराकेजीनेट में परिवर्तित करता है।
2. पेप्सीन – प्रोटीन को पेप्टोन में परिवर्तित करता है।
3. लाईपेस – वसा को वसा अम्ल में परिवर्तित करता है।

आँत में होने वाला पाचन

बाईल रस, यकृत रस तथा छोटी आँत से स्रावित होने वाले रस से यहाँ भोज्य पदार्थ का पाचन होता है।

जिगर के पीत की थैली से निकलने वाले बाईल रस (पीत)

(i) रंग – पीला

(ii) स्वाद – कड़वा

(iii) पी.एच. – 7.8 से 8.6

(iv) प्रतिक्रिया – क्षारीय

बाईल (पीत) में पाये जाने वाले पदार्थ

(i) बाईल सॉल्ट (पीत नमक)

(ii) कोलीक अम्ल

(iii) लेसीथीन

(iv) कोलेस्ट्रौल तथा

(v) अकार्बनिक सॉल्ट एवं बाईल पिगमेंट – बिलरुबीन, बिलभरड़ीन, यूरोबीलिन तथा स्टेरकोबीलिन।

यूरोबीर्लिन तथा स्टरकोबीर्लिन बनने की प्रक्रिया

लाल रक्त कोशिका का विखण्डन → हिमोग्लोबीन

↓

हिम + प्रोटोफाईरीन

↓

बाईल पिगमेंट

↓

बिलीरूबीन | बिलभरडीन

बिलीरूबीन ↓

यूरोबिलीन ↓ मुत्र से निष्कासित होता है एवं मुत्र को विशेष रंग भी प्रदान करता है।

स्टरकोबिलीन ↓ मल से निष्कासित होता है एवं मल को एक विशेष रंग प्रदान करता है।

पीत रस (बाईल पिगमेंट) का कार्य

1. वसा का साबूनीकरण (सपोनीफिकेसन) कर उसके अवशोषण में मदद करता है। साबूनीकरण से वसा का पृष्ठतनाव (सरफेस टेण्शन) कम हो जाता है।
2. पी.एच. बढ़ा कर भोज्य पदार्थ की अम्लता को घटाता है।
3. कोलिक अम्ल घुलनशील पदार्थ के अवशोषण में मदद करता है तथा यह कुछ विषाक्त पदार्थ के निष्कासन में भी मदद करता है जैसे– पीत पिगमेन्ट, कौपर, लौह अयस्क, कैल्शियम, दवा तथा कोलेस्ट्रौल।

यकृत से स्रावित होने वाले पाचक रस एवं उनका कार्य

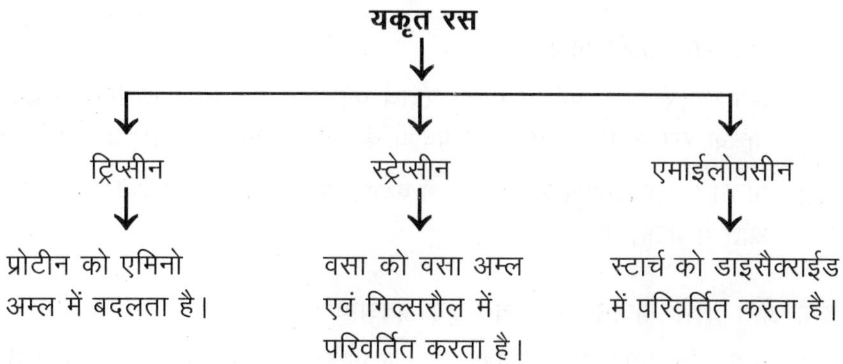

आँत रस (पी.एच.–7.7)

आँत से स्रावित होने वाला पाचक रस के कार्बनिक एवं 2/3 अकार्बनिक पदार्थ (सोडियम क्लोराईड एवं सोडियम बाईकार्बोनेट) के मिलने से बनता है।

कार्बनिक पदार्थ से बने पाचक रस द्वारा पाचन

1. इरेप्सीन – प्रोटीन को एमिनोपेप्टाईड एवं डाईपेप्टाईड में परिवर्तित करता है।
2. डाईपेप्टीडेज – डाईपेप्टाईड को अमिनो अम्ल में परिवर्तित करता है।
3. एमिनो पेप्टीडेज – एमिनोपेप्टाईड को एमिनो अम्ल में परिवर्तित करता है।
4. न्यूक्लीओसाइडेज – न्यूक्लीयोसाईड को प्यूरीन पाईरीमीडिन तथा पेप्टोन में परिवर्तित करता है।
5. न्यूक्लीयोटाइडेज – न्यूक्लीयोटाईड को न्यूक्लीयोसाईड एवं फॉसफोरीक अम्ल में।

6. क्षारीय फॉस्फेट – कार्बनिक फॉस्फेट को फॉस्फेट में परिवर्तित करता है। (अल्कलाईन फॉस्फेट)
7. लाईपेज – वसा को वसा अम्ल, गिल्सरौल एवं मोनोगिल्सराईड में परिणत करता है।
8. इनभरटेज – शूक्रोस को ग्लूकोज एवं फ्रूक्टोज में परिवर्तित करता है।
9. डाईसैकराईड – माल्टोज, शूक्रोज एवं लैक्टोज को हेक्सोज में परिवर्तित करता है।
10. माल्टेज – माल्टोज को ग्लूकोज में तथा
11. लैक्टेज – लैक्टोज को ग्लूकोज एवं ग्लैक्टोज में परिवर्तित करता है।

छोटी आँत की कार्यप्रणाली

1. अमाशय से अल्प पाचित भोज्य पदार्थ को प्राप्त कर उपरोक्त विभिन्न प्रकार के पाचक रस के प्रभाव से भोज्य पदार्थ का पाचन एवं अवशोषण करता हैं।
2. पाचन एवं अवशोषण के बाद भोज्य पदार्थ को पाचन की शेष प्रक्रिया के लिये बड़ी आँत में भेजता है।

बड़ी आँत द्वारा भोजन का पाचन एवं अवशोषण

1. बड़ी आँत पाचन एवं अवशोषण की शेष प्रक्रिया हेतु भोजन को छोटी आँत से प्राप्त करता है तथा पाचन हेतु शेष बचे भोज्य पदार्थ का वहाँ मौजूद जीवाणु द्वारा किण्वीकरण (फरमन्टेशन) होता है।
2. यहाँ छोटी आँत द्वारा अवशोषण से बचे पोषक तत्वों एवं जल का अवशोषण होता है तथा पाचन प्रक्रिया के अंतिम चरण में शेष बचे परित्यक्त पदार्थ मलाशय में जमा हो जाता है तथा जानवर द्वार एक निश्चित अवधी पर मलद्वार से बाहर निकाल दिया जाता है।

भोज्य पदार्थ का उपापचय (मेटाबोलिज्म)

एसीटिक अम्ल → एसीटेट → इनका उपयोग उर्जा पैदा करने में होता है। एवं फैटी अम्ल का संश्लेषण के लिये होता है।

ब्यूटारीक अम्ल → इसका भी उपयोग उर्जा पैदा करने एवं फैटी अम्ल के संशलेषण हेतु होता है।

एमिनो अम्ल → प्रोटीन का संश्लेषण करता है।

स्वतंत्र फैटी अम्ल → ट्राईग्लिस्रॉल → इनका उपयोग उर्जा संश्लेषण में होता है।

बकरी के नवजात बच्चे (मेमने) का प्रबंधन

1. प्रसव के तुरंत बाद नवजात मेमना के नाक एवं मुंह में स्थित लार जैसे पदार्थ को बाहर निकालना चाहिए जिससे बच्चे को श्वांस लेने एवं मां का दूध निगलने मे परेशानी न हो।
2. नवजात का औसत शारीरिक वजन जांच करना चाहिए।
   (i) छोटे आकार के देशी नस्ल के बकरी के नवजात का शारीरिक भार 1 से 1.5 कि.ग्रा. होना चाहिए।
   (ii) मध्यम आकार के देशी नस्ल के बकरी के नवजात का शारीरिक भार 2 से 2.5 कि.ग्रा.
   (iii) बड़े आकार के देशी नस्ल बकरी के नवजात का शारीरिक वजन 2.5 से 3 कि.ग्रा. तथा
   (iv) बड़े आकार के विदेशी नस्ल के बकरी के नवजात का शारीरिक भार 3 से 3.3 कि.ग्रा. होना चाहिए।
3. **नाभि रज्जू को काटना**– मेमने के नाभि रज्जू (नेभल कॉड) को शरीर से 2 से 5 से.मी. की दूरी पर काट कर शरीर से जुड़े सिरे को जीवाणु मुक्त करने के लिये आयोडिन के घोल में (7 प्रतिशत) थोड़े समय तक डुबाना चाहिए।
4. **नवजात को कोल्स्ट्रम पिलाना**– प्रसव के बाद प्रथम बार निकाले जाने वाला दूध को कोलस्ट्रम कहते हैं जो रोगनिरोधक तत्व विभिन्न प्रकार के खनिज लवण एवं विटामिन से युक्त होता है। इसलिए प्रसव के 1 घण्टा के अन्दर नवजात को उर्जा एवं रोगनिरोध क्षमता प्रदान करने हेतु कोलस्ट्रम पिलाना आवश्यक है।

उद्‌देश्य

(क) नवजात को बाह्य जिवाणू तथा विषाणू के खिलाफ रोगनिरोधक क्षमता प्रदान करता है।

(ख) यह विटामिन 'ए' तथा 'डी' का अच्छा स्रोत होता है।

(ग) कोलस्ट्रम में कॉपर, लौह, मैग्नीज तथा मैगनीशियम नामक खनिज पदार्थ होता है जो शरीर के उपापचय क्रिया के लिए आवश्यक होता है।

(घ) यह पाचन नली में स्थित शेलेष्मा (म्यूकोनियम) को भी साफ करता है।

मेमना में जन्म के 20 से 28 घण्टे बाद कोलस्ट्रम से रोगनिरोधक तत्व को अवशोषित करने की क्षमता समाप्त हो जाती हैं। परंतु नवजात शिशु को खाली पेट रखने पर अवशोषण की क्षमता लंबे समय तक बनी रहती है। वैज्ञानिकों के शोध से यह पाया जाता है कि कोल्स्ट्रम को शून्य से कम तापमान पर 2 वर्षों तक सुरक्षित रखा जा सकता है तथा गाय का कोलस्ट्रम बकरी तथा भेड़ दोनों के बच्चों में रोगनिरोधक पदार्थ का कार्य करता है।

मेमना को 10 मि.ली. प्रति कि.ग्रा. शारीरिक वजन के अनुसार कोलस्ट्रम देना चाहिए। कोलस्ट्रम मे पाया जाने वाला रोगनिरोधक तत्व 50°सैल्सियस से ऊपर के तापमान पर विखण्डित हो जाता है। कोलस्ट्रम को 1 से 1.5 प्रतिशत प्रोपायोणीक अम्ल में कम पी.एच. पर तथा कम तापमान पर संरक्षित कर रखा जा सकता है। मेमना जन्म के 15 दिनों के बाद से ही थोड़ी मात्रा में घास खाना प्रारंभ कर देता हैं जिसके बाद रूमेन विकसित होना प्रारंभ होता है।

प्रसव से 90 दिनों तक के मेमने की भोजन तालिका

मेमने की उम्र	मां का दूध या गाय का दूध (मि.ली.)	अनाज मिश्रण (ग्राम में)	हरा घास प्रतिदिन (ग्राम)
1 से 3 दिन तक	कोलस्ट्रम 300 मि.ली.	–	–
4 से 14 दिनों तक	350 मि.ली. 3 बार	–	–
15 से 30 दिनों तक	350 मि.ली. 3 बार	थोड़ा	थोड़ा
31 से 60 दिनों तक	400 मि.ली. 2 बार	100 से 150	इच्छानुसार (भर पेट)
61 से 90 दिनों तक	200 मि.ली. 2 बार	200–250	इच्छानुसार (भर पेट)

मेमनों को हरे चारे के उपलब्धता के आधार पर पोषक आहार दिया जा सकता है।

1. हरा घास के साथ 18 प्रतिशत डी.सी.पी. तथा 75 प्रतिशत टी.डी.एन.।
2. रसदार हरे पौधे के चारे के साथ 12 प्रतिशत डी.सी.पी. तथा 70 प्रतिशत टी.डी.एन. देना चाहिए।

जन्म से 15 दिन के उम्र के मेमनों को दिया जाने वाला पोषक पदार्थ (प्रारंभिक पोषक आहार)

मक्का	20 प्रतिशत
मूंगफली का खली	35 प्रतिशत
चना	20 प्रतिशत
गेहूं का चोकर	23 प्रतिशत
खनिज लवण	11.5 प्रतिशत
नमक	0.5 प्रतिशत

शारीरिक वजन के अनुसार प्रतिदिन बकरी के बच्चों को दिया जाने वाला पोषक आहार

शारीरिक वजन (कि.ग्रा.)	मां का दूध (ग्रा.) सुबह	शाम	प्रारंभिक पोषक आहार (ग्रा.)	हरा चारा (कि.ग्रा.)
2	200	200	–	–
3	250	250	–	–
4	300	300	50	इच्छानुसार
5	300	300	100	इच्छानुसार
6	350	350	150	इच्छानुसार
7	350	300	200	इच्छानुसार
8	350	300	350	इच्छानुसार
9	250	250	350	इच्छानुसार
10	150	150	350	इच्छानुसार
15	100	100	350	इच्छानुसार
20	–	–	350	1.5
25	–	–	400	2.00

3 माह से अधिक शारीरिक वजन वाले मेमनों के लिए पोषक आहार एवं उसकी निर्धारित मात्रा

3 माह से अधिक उम्र के मेमनों को निर्धारित शारीरिक विकास दर के लिये पोषक आहार में 12 से 14 प्रतिशत डी.सी.पी. तथा 63 से 65 प्रतिशत टी.डी.एन. प्रतिदिन के दर से देना चाहिए तथा निर्धारित मात्रा से अधिक खाद्य पदार्थ नहीं देना चाहिए।

अनाज मिश्रण	(प्रतिशत)
मक्का	20
चना	32
गेहूं का चोकर	30
मूंगफली का खली	15
खनिज लवण	2.5
नमक	0.5

शारीरिक भार के अनुपात में मेमनों को पिलाया जाने वाला दूध की मात्रा

(क) प्रथम माह में शारीरिक वजन का 1/6 वाँ हिस्सा दूध प्रतिदन बच्चे को पिलाना चाहिए।

(ख) द्वितीय माह में शारीरिक वजन का 1/8 वाँ हिस्सा दूध प्रतिदिन पिलाना उचित होगा।

(ग) तृतीय माह में शारीरिक वजन का सिर्फ 1/10 वाँ हिस्सा दूध प्रतिदिन पिलाना चाहिए।

बच्चों पर पहचान चिन्ह अंकित करना– प्रसव के एक सप्ताह के अंदर उचित प्रबंधन के लिये पहचान चिन्ह टैटोइंग प्रणाली से अंकित करना चाहिए।

बन्ध्याकरण– माँस पैदा करने के उद्देश्य से पाले जाने वाले नर बच्चों को उचित शारीरिक विकास एवं मांस की बेहतर गुणवत्ता के लिए प्रसव के 4 सप्ताह के अंदर ब्रड़िजोकास्ट्रेटर नामक उपकरण से अण्डकोष के वीर्य तथा रक्त की प्रवाह नली को कुचल डालना चाहिए। जिससे भविश्य में विर्य बनने की संभावना समाप्त हो जाती है। यह कार्य किसी विशेषज्ञ व्यक्ति की उपस्थिति में होने चाहिए परंतु प्रजनन के उद्देश्य से पाले जाने वाले नर मेमने में नहीं करना चाहिए।

बन्ध्याकरण के फायदे

1. अवांक्षित नर से प्रजनन को रोकना।
2. मेमनों को अधिक घरेलू बनाना।
3. इस प्रक्रिया के बाद नर मेमनों को मादा के साथ घर या चारागाह में आसानी से रखा जा सकता है।
4. इससे बेहतर शारीरिक वृद्धि दर प्राप्त किया जा सकता है तथा चमड़े की गुणवत्ता भी अच्छी होती है।

मेमनों को कृमीनाशक दवा देना

मेमने शरीर के अंदर उत्पन्न होने वाले परजीवि से अधिक संक्रमित होते हैं। इसलिए परजीवी के संक्रमण से मेमनों को बचाने के लिये एक निश्चित समय अंतराल पर परजीवीनाशक दवा देना आवश्यक है।

उम्र	दवा	दवा की मात्रा
10 दिन	बिनमिन्थ	आधी गोली
1 माह	पिपराजीन	दो दिनों में 5 ग्राम
1 से 5 माह	बिनमिन्थ	1 गोली

जिस जगह में चपटे कृमी की बहुतायत होती है वहाँ संक्रमित जानवर को फिनोथायाजिन नामक दवा 10 ग्राम को दो डोज में विभक्त कर देना चाहिए।

दूध देने वाली व्यस्क बकरी को पोषक आहार प्रदान करने हेतु वैज्ञानिक सुझाव

अच्छी मात्रा में दूध का उत्पादन हेतु दुधारू नस्ल की बकरीयों को निर्धारित मात्रा में संतुलित आहार देना आवश्यक है। पोषक आहार की मात्रा जानवर के शारीरिक वजन एवं उत्पादन क्षमता पर निर्भर करता है। प्रसव के बाद 6 से 9 सप्ताह तक दूध का उत्पादन चरम बिन्दू पर रहता है परंतु जानवर द्वारा प्रतिदिन पोषक आहार लेने का चरम बिन्दु प्रसव के 12 से 16 सप्ताह के बीच होता है। इस प्रकार प्रारंभिक चरण में दूध के उत्पादन हेतु आहार का ग्लूकोज एवं स्टार्च की अत्यधिक मात्रा किण्वीकरण प्रक्रिया के अंतर्गत उड़नशील फैटी अम्ल में परिवर्तित हो जाती है तथा बहुत अल्प मात्रा में ग्लूकोज स्तन ग्रंथी तक पहुंच पाता है इसलिए जानवर के खून में स्वतंत्र अवस्था में स्थित अमिनो अम्ल ही दूध उत्पादन में महत्वपूर्ण भूमिका अदा करता है। इसलिए इस अवस्था में जानवर को पोषक आहार में प्रोटीन अधिक मात्रा में खिलाना चाहिए। प्रसव के बाद मादा अधिक भोजन ग्रहण करने में सक्षम होती है और आहार में 12 से 18 प्रतिशत कच्चा प्रोटीन तथा 60 से 75 प्रतिशत पाचक आहार देना चाहिए जिसकी मात्रा जानवर के आकार एवं दूध उत्पादन पर निर्भर करता है।

भोजन में कार्बोहाईड्रेट– बकरी के रूमेन में किण्वीकरण करने वाले जिवाणु बड़ी संख्या में उपस्थित होते हैं जिनकी वृद्धि के लिये कार्बोहाईड्रेट की आवश्यकता होती है। जिवाणु अनाज से निकलने वाला कार्बोहाईड्रेट एवं हरे चारा से जानवर को मिलने वाले कार्बोहाईड्रेट में संतुलन स्थापित करते हैं। इसलिए अचानक जानवर को हरा चारा के साथ अधिक मात्रा में अनाज देते से संतुलन खराब हो जाता है जिससे पेट में अम्लता बढ़ जाती है तथा जानवर बिमार हो जाता है।

आहार में वसा– दूध उत्पादन के प्रथम चरण में खाद्य पदार्थ में अनाज के साथ वसायुक्त पदार्थ आवश्यक है जो जानवर के दूध में वसा की मात्रा को स्थिर रखता है एवं जानवर को अनाज खाने से उत्पन्न होने वाला अम्लता को भी रोकता है। **आहार में वसा का कार्य निम्नलिखित है :–**

(क) आहार में वसा की मात्रा जानवर के शरीर में उत्पन्न होने वाला उर्जा की मात्रा को बढ़ाता है तथा

(ख) वसा दूध प्रदान करने के लिये उपापचय प्रक्रिया को भी बढ़ाता है।

पोषक आहार में अखण्डित प्रोटीन का प्रयोग

औसत से अधिक दूध देने वाली बकरी प्रसव के बाद 6 से 9 सप्ताह तक अधिकतम दूध प्रदान करती है तथा दूध उत्पादन के अनुपात में भोजन की वांक्षित आवश्यक मात्रा नहीं ग्रहण कर पाती। इसलिए इस स्थिति में बकरी दूध उत्पादन के लिये शरीर में संचित ऊर्जा एवं प्रोटीन का उपयोग करती है जिससे वह कुछ दिनों में ही कमजोर हो जाती है।

अतः इस समस्या का समाधान हेतु में रूमेन में विखण्डित नहीं होने वाला विशेष प्रकार का प्रोटीन खिलाना चाहिए जिसका विखण्डन, छोटी आँत में हो तथा दूध उत्पादन हेतु अधिक मात्रा में एमीनों अम्ल पैदा करें।

पोषक आहार में खनिज लवण एवं विटामिन का प्रयोग

दूध देने वाली बकरी को निर्धारित मात्रा में संतुलित आहार देने की आवश्यकता होती है जिसमें निर्धारित एवं कम मात्रा में शरीर के लिये आवश्यक खनिज लवण तथा विटामिन होता है। पोषक आहार में कैल्शियम फॉस्फोरस को 1.5:1 के अनुपात में तथा सोडियम क्लोराईड नमक की मात्रा पोषक आहार का 0.5 प्रतिशत होना चाहिए। दूध देने वाले जानवर के शरीर में आवश्यक पदार्थों की कमी को पूरा करने लिये सूखा एवं हरा चारा को कम कर उसके बदले अनाज का मिश्रण देना चाहिए जिसमें निर्धारित मात्रा में विटामिन 'ए' 'डी' एवं 'ई' मौजूद हो।

पोषक आहार तैयार करने की विधि

जानवर को पोषक आहार के रूप में दिया जाने वाला अनाज एवं अन्य पदार्थ का मिश्रण एक सूत्र के अनुसार तैयार किया जाता है जो जानवर के आकार, दूध का उत्पादन एवं सूखे तथा हरे घास के प्रकार एवं मात्रा पर निर्भर करता है। औसत रूप से भोजन का सूखा भाग जानवर के शारीरिक भार का 3 से 4 प्रतिशत होता है। इस प्रकार एक बकरी जिसका शारीरिक वजन 50 कि.ग्रा. हो, प्रतिदिन 2 लीटर दूध देती हो एवं जिसमें 4 प्रतिशत वसा हो उसे प्रतिदिन 400 ग्रा. अनाज का मिश्रण तथा 5 कि.ग्रा. र्बसिम या ल्यूर्सन हरा चारा देना चाहिए।

दूध देने वाली बकरी से अधिक दूध उत्पादन हेतु प्रबन्धन की जानकारी

1. शारीरिक आकार एवं उत्पादन के अनुसार मादा को छोटे झुण्ड में विभक्त करना चाहिए।
2. प्रतिदिन दिया जाने वाला भोजन के सूखा भाग की जानकारी प्राप्त करना चाहिए।
3. जानवर के आकार एवं उत्पादन के अनुसार प्रतिदिन आवश्यक उर्जा के आकलन के आधार पर भोजन प्रदान करना चाहिए।
4. जानवर के प्रतिदिन के आहार में अनाज का मिश्रण एवं सूखा तथा हरा चारा के अनुपात का आकलन करना आवश्यक है।
5. संतुलित आहार के साथ प्रचुर मात्रा में साफ पानी पिलाना भी आवश्यक है।
6. बकरी कुल चारे का 80 प्रतिशत हिस्सा चारागाह से प्राप्त करती है एवं मात्र 20 प्रतिशत उसे बाहर से देना पड़ता है।

7. बकरी रूखा तथा मोटा चारे को भी चाव से खाती है एवं उसे दूध तथा माँस में परिवर्तित कर देती है।
8. बकरी रसदार हरे चारे को खाकर अधिक दूध देती है।
9. बकरी में उपापचय दर दूसरे जानवर की तुलना में अधिक होती है। इसलिए अन्य जानवर के अपेक्षा प्रबंधन खर्च भी अधिक होता है।

बकरी द्वारा चारागाह से चारा ग्रहण करने के विभिन्न ढंग

1. गांव का आम चारागाह
2. हरा चारा प्रदान करने वाले पेड़ की पत्ती – चारागाह या जमीन के बड़े भू भाग में नदी के किनारे या तालाब के किनारे बकरी को चारे योग्य बहुत सारे पेड़ लगाया जाता है जिसकी टहनी को एक निर्धारित समय अंतराल में काट कर उसकी पत्ती बकरी को खिलायी जाती है।
3. बकरी द्वारा पसंद किये जाने वाले पेड़ की हरी पत्ती को सुखाकर "हे" तैयार किया जाता है तथा भोजन की कमी होने पर इसका इस्तेमाल करते है।
4. बकरी चारा हेतू उपयोग होने वाले जमीन में झाड़ीदार पौधों को भी लगाना चाहिए जिसका पत्ता बकरी पसंद से खाती है।
5. बकरी को प्रतिदिन 2.5 से 3.5 कि.ग्रा. हरा चारा तथा 1 कि.ग्रा. अरहर, या चना का भूस्सी देना चाहिए।

बकरी द्वारा भोजन ग्रहण करने की क्षमता को प्रभावित करने वाले विभिन्न कारक

1. भोजन के प्रकार एवं गुणवत्ता।
2. बकरी को एक बार में दिया जाने वाला आहार की मात्रा।
3. आहार की स्थिती।
4. जानवर का उम्र।
5. दूध का उत्पादन।
6. प्रतिदिन भोजन देने की बारंबारता।
7. स्वास्थ्य।
8. बकरी का नस्ल।
9. शारीरिक आकार तथा
10. पर्यावरण।

बकरी द्वारा पसंद किया जाने वाला विभिन्न प्रकार के पेड़ की पत्तियाँ

गूलर, पाकड़, पीपल, नीम, आम, अशोक, केला, बबूल तथा खैर।

झाड़ी– करौंछा, बेर, झारबरी, मकोर, इत्यादी।

फसल– बॅसीम, ल्यूर्सन, बरबटी, सरसों, रहर, ओट, मक्का, सोयाबिन तथा चना।

सूखा हरा घास (हे) तथा पूआल– ओट का हे, रहर भूस्सा, चना भूस्सा।

वयस्क जानवर को प्रतिदिन दिया जाने वाला अनाज मिश्रण की मात्रा–

1. **शारीरिक विकास हेतु प्रतिदिन दिया जाने वाला औसत अनाज मिश्रण**– 250 ग्रा. प्रति कि.ग्रा. शारीरिक वजन के अनुसार
2. **उत्पादन हेतु आहार** – 450 ग्रा. प्रति 2.5 लीटर दूध प्रतिदिन
3. **गर्भधारण के बाद आहार** – गर्भधारण के अंतिम 2 माह 220 ग्रा. प्रतिदिन प्रति मादा देना चाहिए।
4. **प्रजनन काल में नर को** – 400 ग्रा. प्रति नर प्रतिदिन

बकरी को पोषक आहार में दिया जाने वाला खनिज लवण

हड्डी का चूर्ण	42 प्रतिशत
चूना	30 प्रतिशत
नमक	20 प्रतिशत
सल्फर	5 प्रतिशत
फेरस सल्फेट	3 प्रतिशत

इस मिश्रण को कुल अनाज के मिश्रण का 2 प्रतिशत उपयोग करना चाहिए।

बकरी का उत्पाद

माँस हेतू बकरी को बद्ध करने (मारने) की वैज्ञानिक विधि

1. बकरी को बद्ध करने (मारने) से पहले उसे आराम देना चाहिए एवं तनाव से बचाना चाहिए।
2. बकरी के स्वास्थ्य की जाँच करना चाहिए।
3. यह कोशिश होना चाहिए की मृत्यू के समय जानवर कम से कम दर्द का अनुभव करें जिससे मरने के बाद उसका माँस नरम (मुलायम) बना रहे। इसलिए उसे मारने के लिए 60 से 80 वोल्ट बिजली 2 सेकेण्ड तक दोनो कान के ऊपर एक उपकरण द्वारा प्रवाहित करते हैं जिस प्रक्रिया को स्टनिंग कहते हैं।

4. स्टनिंग के तुरंत बाद एक तेज धार वाली चाकू को जीवाणुरोधी रसायन से अच्छी तरह धो कर जानवर के गर्दन से गुजरने वाली खून का सिरा एवं धमनी (जगुलर वेन एवं कैरोटीड आरट्री) को काट देते हैं एवं जानवर के सिर को थोड़ा पीछे की ओर झटका दे कर शरीर से खून निकलने के लिये छोड़ देते हैं।

एफ. ए. ओ. 1990 के अनुसार भारत में बकरी के दुग्ध उत्पादन का आंकड़ा

वर्ष	दूध की मात्रा (मैट्रिक टन) मे	प्रतिशत में
1981	103	3.00
1982	950	2.81
1983	1113	3.00
1984	1161	2.45
1985	1035	2.97
1986	1320	3.04
1987	1400	3.09
1988	1500	3.00
1989	1545	2.9
1990	1500	2.91

बकरी के दूध में पाये जाने वाले विभिन्न पदार्थ जिनकी मात्रा निम्नलिखित है–

कुल ठोस पदार्थ	प्रतिशत में
पानी	13.19
एस.एन.एफ.	86.81
वसा	4.17
प्रोटीन	3.75
लैक्टोज तथा	4.54
राख	0.8

बकरी के दूध का स्वभाव

1. ताजा दूध की अम्लता – 0.153 प्रतिशत
2. स्पेसिफीक ग्रेभिटी – 1.026 प्रतिशत
3. बकरी का दूध में पाये जाने वाले प्रोटीन का डाइजेस्टीबिलिटी कॉफिसीयेन्ट 35 प्रतिशत होता है एवं बायलोजिकल वेल्यू 67.5 प्रतिशत होता है।

4. इसमें पाए जाने वाले वसा के कणिकों का आकार अन्य जानवर के तुलना में छोटा होता है (2 माईक्रोन) इसलिए अधिक सुपाच्य होता है।
5. बकरी के दूध में जीवाणूरोधी शक्ति होती है। इसलिए, अलसर, जिगर की बिमारी एवं पेट की बिमारी वाले व्यक्तियों के लिये फायदेमन्द होता है।
6. इसके वसा के कणिका आपस में मिल कर बड़ा आकार नहीं बनाते इसलिए बच्चों के लिये भी इसे अधिक सुपाच्य माना जाता है।
7. अन्य जानवरों के दूध के तुलना में इसमें 09 अधिक खनिज पाए जाते हैं।
8. बकरी के दूध में आवश्यक एमिनो एसिड आरजीनिन, हिस्टीडीन, लाईसीन, आइसोल्यूसीन, भेलिन, ट्रिप्टोफान, फिनाइलएलानिन, मिथियोनिन, थियोनिन एवं ल्यूसीन पाए जाते हैं।

बकरी के दूध का उपयोग

1. **पीने के काम में :** बकरी के दूध एवं स्त्री के दूध में समानता होने के कारण यह छोटे बच्चों एवं बिमार आदमी के लिये महत्वपूर्ण खाद्य पदार्थ के काम में आता है। साधारण तौर पर यह देखा गया है कि बकरी के दूध का इस्तेमाल करने वाले को क्षय रोग नहीं होता है।
2. **छेना :** फ्राँस स्विटजरलैण्ड जैसे यूरोपीय देशों में बकरी के दूध से मुलायम छेना निकाला जाता है। जिसमें अलग तरह का आकर्षक स्वाद होता है।
3. **मट्ठा :** यह तरल पदार्थ छेना बनाते समय प्राप्त होता है जो पेचिस एवं दस्त जैसे बिमारी के लिये फायदेमन्द साबित होता है।
4. **घी :** बकरी का घी में कैरोटिन की मात्रा अधिक होने के कारण पीला रंग का होता है।
5. **योगहर्ट :** यह दही जैसा आकार, स्वाद, रंग, गंधवाला पदार्थ है जो लैक्टोबैसिलस एवं स्ट्रेप्टोकोकस नामक फायदेमन्द जीवाणू के पाचन से बनता है।

बकरी का माँस

बकरी से पैदा होने वाले माँस के गुण निम्नलिखित हैं –

1. इस माँस में वसा की मात्रा कम होती है।
2. बकरी के माँस का कोई धार्मिक प्रतिरोध नहीं होता है।
3. ब्लैक बंगाल एवं अंगोरा नस्ल के बकरी का माँस अन्य नस्ल से अधिक स्वादिष्ट होता है।

4. 6 से 8 माह के बकरी से अच्छी गुणवत्ता का नरम माँस प्राप्त किया जा सकता है।
5. इसका माँस हल्का लाल रंग का होता है जिसमें बकरीनुमा गंध होती है।
6. माँस में पाए जाने वाले वसा का रंग पीला होता है।
7. बकरी से निकलने वाले गट का उपयोग सौस बनाने में होता है।

बकरी के माँस का उत्पादन

एफ.ए.ओ. 1990 के अनुसार विभिन्न पशुओं द्वारा माँस उत्पादन में बकरी के माँस का योगदान महत्वपूर्ण है जो पूरे माँस उत्पादन का 26 प्रतिशत है। 1981 से 1990 के बीच बकरी के माँस का उत्पादन में 48.01 प्रतिशत के दर से वृद्धि दर्ज किया गया है।

बकरी का माँस एवं माँस के उत्पाद का संरक्षण तथा रख रखाव

बकरी के माँस का संरक्षण एवं रख–रखाव का उद्देश्य निम्नलिखित है।

1. माँस एवं माँस के उत्पाद को अधिक समय तक संचित रखा जा सके।
2. एक जगह से दूसरे जगह भेजने के लिये जिसकी दूरी अधिक हो एवं अधिक समय लगता हो।
3. माँस में हो रहे रसायन परिवर्तन जो सड़न पैदा करता है उसे रोकने के लिए।
4. माँस में पैदा होने वाले जीवाणू की वृद्धि दर को रोकने के लिए।

माँस के संरक्षण का तरीका

1. तापमान (गर्मी) को नियंत्रित करके।
2. आद्रता को नियंत्रित करके।
3. जीवाणूरोधी पदार्थ का इस्तेमाल करके।
4. परिवेश (माहौल) में परिवर्तन करके तथा
5. विकिरण का इस्तेमाल करके माँस को संरक्षित किया जा सकता है।

1. तापमान (गर्मी) को नियंत्रित करके –

कम तापमान द्वारा:

(क) कम तापमान पर जमा कर (ख) रेफ्रिजरेशन कर

अधिक तापमान द्वारा :

(क) कैनिग
(ख) ठण्डा करके तथा
(ग) पाश्चुराईजेशन तथा
(घ) गर्म करके ।

(क) रेफ्रिजरेशन

इस प्रक्रिया में माँस को 3 से 5 डिग्री से. के तापमान पर रखते हैं इस प्रक्रिया में माँस का स्वाद, रंग, एवं पोषक तत्वों में भी थोड़ा बदलाव की संभावना होती है। इस विधि से माँस को 1 सप्ताह तक संरक्षित रखा जा सकता है।

इस विधि के अन्तर्गत माँस में होने वाले परिवर्तन

1. **रंगीन धब्बा** – माँस में उत्पन्न होने वाले जीवाणू पीला, हरा एवं नीला रंग का धब्बा बनाते हैं इससे बचाने के लिये माँस को रखने वाले स्थान पर 90 प्रतिशत आद्रता के साथ कुछ हवा का बहाव भी होना चाहिए।
2. **बोन टेन्ट** – जानवर को मारने के तुरन्त बाद उसके शरीर को ठण्डा वातावरण में नहीं रखने पर क्लोस्ट्रीडीयम एवं बैसिलस नामक जीवाणू मृत शरीर के जाँघ एवं कंधा के हिस्सा में प्रवेश करते हैं जिनके उपापचय क्रिया से फास्फोरसयुक्त हाइड्रोजन गैस निकलता है जिससे माँस में बोन टेन्ट का गंध अनुभव होता है।
3. **माँस के सतह से निर्धारित ताजापन का गायब होना** – माँस के सतह से पानी निकल जाता है एवं पानी की कमी से उसका ताजापन भी गायब हो जाता है इस विघटन से बचने के लिये माँस का तापमान नियंत्रित करना चाहिए एवं आद्रता 90 प्रतिशत रखना उचित होगा। जिसके निम्नलिखित कारक हैं : –

   1. हवा, 2. पानी, 3. बिजली एवं 5. माक्रोवेब

ड्रिप या माँस से तरल पदार्थ का स्त्राव – रेफ्रिजरेटर में कम तापमान पर संरक्षित माँस को जमाव बिन्दू से साधारण तापमान पर लाने पर माँस से तरल पदार्थ निकलने लगता है जिसमें प्रोटीन, एमिनोएसिड, विटामिन बी कॉम्प्लेक्स एवं नमक की मात्रा होती है। माँस को कम तापमान पर संरक्षित करने से कोशिका में बर्फ की सुक्षम टुकड़े बन जाते एवं अगर धीरे धीरे तापमान कम होता है तो यह टुकड़ा बड़ा होता है एवं साधारण तापमान पर आने के दौरान यह पिघल जाते हैं एवं कोशिकीय तरल पदार्थ के साथ बाहर निकलने लगते है जिससे माँस में पोषक तत्वों की कमी हो जाती है।

1. **फ्रिजर बर्न (बर्फ से जलना)**:– माँस के टुकड़े को बिना किसी वस्तु में लपेटे हुए फ्रिज में बहुत कम तापमान पर रखने पर उसके सतह पर सफेद या पानी के रंग का धब्बा बन जाता है जिसे फ्रिजर बर्न या बर्फ से जलना कहते हैं यह सतह के प्रोटीन के वाष्पीकरण से होता है इस प्रकार के परिवर्तन को रोकने के लिये माँस के ऊपर पॉलिथीन लपेट कर फ्रिज में रखना चाहिए।

2. **आद्रता को नियंत्रित कर माँस का संरक्षण**:– इस विधि का इस्तेमाल 5000 वर्ष पहले मिश्र में "ममी" बनाने के लिए किया जाता था एवं इस विधि द्वारा 3000 वर्ष पुराना संरक्षित माँस आज भी उपलब्ध है। इस विधि से सूखे हुए माँस में पुनः जल की मात्रा बढ़ा कर तरोताजा किया जा सकता है।
3. **सूखा कर माँस का संरक्षण**:– इस विधि का इस्तेमाल बड़े पैमाने पर होता है जिसमें माँस के टुकड़े को तेज धूप में सुखाया जाता है जिससे उसमें पानी की मात्रा बहुत कम हो जाने पर नमक लगा कर संरक्षित किया जाता है सूखे माँस में जीवाणू की वृद्धि नहीं हो पाती है इस विधि से बने माँस को दक्षिण अमेरिका में **वर्क बिफ** दक्षिण अफ्रीका में **बिलहौंग** एवं **ब्राजील** में **चरक** कहते हैं।
4. **वाष्पीकरण**:– इस प्रक्रिया के अंतर्गत वाष्पीकरण द्वारा माँस से पानी की मात्रा को कम करते है । माँस के उत्पाद को संरक्षित करने की यह बेहतर विधि है तथा लोगों द्वारा इसे अधिक पसंद भी किया जाता है। इस विधि में माँस से जल निकालने हेतु फ्रिज ड्रायर, ड्रम ड्रायर, स्प्रे ड्रायर एवं कैबिनेट ड्रायर का इस्तेमाल करते हैं।
5. **फ्रिज डिहाईड्रेशन या ठण्ड से वाष्पीकरण**:– इस विधि द्वारा कम वाष्पीक दबाव पर स्थित पानी को बिना बर्फ के पिघले वाष्पीकृत किया जा सकता है।

तापमान के नियंत्रण द्वारा माँस का परीक्षण

इस विधि में माँस को पकाने, उबालने एवं तलने से इसमें स्थित जल की मात्रा कम हो जाती है एवं सड़न पैदा करने वाले जीवाणू तथा रासायनिक पदार्थ का विखण्डन हो जाता है जिसके परिणाम स्वरुप माँस को कुछ समय तक संरक्षित किया जा सकता है।

6. **जीवाणू उन्मूलन या स्टेरेलाईजेशन**:– इस विधि में माँस को 121^0 से. पर 15 मिनट तक रखते हैं जिससे माँस के समस्त जीवाणु नष्ट हो जाते हैं।

रासायनिक पदार्थ द्वारा माँस का संरक्षण

इस प्रक्रिया में इस्तेमाल होने वाला रासायन वह पदार्थ है जो फरमन्टेशन एवं अम्लीकरण करने वाले जीवाणु की संख्या को कम कर या खत्म कर माँस में होने वाला फरमन्टेशन एवं अम्लीकरण की प्रक्रिया को कम कर देता है या रोक देता है।

संरक्षण हेतु उपयोग किये गये रासायन के कार्य करने की विधि –

1. रसायन जीवाणु के कोशिका की झिल्ली से प्रतिक्रिया कर उसके अन्दर होने वाले पदार्थों के बहाव को अधिक कर देता है जिससे कोशिका फट जाती है एवं जीवाणु मर जाते हैं।

2. यह जीवाणु को जिंदा रखनेवाला कुछ महत्वपूर्ण रासायन को नष्ट कर देता है जिससे जीवाणु की मृत्यू हो जाती है।
3. रसायन जीवाणु के न्यूक्लीक एसीड (आर.एन.ए. एवं डी.एन.ए.) को भी नष्ट कर उसे मार डालता है।

माँस का संरक्षण हेतु उपयोग होने वाले जीवाणुरोधी रसायन का वर्गीकरण

1. जीवाणुरोधी
2. कवक फफूंद रोधी
3. जीवाणुनाशक तथा
4. ऑक्सीडेशन रोधी रसायन

1. जीवाणूरोधी रसायन

क. कार्बन डाई ऑक्साईड
ख. सल्फर डाई ऑक्साईड
ग. क्लोरीन
घ. हाईड्रोजन
ड. बेन्जोईक अम्ल
च. सोरबिक अम्ल
छ. फैटीय अम्ल एवं
ण. एसिटिक अम्ल

2. कवक फफूंद रोधी रसायन

क. कैल्शियम प्रोपायोनेट
ख. पोटैशियम सोरबेट
ग. सोरबिक अम्ल
घ. ग्रैसियोफ्लेभीन
ड. बेन्जोईक अम्ल
च. माईस्टेटिन

3. जीवाणुनाशक रसायन
   क. पेनिसिलीन
   ख. टेट्रासाईक्लीन
   ग. ऑक्सीटेट्रासाईक्लीन एवं
   घ. क्लोर टेट्रासाईक्लीन

4. ऑक्सीडेशन रोधी रसायन –
   क. टोकोफेरौल
   ख. स्कौरबिक अम्ल एवं
   ग. ब्यूटाइलेटेड हाईड्रॉक्सी टौलवीन

विकिरण द्वारा माँस का संरक्षण

आमतौर पर जीवाणु को मारने के लिए अधिक ऊर्जा वाले एक्स रेज. का इस्तेमाल करते हैं जिसका रेडियोधर्मिता, 10 मे.रे. से अधिक नहीं होना चाहिए अन्यथा माँस में भी रेडियोधर्मी पदार्थ की मात्रा बढ़ जायेगी जो स्वास्थ्य के लिये हानिकारक होगा।

विकीरण द्वारा माँस का संरक्षण के फायदे

1. विकीरण में जीवाणुनाशक क्षमता अधिक होती है।
2. माँस के रसायन में कम से कम परिवर्तन होता है।
3. मोटे माँस के टुकड़े का भी जीवाणुउन्मूलन किया जा सकता है।
4. इस जीवाणुउन्मूलन प्रक्रिया को ठण्डा जीवाणुउन्मूलन कहते हैं चूंकि इससे माँस का तापमान नहीं बढ़ता है।

परिवेश (माहौल) में परिवर्तन कर माँस का संरक्षण

इस विधि से हवा में उपस्थित ऑक्सीजन की मात्रा को कम कर कार्बन डाई ऑक्साईड की मात्रा को बढ़ाते हैं, चूंकि अधिकतर जीवाणू ऑक्सीजन लेते हैं और इसलिए ऑक्सीजन कम हो जाने से उनका वृद्धि दर भी कम हो जाता है। माँस को 80 प्रतिशत कार्बन डाई ऑक्साईड एवं 20 प्रतिशत ऑक्सीजन में रखने पर यह तरोताजा बना रहता है एवं इसके प्राकृतिक गंध में भी कोई परिवर्तन भी नहीं होता है।

कैनिंग विधि द्वारा माँस का संरक्षण

जानवर को बद्ध किया जाता है।

↓

उसके त्वचा एवं पाचन तंत्र को हटाने के बाद हड्डी निकाल कर छोटे–छोटे टुकड़े किया जाता है।

↓

माँस के टुकड़ो को सब्जी, जल, नमक एवं मसाले के साथ पकाया जाता है।

↓

पक चुके माँस के टुकड़े को केन में रखा जाता है।

↓

केन के अन्दर की हवा निकाल कर उसे सील कर देते हैं।

↓

बन्द केन को 121^0 से. पर 1 घण्टा तक रखा जाता है।

↓

केन को ठण्डा हो जाने पर उस पर लेबल लगा कर किसी ठन्डे स्थान पर रख दिया जाता है।

माँस के गुणवत्ता का निर्धारण

माँस के गुणवत्ता का तुलनात्मक अध्ययन के लिए उसके निम्नलिखित गुण पर ध्यान देना आवश्यक है –

(क) रंग

(ख) माँस में स्थित वसा का रंग

(ग) आकार एवं

(घ) गंध

(क) रंग – माँस के पकने के पहले एवं बाद का रंग खरीददारों को आकर्षित करता है जो एक विशेष प्रकार के पिगमेंट साईटोक्रोम ऑक्सीडेज, हिमोग्लोबिन, मायोग्लोबिन एवं, कैटलेज, से पैदा होता हैं। मायोग्लोबिन पूरे माँसपेशी के पिगमेंट का 80 से 90 प्रतिशत होता है। मायोग्लोबिन की मात्रा जानवर का **उम्र, सेक्स प्रजाती, पी.एच. एवं तापमान** पर निर्भर करता है।

साधारण तौर पर भेड़, बकरी, गाय, भैंस में मायोग्लोबिन अधिक होने के कारण इनके माँस का रंग लाल होता है इसलिए इसे लाल माँस (रेड मीट) कहते हैं तथा सुकर, एवं मछली में मायोग्लोबिन की मात्रा कम होती है एवं मुर्गी में बहुत कम होने के कारण इसे सफेद माँस या (व्हाईट मीट) कहते हैं।

मायोग्लोबिन ऑक्सीजन से प्रतिक्रिया कर मेटमायोग्लोबिन बनाता है जो माँस को प्राकृतिक रंग से अलग गहरा लाल रंग देता है एवं इस प्रक्रिया को रोकने के लिये जानवर को ऑक्सीकारक रोधी तत्व विटामिन 'ई' खाना के साथ खिलाते हैं जो माँस के प्राकृतिक रंग को बनाए रखने में मदद करता है।

(ख) जानवर के माँस के अन्दर मौजूद वसा की विशेषता (मारबलिंग) – मारबलिंग माँस की गुणवत्ता प्रदर्शित करने का एक महत्वपूर्ण कारक है। जानवर के माँस में वसा का पाया जाना उसके प्रौढ़ता को दर्शाता है। यह प्राय गाय–भैंस में 2 से 3 वर्ष के उम्र में, भेड़ में 10 से 12 माह के उम्र में एवं बकरी में 8 से 10 माह के उम्र में पाया जाता है। किसी जानवर के बच्चों से मिलने वाले माँस में वसा नहीं होता है। माँस में मिलने वाले वसा माँस का स्वाद, नरमी, एवं रस के बढ़ाता है।

माँस द्वारा पानी धारण करने की क्षमता

पानी धारण करने की क्षमता माँस का एक महत्वपूर्ण गुण है जिसे खरीददार पसंद करते हैं। यह माँस को पकने के पहले उसकी स्थिति को बतलाता है एवं पकते समय उसके प्रकृति को भी दिखलाता है। माँस में पानी की मात्रा **पी.एच., तापमान, प्रजाती, उम्र एवं मांसपेशी की कार्यप्रणाली** से प्रभावित होती है। सुकर के माँस में गाय भैंस के माँस से अधिक मात्रा में पानी मौजूद होता है।

माँस की नरमी या "टेनडरनेस"

माँस की नरम तथा मुलायम प्रकृति एक महत्वपूर्ण एवं आकर्षक गुण है जो खाते समय महसूस होता है। यह निम्नलिखित कारकों पर निर्भर करता है–

1. प्रजाती
2. आकार
3. नस्ल
4. उम्र एवं
5. शरीर में ग्लूकोज (शक्कर) की मात्रा।

जानवर को मारने के बाद माँस को प्रभावित करने वाले का कारक

1. पी. एच.
2. तापमान एवं
3. ग्लाईकोलाईसिस या ग्लूकोज के टूटने की प्रक्रिया

माँस की नरमी उसके द्वारा किया गया पाचन पर निर्भर करता है जिसके निम्नलिखित कारक हैं।

1. राईगर मोरटिस
2. माँसपेशी के तन्तुओं का फैलना तथा
3. प्रोटीन का पाचन करने वाले शारीरिक रसायन।

कुछ अप्राकृतिक तरीके जानवर एवं पौधों से निकलने वाले रसायन एवं जीवाणु के मदद से भी माँस को नरम बनाया जा सकता है एवं इसे वारनर ब्राटजलर नामक उपकरण से मापते हैं।

माँस का गंध एवं स्वाद

माँस के गंध एवं स्वाद का निर्धारण खाने वाले व्यक्ति पर निर्भर करता है एवं यह अलग भी हो सकता है इसलिए इसका कोई ठोस मापदण्ड अंकित करना कठिन है। पके हुए माँस का पानी एवं वसा में घुले हुए सल्फर, अमोनिया, एसिटलडिहाईड एवं एसिटोन माँस से वाष्प के रूप में निकलकर हवा में मिलते है एवं हम तक पहुंचता है जिसे माँस का गंध कहते हैं।

आमतौर पर आकर्षित करने वाला गंध, एमिनो अम्ल गुलूटामिक अम्ल, एलिफैटिक अल्कोहल एवं हाईड्रोकार्बन से प्राप्त होता है।

मोनोसोडियम गुलूटामेट 0.5 से 1 प्रतिशत माँस में मिलाने से खास प्रकार के स्वाद में बढ़ोत्तरी पाई जाती है। माँस से निकलने वाला स्वाद एवं गंध जानवर के **उम्र, प्रजाती, नस्ल, आहार एवं इस्तेमाल किये गए दवा** पर भी निर्भर करता है। माँस से निकलने वाला अवांक्षित गंध कैथेप्टिक रसायन द्वारा प्रोटीन के विखण्डन के परिणामस्वरूप हाईड्रोजन सल्फाईड, इन्डोल एवं कैडेमरीन के उत्पादन से होता है।

बकरी के माँस में पाए जाने वाले विभिन्न पदार्थ एवं उनकी औसत मात्रा

आद्रता	76.8 प्रतिशत
वसा	2.6 प्रतिशत
प्रोटीन	2.6 प्रतिशत
खनिज एवं विटामिन	01 प्रतिशत

बकरी से प्राप्त होनेवाला चमड़ा

विश्व में उत्पादित बकरी के चमड़े का अधिकतर हिस्सा भारत से ही प्राप्त होता है एवं अधिक गुणवत्ता का मुलायम खाल ब्लैक बंगाल बकरी से निकलता है जिसको विदेशों

में भी भेज कर विदेशी मुद्रा प्राप्त किया जाता है। कम गुणवत्तावाली खाल को अमृतसर टाईप का दर्जा दिया जाता है। जिसकी गुणवत्ता अच्छी नहीं होती है एवं उसका उपयोग जूते का चमक बनाने वाले पदार्थ में होता है।

उत्पादन – प्रतिवर्ष झुण्ड के 45 प्रतिशत बकरी को विस्थापित किया जाता है। (मारा जाता है) जिससे 101 हजार मैट्रिक टन चमड़ा प्रतिवर्ष प्राप्त होता है जिसमें पिछले 9 वर्षों में (1981–90) 3 प्रतिशत की वृद्धि दर्ज की गई है।

बकरी से प्राप्त होने वाला पशमीना एवं मुहैर

पशमीना एवं मुहैर काश्मीर एवं लदाख क्षेत्र के चेगू एवं चांगथांगी नस्ल के बकारी से प्राप्त होता है। एक बकरी से एक बार में औसतन 100 से 145 ग्रा. पशमीना मिलता है (राना 1992) जो 180 से 500 डॉलर प्रति कि.ग्रा. के भाव से बाजार में बिकता है।

मुहैर अंगोरा नामक बकरी से निकलने वाला ऊन है जिसका रेशा लंबा, सीधा, मुलायम, चमकदार तथा आकर्षक होता है।

बकरी के बच्चे से निकलने वाला मुहैर की कीमत एवं गुणवत्ता व्यस्क के तुलना में अधिक होती है। पशमीना एवं मुहैर का इस्तेमाल स्वेटर, शॉल, कम्बल, टोपी एवं चादर बनाने में होता है।

मुहैर का औसत उत्पादन

(क) संकर नस्ल से – 400 से 550 ग्रा. प्रति बकरी प्रति कटाई

(ख) शुद्ध अंगोरा नस्ल से – 0.75 से 1.5 कि.ग्रा. प्रति बकरी प्रति कटाई

बकरी से पैदा होने वाले मलमूत्र एवं उसका उपयोग

बकरी का मल एवं मूत्र प्राकृतिक खाद का काम करता है एवं जमीन को उपजाऊ बनाने में मदद करता है। अन्य जानवर के मल मूत्र के तुलना में इसमें नाईट्रोजन, फॉसफोरस एवं पोटाश की मात्रा अधिक होती है इसलिए फसलों के लिए अधिक उपजाऊ होता है।

एक बकरी से एक वर्ष में औसतन 0.8 से 0.1 टन खाद पैदा होती है।

बकरी के मल मूत्र में पाये जाने वाले पदार्थ

नाईट्रोजन	0.7 से 0.8 प्रतिशत
फॉसफोरिक अम्ल	0.6 से 0.7 प्रतिशत
पोटाश	0.8 से 1.2 प्रतिशत

बकरी के स्वास्थ्य की देखभाल हेतु वैज्ञानिक विधियाँ

प्रक्षेत्र में बकरीयों के अच्छा स्वास्थ्य के लिये निम्नलिखित बातों पर ध्यान देना आवश्यक है।

1. जानवार का खरीद उस प्रक्षेत्र से करना चाहिए जहाँ बीमार जानवर एवं बीमारी का संक्रमण कम से कम हो।
2. प्रक्षेत्र का प्रबंधन तनावमुक्त होना चाहिए।
3. बीमारी का इलाज से ज्यादा ध्यान उसके संक्रमण को रोकने में होना चाहिए।
4. पशुपालकों को सूझ–बूझ एवं एक रणनीति के तहत बीमारी का रोक थाम करना चाहिए।

बकरी में होने वाले बीमारी निम्नलिखित कारकों से होते हैं।

1. जीवाणू 2. विषाणू 3. कवक
4. रिकेटसीया या कौमा रूपी रोगाणू
5. क्लेमाईडोमोनास एवं 6. परजीवी ।

प्रक्षेत्र के जानवरों में बीमारी के संक्रमण को रोकने की रणनीति

बीमारी पैदा करने वाले जीव की पुरी संख्या को पूरी तरह से नष्ट नहीं किया जा सके तो जानवर के बेहतर स्वास्थ्य हेतू उनकी संख्या को सीमित करना आवश्यक है। एक सीमा के अंदर उनकी संख्या होने पर जानवर विषाणू, जीवाणू के विरूद्ध शरीर में मौजूद रोग निरोधक क्षमता के आधार पर जीवित रहता है। प्रक्षेत्र के जानवरों का अच्छी तरह से सफाई, संतुलित आहार, एवं तनावमुक्त माहौल प्रदान कर बीमारी की संभावना को काफी हद तक कम किया जा सकता है।

बीमारी पैदा करने वाले कारकों की संख्या को नियंत्रित करने हेतु प्रक्षेत्र के अन्दर एवं बाहर चिड़ियाघर एवं नेशनल पार्कों का सफाई एवं सुरक्षा के मापदण्ड का पालन करना उचित होगा। जिसमें,

1. कुछ समय के अन्तराल में बाड़े के गोबर मूत्र की सफाई।
2. जानवर को साफ पानी एवं ताजा भोजन उपलब्ध कराना।
3. कीटाणूरोधी एवं जीवाणूरोधी रसायन का उपयोग करना।
4. मरे हुए एवं बीमार जानवर को झुण्ड से अलग करना तथा
5. बीमार जानवर का इतिहास, बीमारी का लक्षण, कारक एवं उपयोग में लाए गए दवा को एक डायरी या रजिस्टर में दर्ज करना आवश्यक है जिससे भविष्य में बीमारी का पता लगाने, उपचार करने एवं बीमारी का रोकथाम में मदद मिलती है।

जानवर के बीमार होने एवं समय से पूर्व मृत्यू का कारण

1. जीवाणू, विषाणू, कवक, रिकेटेशिया, प्रोटोजोवा
2. असंतुलित आहार – जिसमें खनिज एवं प्रोटीन के आवश्यक मात्रा की कमी होती है।
3. दुर्घटना – दुर्घटना से घायल होने की संभावना होती है।
4. जहर या विषाक्त पदार्थ एवं
5. कुपोषण

जानवर के स्वास्थ्य का जाँच हेतु निम्नलिखित चीजों पर ध्यान देना आवश्यक है।

1. स्वभाव
2. शारीरिक स्थिति
3. भोजन करने का तरीका
4. मल–मूत्र को त्याग करने का तरीका एवं रंग।
5. नाक, मुँह एवं आँख से द्रव्य का स्त्राव
6. श्वांस लेने का तरीका।
7. पेटी की स्थिति एवं
8. सिर, गर्दन तथा कमर की स्थिति।

बीमार जानवर की पहचान कैसे करें ?

1. जानवर भोजन नहीं करता है या ठीक से नहीं खाता एवं खाने के बाद जुगाली नहीं करता।
2. शरीर के रोयें खड़े रहते हैं एवं माथा नीचे की ओर झुकाये रहता है।
3. शरीर का तापमान, श्वांस एवं दिल की धड़कन सामान्य से अधिक या कम होता है।
4. जानवर सुस्त हो जाता है एवं दुबला तथा दुर्बल होने लगता है।
5. मुँह, नाक एवं आँख से द्रव्य का स्त्राव होने लगता है।
6. चमड़े की चमक गायब हो जाती है एवं शरीर में खुन की मात्रा कम होने लगती है।

बीमार जानवर की देख–रेख कैसे करें ?

1. सर्वप्रथम उसे अन्य जानवर से अलग करना चाहिए।
2. प्रतिदिन दिये जाने वाले भोजन में परिवर्तन कर बीमारी के अनुसार भोजन प्रदान करना चाहिए।

3. अन्य स्वस्थ्य जानवर को बचाने के लिये टीका लगाना चाहिए।
4. बीमारी के लक्षण के अनुसार बीमार जानवर का उपचार प्रारंभ करना चाहिए।
5. प्रतिदिन घर में कीटनाशक एवं जीवाणुरोधी रसायन का छिड़काव करना चाहिए।
6. जानवर का मल मूत्र एवं शरीर का सफाई, दवा एवं भोजन की व्यवस्था नियत समय पर करना चाहिए।
7. यदि जानवर की मृत्यू हो जाती है तो जानवर के मृत्य शरीर को गड्ढ़ा खोद कर चुना के साथ जमीन में गाड़ देना चाहिए।

निम्नलिखित बीमारियों के लिये जानवर का टीकाकरण –

माह	बीमारी	टीका का नाम	टीका का मात्रा एवं समय अंतराल
फरवरी	इन्टेरोटौक्सेमिया	मल्टी कम्पोनेन्ट	2.5 मि.ली. त्वचा में हर 15 दिन में
जून	खुरहा चपका	पोलिभैलेन्ट (एफ. एम. डी.)	2 से 3 मि.ली त्वचा में
जूलाई	गलाघोटू	वॉयल एडजूभेन्ट (एच. एस.)	2 मि.ली. त्वचा में
सितम्बर	चेचक	गोट पौक्स वैक्सीन	0.5 मि.ली. त्वचा में
दिसम्बर	इन्टेरोटौक्सेमिया	मल्टी कम्पोनेन्ट	2.5 मि.ली. त्वचा में

बकरी को परजीवी से कैसे बचायें ?

बकरी एवं अन्य पालतू पशु को परजीवी गंभीर नुकसान पहुँचाते हैं जिससे दुबला तथा दुर्बल हो कर जानवर की मृत्यू भी हो जाती है। परजीवी का संक्रमण एक जानवर से दूसरे जानवर तक छुआ छूत एवं मल मूत्र से आसानी से हो जाता है, एवं कभी कभी पशुपालकों को ध्यान नहीं देने पर यह बीमारी पूरे झुण्ड में भी फैल जाता है।

परजीवी के संक्रमण को दो भाग में बाँटा गया है।

1. शरीर के बाहर या त्वचा का संक्रमण (बाह्य परजीवी)
2. शरीर के अन्दर के विभिन्न अंगों का संक्रमण (अंतः परजीवी)

बाह्य परजीवी को कैसे नियंत्रित करें ?

1. बाह्य परजीवी जैसे, अठई (टिक्स) किलनी (लाईस) ऊफरा, जू (माईस) त्वचा पर चिपक कर जानवर का खून पीते हैं एवं खुजली पैदा करते हैं जिससे त्वचा का बाल

झड़ जाता है तथा खुजली के कारण जानवर ठीक से खाना नहीं खा पाता और धीरे–धीरे कमजोर हो कर उपचार नहीं होने पर मर भी जाता है।

उपचारः– मालाथियौन, पाराथियौन, ब्यूटौक्स एवं सुमीथियौन पाउडर को पानी में मिलाकर 1.5 से 2 प्रतिशत घोल तैयार कर जानवर के शरीर पर लगाना चाहिए एवं जानवर के घर के परजीवी को मारने के लिये भी 0.5 से 1 प्रतिशत घोल का छिड़काव करना चाहिए।

सावधानीः– उपरोक्त सभी द्रव्य जानवर के लिये जहरीला होता है इसलिए इसे पानी या राख में मिला कर लगाना चाहिए एवं जानवर को त्वचा को चाटने से रोकने के लिये कुछ देर तक मुँह में जाली का जाव पहनाना चाहिए।

शरीर के अंदर के परजीवी से जानवर को कैसे बचायें ?

शरीर के अंदर पाए जाने वाले विभिन्न प्रकार के परजीवी शरीर के कई भागों में स्थित होते हैं जो अपना पोषण जानवर के खून से करते हैं एवं जीवन चक्र को पूरा करते हुए शरीर के अंदर अण्डा भी देते हैं जो मल, लार, कफ से बाहर, आता हैं एवं दूसरे स्वस्थ जानवर के संर्सग में आने पर उसे भी संक्रमित कर देता है। परजीवी का लगातार खून पीने एवं संख्या में वृद्धि करने से जानवर कमजोर हो जाता है एवं उपचार नहीं होने पर संक्रमित जानवर की मृत्यू हो जाती है।

उपचार

1. ***राउण्ड वर्म :*** फेफड़ा में रहता है इसे मारने के लिये **पिपराजिन** का घोल एक बार 10 ग्राम प्रति 45 कि.ग्रा. शारीरिक भार के अनुसार देना चाहिए तथा 20 दिन बाद दवा की पुनरावृत्ती करनी चाहिए।
2. ***हिमौंकस :*** यह पेट का कृमी है जिसके लिये **हिमासिल** 1 बार 4 मि.ली. प्रति 10 कि.ग्रा. शारीरिक वजन के अनुसार देना चाहिए एवं 20 दिनों बाद दवा की पुनरावृत्ति करनी चाहिए।
3. ***स्ट्रौगाइलस :*** यह भी पेट का कृमी है जिसके लिय **निलवर्म** 15 मि. ग्रा. प्रति कि. ग्रा. शारीरिक वजन के हिसाब से दिया जाता है।
4. ***फैसियोला :*** **डिस्टोडिन** की गोली 10 से 15 मि.ग्रा. प्रति कि.ग्रा. शारीरिक वजन के दर से दिया जाता है एवं 30 दिन में दवा की पुनरावृत्ती की जाती है।
5. ***सिस्टोसोमा बोभिस :*** **जानिल** 15 मि. ग्रा. प्रति कि.ग्रा शारीरिक वजन के दर से एक मौसम में एक बार दिया जाता है एवं दिसंबर तथा मार्च में दवा की पुनरावृत्ती की जाती है।

6. ***मोनिजिया :*** पेट का कृमी है जिसके लिये डाइसिस्टल 5 ग्राम प्रति जानवर को एक मौसम में बीमारी का संक्रमण होने पर दिया जाता है एवं पुनः उसी मौसम में उस दवा की पुनरावृत्ती भी की जाती है।

7. ***प्रोटोजोआ :*** **कौक्सीडिया** के लिये जानवर को दिया जानेवाला विभिन्न दवाओं की निर्धारित मात्रा।

   क) **एम्प्रोसोल** – (12.5 प्रतिशत घोल) 50 मि.ग्रा. प्रति कि.ग्रा. शारीरिक वजन के दर से 3 दिन तक देना चाहिए।

   ख) **डायाडिन** – 0.2 ग्रा. प्रति कि.ग्रा. शारीरिक वजन के दर से 3 दिन तक देना चाहिए।

   ग) **सल्फामिजाथिन** – एक गोली प्रति बकरी 3 दिनों तक देना चाहिए।

   घ) **सल्फाडायमिडिन** – 35 मि.ग्रा. प्रति कि.ग्रा. शारीरिक वजन के दर से 15 दिनों तक देना चाहिए।

   ड.) **नाईट्रोफ्यूराजोन** – 33 मि.ग्रा. प्रति कि.ग्रा. शारीरिक वजन के दर से 15 दिनों तक देना चाहिए।

बकरी में विषाणु से होने वाली बीमारियाँ

1. **निमोनिया:** कारक – जिवाणू एवं विषाणू

लक्षण – नाक से गाढ़ा स्त्राव का निकलना, बार–बार छिंकना, कफ, एवं दस्त ।

संक्रमण का तरीका – नाक के स्त्राव से एवं संक्रमित जानवर को दूसरे स्वस्थ्य जानवर के संर्सग से।

उपचार – झुण्ड के अन्य स्वस्थ्य जानवर को टीका लगाना चाहिए एवं बीमार जानवर को जीवाणुनाशक दवा देना चाहिए एवं स्वास्थ्य जानवर को पी.आई.पी. हिमोलाईटिका का टीका लगाना चाहिए।

2. **पी.पी.आर:** कारक – पारामिक्सो वाइरस (आर.एन.ए.)

लक्षण – अधिक ज्वर, मुँह में सड़न आना, तथा नाक से गाढ़ा स्त्राव का आना एवं एक सप्ताह में बीमार जानवर का शरीर में पानी की कमी से एवं श्वास लेने की परेशानी से मृत्यू हो जाती है।

संक्रमण का तरीका – एक जानवर को दूसरे के संपर्क में आने से एवं नाक के स्त्राव से।

उपचार – बीमार हो जाने पर इसका कोई उपचार नहीं है परंतु दूसरे स्वस्थ्य जानवर को इस बीमारी से बचाने के लिये टीका लगाना आवश्यक है एवं बीमार जानवर को झुण्ड से अलग कर मार डालना चाहिए।

3. **खुरहा मुंहपका** (एफ. एम. डी.): कारक – आर.एन.ए. वाईरस

लक्षण – मुँह, जिभ, मसूड़ा एवं पैर के दो खुरों के बीच के हिस्सा पर छोटा–छोटा घाव। इस बीमारी से जानवर खाना नहीं खा पाता एवं मुँह से लार टपकाते रहता है।

संक्रमण का तरीका – एक जानवर को दूसरे के संपर्क में आने से एवं बीमार जानवर के भोजन पानी को दूसरे स्वस्थ्य जानवर द्वारा इस्तेमाल से यह बीमारी फैल सकती है।

उपचार

1. बीमार जानवर को दूसरे स्वस्थ जानवर से अलग रखना चाहिए एवं स्वस्थ जानवर को फरवरी या मार्च में पौलिभेलेन्ट एफ.एम.डी. का टीका लगाना चाहिए।
2. बीमार जानवर में जीवाणू का संक्रमण रोकने एवं घाव को ठीक करने के लिये जीवाणूरोधी दवा देना भी आवश्यक है।

4. विषाणू द्वारा पेचीस

लक्षण – जानवर को भूख नहीं लगती, पेट में दर्द का आभास प्रर्दर्शित करता है एवं मल लसलसा तथा खून से सना होता है।

संक्रमण का तरीका – एक जानवर को दूसरे के संपर्क में आने से एवं बीमार जानवर के मल मूत्र खाना–पानी से भी दूसरे स्वस्थ्य जानवर संक्रमित होते हैं।

उपचार – बीमार हो जाने पर कोई कारगर उपचार नहीं है एवं स्वस्थ जानवर को बचाने के लिये टीका कारगर उपाय साबित होता है। इस बीमारी से अधिकतर छोटे बच्चे रोगनिरोधी क्षमता कम होने के कारण संक्रमित होते हैं।

5. **जलांतक या रैबिजः कारक** – लाईसा वाइरस

लक्षण – जानवर के शरीर का तापमान सामान्य से अधिक हो जाता है, संक्रमित एवं बेचैन जानवर दूसरे जानवर एवं देखभाल करने वाले व्यक्ति पर हमला करता है एवं काटता है।

संक्रमण का तरीका – हेनडरसन 1942 के अनुसार इसका संक्रमण बीमार जानवर के काटने से होता है परंतु नवीन शोध के अनुसार इसका संक्रमण, बीमार जानवर का खाना पानी एवं लार से भी होता है।

उपचार – उपचार में बीमार जानवर को झुण्ड से अलग करना स्वस्थ जानवर को टीका लगाना एवं मृत जानवर के शव को जमीन में गड्ढा खोदकर चूना के साथ गाड़ देना शामिल है।

6. **ब्लू टंग:** कारक – ऑरबी वाईरस

लक्षण – बीमार जानवर के शरीर का तापमान साधारण से काफी अधिक हो जाता है, मुँह एवं नाक के हिस्से में सूजन, लार टपकना एवं सुस्ती के साथ जानवर लंगड़ाने लगता है।

संक्रमण का तरीका – यह मच्छर एवं अन्य कीड़े–मकोड़े से पैदा होने वाली बीमारी है।

उपचार – कीड़े–मकोड़े की वृद्धि एवं प्रजनन को कीटनाशक मिट्टी तेल से रोकना एवं बीमार जानवर को जीवाणूरोधी दवा भी देना आवश्यक है। इस बीमारी में जानवर का ठीक से देखभाल करने से जानवर 2 सप्ताह में ठीका हो जाता है।

बकरी में जीवाणू से होने वाली बीमारियाँ

1. **प्लीहा रोग या एन्थ्रेक्स** : कारक – बैसिलस एन्थ्रासिस

लक्षण – अधिक ज्वर, मुँह एवं नाक से लाल तरल पदार्थ का निकलना एवं बिमार जानवर का अचानक मृत्यू हो जाना है। मृत जानवर के मुँह नाक एवं मलद्वारा से खून निकला हुआ दिखाई देता है।

संक्रमण का तरीका – बीमार जानवर के संर्पक का पानी, खाना शारीरि से स्त्रावित तरल पदार्थ एवं शरीर के घाव पर बैठने वाले कीड़े मकोड़े से संक्रमण होता है।

उपचार – स्वस्थ जानवर को 1 मि.ली. टीका त्वचा में एवं बिमार जानवर को शाम, सुबह प्रतिदिन 10,000 आई.यू. प्रति कि.ग्रा. वजन के अनुसार पेनिसिलीन का सूई लगाना चाहिए।

2. **ब्लैक क्वाटर** : कारक – क्लोस्ट्रीडीयम चॉभियाई

लक्षण – शरीर के पीछे का जांघ में सूजन हो जाता है एवं हाँथ से दबाने पर कुरकुराहट की ध्वनि पैदा होती है, तेज ज्वर होता है एवं उपचार नहीं होने पर 48 घंटे के भीतर जानवर की मृत्यू हो जाती है।

संक्रमण का तरीका – बरसात में जमा हुए गड्ढे का गंदा पानी पीने एवं मरे हुए जानवर के पास उगने वाले घास चरने से यह बिमारी फैलाता है।

उपचार – बरसात का मौसम प्रारंभ होने के पहले जानवर को टीका लगाना तथा बीमार जानवर को जीवाणु रोधी दवा जैसे सल्फामिथाजिन, सल्फामिराजीन 7.5 मि.ग्रा. प्रति

कि.ग्रा. शारीरिक वजन के अनुसार एवं औक्सीटेट्रासाईक्लीन 10 मि.ग्रा. प्रति कि.ग्रा. शारीरिक वजन के अनुसार देना चाहिए।

3. गलाघोटूं (एच. एस.) : कारक – पास्चूरेला मल्टोसिड़ा

लक्षण – गला में सूजन, दर्द, गहरा श्वास, तेज ज्वर, खाना निगलने में परेशानी तथा उपचार नहीं होने पर 24 घण्टा में 70 प्रतिशत जानवरों की मृत्यू हो जाती है।

संक्रमण का तरीका – बारिश के मौसम का गंदा पानी एवं उसके आस–पास उगे घास खाने से यह बिमारी होती है।

उपचार – बिमार जानवर को जल्द से जल्द जिवाणुनाशक दवा जैसे सल्फामिथाजिन, सल्फामिराजिन, आक्सीट्रेटासाईक्लीन जैसे कीटाणुनाशक दवा देना चाहिए एवं बीमारी से बचाने हेतु स्वस्थ जानवर को टीका लगाना चाहिए। बरसात का मौसम आने के ठीक पहले स्वस्थ्य जानवर को टीका लगाना एवं बरसात का गंदा पानी पीने से बचाना आवश्यक है।

4. निमोनिया : कारक – न्यूमोकोकस जीवाणू

लक्षण – गहरी खाँसी, कफ, श्वास लेने में परेशानी, बुखार, कम खाना एवं नांक से स्त्राव का होना। इससे जानवर दुबला एवं दुर्बल होने लगता है।

संक्रमण का तरीका – संक्रमित जानवर को स्वस्थ जानवर के संपर्क में आने से एवं बीमार जानवर के खाना पानी का इस्तेमाल करने से यह बीमारी फैल सकती है।

उपचार – बिमार जानवर को कीटाणुरोधक दवा, सल्फोनामाईड एवं स्वस्थ जानवर को टीका लगाना आवश्यक है।

5. जौन्स डिजिज या पारा टयूबरक्लोसिस : कारक

लक्षण – भूख का कम होना, जानवर सुस्त रहने लगता है पतला एवं लसलसा दस्त करता है तथा जानवर धीरे–धीरे कमजोर हो जाता है।

संक्रमण का तरीका – बीमार जानवर का खाना पानी स्वस्थ जानवर द्वारा उपयोग में लाने से स्वस्थ जानवर भी संक्रमित हो जाता है।

उपचार – इस बीमारी का कोई ठोस दवा नहीं है इसलिए बीमार जानवर को झुण्ड से अलग करना, एवं (सकेगार्ड 1985) जीवाणुरोधी दवा का इस्तेमाल करना चाहिए। झुण्ड के स्वस्थ्य जानवर को टीका लगाना चाहिए।

6. पास्चुरैलोसिस, या अंडुलेन्ट फिवर : जिवाणु – पास्चुरैला मल्टोसिड़ा

लक्षण – ज्वर में बिमार जानवर के शरीर का तापमान 103 से. से 106 डिग्री से. हो जाता है। सुस्ती, श्वास लेने में परेशानी, नाक तथा आँख से स्त्राव एवं 3 सप्ताह में संक्रमित जानवर की मृत्यू हो जाती है।

संक्रमण का तरीका – इस बीमारी का अधिकतर संक्रमण जानवर को एक जगह से दूसरे जगह स्थानांतरित करने के क्रम में होता है तथा कम जगह में अधिक संख्या में जानवर को एकत्रित होने से भी संक्रमण की सम्भावना अधिक होती है।

उपचार – स्वस्थ जानवर को टीका चाहिए तथा बीमार जानवर को जीवाणुरोधी दवा जैसे सल्फोनामाईड एवं पेनसीलिन देना उचित होगा।

7. टेटनस : जीवाणु – क्लोस्ट्रीडियम टेटनाई

लक्षण – इस बीमारी में जानवर के शरीर की मांसपेशी कड़ा हो जाता है, गर्दन खिंच जाता है एवं जानवर को श्वांस लेने में परेशानी होने लगती है जानवर जबड़ा नहीं हिला पाता है जिससे खाना पानी बंद हो जाता है।

संक्रमण का तरीका – जीवाणु मिट्टी, घोड़ा एवं ऊँट के लिद (मल) से जानवर के किसी घाव या शरीर के कटे हुए स्थान में प्रवेश करता है। 2 से 5 दिन में जानवर के शरीर में बिमारी का लक्षण दिखाता है एवं इलाज नहीं होने पर बीमार जानवर की मृत्यू हो जाती है।

उपचार – स्वस्थ जानवर को टीका लगाना चाहिए एवं बीमार जानवर को जीवाणुनाशक दवा देना चाहिए। अंडकोश उत्सर्जन या पूंछ काटने के बाद या शरीर पर किसी तरह के घाव को खुला नहीं छोड़ना चाहिए तथा उस पर जीवाणुरोधी दवा लगाकर पट्टी बाँध देना चाहिए अन्यथा इस बिमारी की संक्रमण की संभावना होती है।

8. फुट रौट : कारक – स्पोरोफेरस नेकरोफेरस

लक्षण – जीवाणु – ई. कोलाई, एस. नेक्रोफोरस।

संक्रमण का तरीका – भिंगे हुए एवं गंदे पानी से निकले घास को चरने से या पहले से पैर में घाव हो एवं जानवर को किसी गंदे जगह में चलने से भी यह बीमारी हो जाता है।

उपचार – जानवर के पैर के संक्रमित सड़े हुए माँस को काट कर हटा दें एवं उस स्थान पर जीवाणुरोधी दवा लगा कर पट्टी करने के बाद जीवाणुनाशक दवा देना चाहिए तथा जानवर के रहने के स्थान को साफकर जीवाणुरोधी दवा का छिड़काव करना चाहिए।

9. थनैल या मैसटाईटिस : जीवाणु–स्ट्रेप्टोकोकस, स्ट्रेफाइलोकोकस एवं कोराइनोबैक्ट्रीया।

लक्षण – मादा जानवर के थन तथा दूध निकालने वाली बाली में सूजन आ जाती है एवं दर्द होने लगता है। पूरे शरीर का तापमान भी बढ़ जाता है तथा बिमार जानवर पिछला दोनों पैर फैला कर रखती है।

संक्रमण का तरीका (1) थन एवं बाली में चोट लगना **(2)** थन का किसी वस्तु से कट जाने एवं जानवर को गंदा भिगे हुए सतह पर बैठना, एवं **(3)** गंदे हाथ से दूध निकालने पर इस बीमारी के संक्रमण की संभावना होती है।

उपचार – **(1)** बाली के छिद्र से जीवाणुनाशक दवा को अन्दर डाला चाहिए तथा डिटौल एवं अन्य जीवाणुरोधी दवा से थन को धोना चाहिए **(2)** जानवर के घर के सतह को साफ रखना भी आवश्यक है।

10. एक्टीनोबैसिलोसिस : जीवाणु – एक्टीनोबैसिलस लिगर्नसी

लक्षण – जानवर का जिभ लकड़ी जैसा कड़ा हो जाता है। जिससे बकरी खाना पानी नहीं खा पाती है।

संक्रमण का तरीका–शरीर पर स्थित घाव से यह जिवाणु प्रवेश करता है।

उपचार – जीवाणुनाशक दवा का इस्तेमाल करके उस बिमारी से जानवर को ठिक करते है।

गर्भपात कराने वाले जिवाणु – संसर्गीय गर्भपात

1) ब्रुसेलोसिस – जिवाणू–ब्रूसेला मेलिटेन्टसीस एवं ब्रूसेला ओभीस–

बिमारी का लक्षण:– गर्भधारण कर चुकी मादा का गर्भपात बच्चा देने के तय सीमा के कुछ दिन पहले हो जाता है।

संकमण – गर्भपात से उत्पन्न भ्रूण को दूसरे जानवरों द्वारा चाटने, एवं झार खाने से जिवाणु शरीर के अंदर प्रवेश करता है एवं कुछ दिनों के बाद इस बिमारी का लक्षण प्रदर्शित करता है। आँख की झिल्ली एवं त्वचा से भी कभी–कभी यह जिवाणु शरीर के अन्दर प्रवेश कर सकते हैं।

उपचार – संक्रमित जानवर को झुण्ड से अलग कर आराम देना चाहिए तथा रेम–1 बैक्सीन का इस्तेमाल करना चाहिए। अन्य दवा इस बिमारी में प्रभावी नही होता है। जानवर के संक्रमित भ्रूण को गड्डा कर मिट्टी मे गाड़ देना चाहिए।

2) कम्पाइलोबैक्ट्रीयोसिस– जिवाणु– कम्पाइलोबैक्र्टस फिटस

लक्षण – गर्भधारण कर चुकी मादा द्वारा बच्चा देने के तय समय सीमा के पहले गर्भपात हो जाता है एवं कभी कभी गर्भपात के बाद मादा बकरी की मृत्यु भी हो जाती है।

संकमण – बीमार जानवर या संक्रमित मादा द्वारा उपयोग किये गए भोजन पानी से जिवाणु दूसरे स्वस्थ जानवर के शरीर में प्रवेश करते है।

उपचार – बीमार जानवर को झुण्ड से अलग कर आराम तथा जिवाणूनाशक दवा देना चाहिए एवं स्वस्थ जानवर को क्लेमाइडियल कम्फाईलोबैक्टर के एन्टीजेंस का टीका लगाना चाहिए।

3) सालेमोनेलोसिस–जिवाणु–सालमोनेला टाईफिमुरिया

लक्षण – बच्चा देने की तिथि के 7 महिने पहले गर्भधारण कर चुकी मादा द्वारा गर्भपात होता है।

संक्रमण – बीमार जानवर के संर्सग मे आने से एवं दूसरे स्वस्थ्य जानवर द्वारा बिमार जानवर के बचे हुए खाना पानी के उपयोग से यह बिमारी फैलता है।

उपचार –

(1) बीमार जानवर को अलग रखना एवं अलग खाना पानी देना चाहिए।
(2) गर्भपात भ्रूण एवं अन्य पर्दाथ को जमीन खोदकर चूने के साथ गाड़ देना चाहिए।
(3) बीमार जानवर को जीवाणुनाशक दवा भी देना आवश्यक है।

बकरी में फंगी या कवक फफूँद से उत्पन्न होने वाली बीमारियाँ

1) **रिंग वर्म** – फंगी – टी. भेरूकोसम

लक्षण – त्वचा पर गोलाकार धब्बा हो जाता है जो त्वचा को रूखा एवं मोटा बना देता है। उस स्थान पर खुजली होती है एवं बाल भी झड़ जाता है।

संक्रमण – जानवर को आराम हेतु सतह पर बिछे पुआल एवं धान की भूसी में आद्रता आ जाने से एवं कम जगह में अधिक जानवर की संख्या हो जाने से भी यह बिमारी फैलने की संभावना होती है।

उपचार – धब्बे पर माईकोनाजोल एवं किटोकोनाजोल का मरहम लगाना चाहिए एवं ग्रेसियोफ्लेभीन नामक दवा 5 से 7.5 मी.ग्रा प्रति कि.ग्रा. शारीरिक वजन के अनुसार 7 से 10 दिनों तक देना चाहिए।

2) **एसपरजिलोसिस** – फंगी – एसपरजिलस कैन्ड़ीड़

लक्षण – बुखार, नाक से गाढ़ा स्राव निकलता है एवं जानवर सुस्त दिखाई पड़ता है।

संक्रमण – स्पोर या फंगी के बीज को श्वांस द्वारा जानवर के शरीर के अंदर प्रवेश करने से यह बीमारी होने की संभावना होती है।

उपचार – इस बीमारी का कोई ठोस उपचार नहीं है एवं जानवर इस बीमारी के दूसरे चरण में जिवाणु के संक्रमण से मर जाता है। इसलिए उपचार हेतु जानवर को जिवाणुरोधक एवं जिवाणुनाशक दवा देना चाहिए।

जानवर में परजीवि से होने वाली बीमारियाँ एवं उपचार

परजीवि जनित प्राणिस्जा रोग या

(1) प्रोटोजोआ से होने वाला बिमारी

क) कौकसिड़ियोसिस – प्रोटोजोआ – इमेरीया पारभा या इमेरीया आरलोंगी

लक्षण : संक्रमित जानवर को खून से सना पतला दस्त होता है जिससे बकरी के शरीर में पानी की कमी हो जाती है एवं तेजी से शरीर का वजन कम हेाने लगता है। त्वचा की चमक चली जाती है एवं रुखा हो जाता है। खून में हिमोग्लोबिन की मात्रा कम हो जाता है। जानवर को भूख भी लगता या कम लगता है तथा कुछ दिनों में उपचार नहीं होने पर जानवर दुर्बल हो कर मर जाता है।

संक्रमण : अण्डा एवं लार्वा से प्रदूषित घास एवं पानी से परजीवी जानवर के शरीर में प्रवेश करता है।

उपचार : सल्फामिजाथिन, 3 दिनों तक एवं एम्प्रोलियम साल्ट तथा नाईट्रोफ्यूनराजोन 4 दिनों तक देना चाहिए।

ख) थैलेरीयोसिस : प्रोटोजोआ – थैलेरिया हिरी

लक्षण : शरीर का तापमान 104 से 107 डिग्री फारेनहाईट के बीच हो जाता है एवं शरीर में हिमोग्लोबिन की कमी, लाल पेशाब, लिम्फ नोड, की वृद्धि तथा जिगर एवं स्पलीन में सूजन हो जाती है। जानवर खाना नहीं खाता एवं सुस्त रहता है।

संक्रमण : इस बीमारी का संक्रमण बीमार जानवर से स्वस्थ जानवर तक अठई (टिक्स) के माध्यम से होता है। इसलिए अठई का वृद्धि एवं प्रजनन को नियंत्रित करना आवश्यक है।

उपचार : बेरेनिल, क्यूनीन एवं जीवाणूनाशक दवा का उपयोग का अच्छा परिणाम पाया गया है।

बकरी में कृमी से होने वाली बीमारियाँ

1. ट्रिमैटोड़ (चौड़ा कृमी)

क) फैसियोलिसीस : कृमी – फैसियोला जिनजैटिका

लक्षण : जानवर सुस्त तथा झुण्ड से अलग रहना चाहता है, खाना कम खाता है एवं गले में सूजन आ जाती है। बकरी दुबली एवं कमजोर होने लगती है एवं शरीर में हिमोग्लोबिन (लाल रक्त कोशिका) की कमी हो जाती है। सामान्य से अधिक बार पतला मल त्याग करती है जिससे शरीर में पानी की कमी हो जाती है तथा उपचार नहीं होने पर मृत्यू भी हो जाती है।

संक्रमण : 4 से 12 माह के उम्र में इस बीमारी का संक्रमण अधिक होता है। यह बीमारी जिस कृमी के माध्यम से होता है, वह अपना जीवन चक्र घोंघा लैमिनिया (स्नेल) के माध्यम से पुरा करती है इसलिए प्रक्षेत्र के भूमि एवं नाली में पाए जाने वाले घोंघे को कॉपर सल्फेट से मारना चाहिए एवं घोंघा के संपर्क के खाना पानी से जानवर को बचाना चाहिए।

उपचार : कार्बन टेट्राक्लोराईड एवं निकलोसामाईड दवा देना चाहिए एवं प्रत्येक 3 सप्ताह पर दवा का पुनरावृत्ति भी करनी चाहिए।

ख) छोटा लिभर फ्लूक या लैन्सेट फ्लूक–डाईक्रोसिलियम डेनड्रिटीकम

लक्षण : (1) जानवर खड़ा रहना पसंद करता है एवं पेट को दबाने पर दर्द अनुभव करता है। (2) खाना बहुत कम खाना चाहता है एवं उपचार नहीं होने पर कुछ दिनों में जानवर की मृत्यू हो जाती है।

संक्रमण : यह कृमी घोंघा एवं चिंटी के माध्यम से अपना जीवन चक्र पूरा करता है। इसलिए घोंघा एवं चिंटी से संक्रमित भोजन पानी के उपयोग से जानवर को बचाना चाहिए।

उपचार : परजीवीनाशक दवा एलबेन्डाजोल एवं रिफ्लौक्सानाइड जानवर को देना चाहिए एवं आसपास के क्षेत्रों में घोंघे एवं चिंटी को मारने के लिये कॉपरसल्फेट एवं गैमेक्सीन पाउडर का उपयोग करना चाहिए।

न्यूमैटोड या गोल कृमी से बकरी में होने वाली बीमारी

1. कृमी–हिमौंकस कंट्रौटस–बड़ा आमाशय में पाया जाता है।

ऑस्टरटेजिया संरकुमसीनाटा–मध्य आमाशय में एवं ट्राईकोस्ट्रोगाईलस एक्सी–तथा आमाशय में (हेयर वर्म)

लक्षण : पतला दस्त, गर्दन के नीचे सूजन, आँत का संक्रमण, जानवर खाना कम खाता है जिससे वृद्धि दर कम हो जाता है, एवं दुर्बल हो कर उपचार नहीं होने पर मर जाता है। दुबे 1983 के अनुसार इस कृमी से 1 से 13 प्रतिशत बीमार जानवर का मृत्यू हो सकता है।

संक्रमण : स्वस्थ जानवर द्वारा चारागाह में घास चरने के दौरान इस कृमी के तृतीय चरण का लार्वा शरीर के अंदर प्रवेश कर जाता है।

उपचार : बरसात के मौसम में कृमी के अण्डा एवं लार्वा से जानवर को बचाना चाहिए एवं बीमार जानवर को कृमीनाशक दवा, जैसे **एलबेन्डाजोल, फेनबेन्डाजोल, लेभामिसौल,**

मोरेन्टल टारटरेट एवं आईभरमेक्टीन (दुबे 1983) पशु चिकित्सक से परामर्श के बाद देना चाहिए।

2. सिसरोड़ (फिता कृमी) या (टेप वर्म) – कृमी – मोनिजीया एक्सपेन्सा

लक्षण : बकरी खाना कम खाती है, एवं दुबली तथा कमजोर होने लगती है।

संक्रमण : बरसात के घास के साथ कृमी का लार्वा अंदर प्रवेश करता है एवं पाचन नली में वयस्क कृमी में परिवर्तित होकर जानवर के शरीर से भोजन प्राप्त करने लगता है।

उपचार : कृमीनाशक दवा–**एलबेन्डाजोल, फेनबेन्डाजोल एवं निक्लोसामाईड** पशुचिकित्सक से विचार विमर्श कर जानवर को देना चाहिए। गर्मधारण कर चूकी मादा को उपरोक्त सभी दवा नहीं देना चाहिए, सिर्फ फेनबेन्डाजोल देना उपयुक्त होगा।

3. भरमिनस निमोनिया – कृमी – डी. फाइलेरिया, एम. कैपिलेरीस

लक्षण : संक्रमित जानवर को बार बार खाँसी आना, नाक एवं आँख से गाढ़ा स्त्राव निकलता है एवं श्वास लेने में परेशानी होती है। जानवर की वृद्धि दर कम हो जाती है एवं शरीर का भार भी कम होने लगता है।

संक्रमण : लार्वा चारागाह के हरे घास के साथ शरीर के अंदर प्रवेश करता है एवं जीवन चक्र के क्रम में आमाशय से होते हुए फेफड़ा में पहुँच कर अपना जीवन चक्र पुरा करता है।

उपचार : फेनबेन्डाजोल, एलबेन्डाजोल, लेभामिसौल एवं आईमरमेक्टीन नामक दवा जानवर को निर्धारित मात्रा में देना चाहिए।

बकरी में कीड़े मकोड़े से होने वाली बीमारियाँ

1. नेजल बोट – कीड़ा का नाम – ओइस्ट्र्स ओभिस का लार्वा

लक्षण : जानवर माथा हिलाता है एवं नाक से मवादयूक्त स्त्राव निकलता है जो नाक में सुख जाता है जिससे जानवर को श्वास लेने में परेशानी होती है। संक्रमित बकरी खाना कम कर देती है जिससे उसका शारीरिक वजन एवं विकास भी कम होने लगता है।

संक्रमण : मक्खी अपना लार्वा जानवर के नाक के छिद्र के ऊपरी हिस्से में दे देती है जो अपने विकास के तीसरे चरण में छिंकते समय नाक से बाहर आ जाती है।

उपचार : रैफ्लोक्सानाईड दवा 7.5 मि.ग्रा. प्रति कि.ग्रा. शारीरिक भार के दर से दिया जाता है। नाईट्रोजाइनिल पानी में मिला कर उक्त स्थान पर लार्वा निकालने के लिये डालते हैं।

बकरी को पाचनतंत्र में होने वाली बीमारी

1. हेपेटाईटीस – जीवाणू – क्लोस्ट्रीडियम ओडेमैटिन्स

लक्षण : यह बिमारी बकरी के तुलना में अधिक भेड़ों में होती है, जानवर खाना कम कर देता है एवं लालरक्त कोशिका की कमी के कारण उसके आंख के झिल्ली का रंग सफेद हो जाता है। बकरी के शरीर का तापमान बढ़ जाता है एवं उसका पेट का व्यास भी कम हो जाता है। जिस लक्षण को पेंडूलस स्टोमक भी कहते हैं।

संक्रमण : इस बीमारी को काली बीमारी भी कहते हैं जो जहरीला घोंघा खाने, एवं शरीर में पोषक तत्व की कमी तथा फ्लूक के संक्रमण से होता है।

उपचार : इसका उपचार बीमारी के कारक पर निर्भर करता है।

2. ब्लोट (अफरा) – कारक– पेट में गैस का जमा होना।

लक्षण : जानवर को श्वांस लेने में परेशानी होती है एवं पेट में दर्द होने पर जानवर पीछे का पैर पटकता है, दाँत चबाता है एवं अमाशय पर हाँथ से ठोकने पर ढोल जैसा आवाज निकलता है।

कारक : 1) आहार में अचानक परिर्वनत होना। 2) दलहन तथा रसदार फसल को काफी मात्रा में जानवर द्वारा खा लेना, एवं 3) भोजन में अधिक मात्रा में प्रोटीन को दिया जाना।

उपचार : जानवर के पेट को हल्के हाँथ से सहलाना चाहिए एवं दवा में तारपीन का तेल 50 मि.ली. एवं तिली (लिनसीड) का तेल 200 मि.ली. मिलाकर पिलाना चाहिए या 100 ग्रम मैग्नेशियम सल्फेट को पानी में घोल बनाकर पिलाना चाहिए तथा साथ में 10 मि.ली. ब्लोटोसिल का सूई भी अमाशय में लगाना चहिए। जानवर को पेट में बहुत दर्द होने पर एवं मोटा सुआनुमा चीज (ट्रोकार कैनूला) से अमाशय (फ्लैंक) में छेद कर देना चाहिए, जिससे गैस बाहर निकल जाता है एवं जानवर को आराम मिल जाता है।

3. अमाशय में अत्यधिक अम्लता (एसिडिटी)

लक्षण : जानवर सिर झुका कर रखता है, एवं दांत चबाते रहता है। बाँए तरफ के अमाशय का भाग साधारण से बड़ा दिखाई देता है।

संक्रमण : गैस पैदा करने वाला आहार जिसमें शक्कर की मात्रा अधिक होती है वह अमाशय में अम्ल की मात्रा को बढ़ा देता है।

उपचार : इसमें जानवर को सोडियमबाईकार्बोनेट एवं मैग्नेशियम कार्बोनेट देना चाहिए।

बकरी में प्रसूती संबंधी समस्या

1. प्रसूती में परेशानी या डिस्टोकिया

कारण : बच्चादानी का संक्रमण, शरीर में पोषक तत्व की कमी, जानवर में व्यायाम की कमी तथा बच्चे का आकार माँ के यौनि द्वार से काफी बड़ा होना।

लक्षण : प्रसूती के समय माँ द्वारा बहुत प्रयास करने पर भी बच्चा बाहर नहीं आ पाता है।

सावधानी: 1) प्रजनन के लिये उपयोग में लाए गए नर का आकार मादा से बहुत बड़ा नहीं होना चाहिए एवं नर को स्वस्थ होना चाहिए। 2) गर्भधारण कर चुकी मादा को औसत से अधिक संतुलित पोषक आहार देना चाहिए।

उपचार – 1) बच्चा को बाहर निकालने के लिये किसी भेटनरी डॉक्टर से संपर्क करना चाहिए।

2. योनि एवं बच्चेदानी को बाहर आ जाना या प्रोलैप्स

कारण : (क) गर्भावास्था में पोषण की कमी, (ख) जानवर को आवश्यकता से ज्यादा मोटा हो जाना, (ग) एक साथ में दो या तीन बच्चे गर्भ मे स्थित होने पर तथा (घ) योनि मार्ग में किसी प्रकार के संक्रमण का होना।

लक्षण : योनि एवं बच्चादानी बच्चा देने के पहले या बाद में बाहर आ जाता है।

उपचार : पहले दोनों हाँथ को ठीक से जीवाणुरोधी दवा जैसे डिटौल या सेवलान से धोने के बाद बाहर लटक रहे योनीमार्ग एवं बच्चेदानी को ठण्डेपानी में सेवलौन मिलाकर धोने के बाद धीरे–धीरे अन्दर करना चाहिए एवं भलवा के द्वार को चारों ओर से घेर कर सिलाई करने के बाद मरहम पट्टी करना चाहिए। इस कार्य के लिए पशुचिकित्सक से मदद लेना उचित होगा।

3. जेर का नहीं गिराना

कारण : (क) जानवर का उम्र अधिक हो जाना, (ख) जीवाणू का संक्रमण एवं (ग) मांशपेशी (शारीरिक उतकों) का लोच कम हो जाना।

लक्षण : आमतौर पर मादा का बच्चा देने के कुछ देर बाद जेर बाहर आ जाता है परंतु कुछ जानवर में यह बहुत देर तक योनि मार्ग से बाहर लटकते रहता है। जिसे बाहर निकालने हेतु निम्नलिखित प्रकार के दवा का उपयोग करते है।

उपचार : रिपलैन्टा 12 से 15 ग्राम या इरगौट 10 ग्राम, 50 ग्राम, मैगनिशियम सल्फेट के साथ या अदरक 10 ग्राम 100 मि.ली. पानी के साथ देना चाहिए एवं औक्सीटोसिन का

सुई मांस में लगाना चाहिए। अगर जेर उपरोक्त किसी भी दवा से बाहर नहीं आता है तो किसी पशुचिकित्सक से संपर्क करना चाहिए जो हांथ से जेर को बाहर निकाल सके।

बकरी में कुपोषण से होने वाली बीमारियाँ

1. घेंघा या ग्वाईटर

कारण : यह बीमारी शरीर में आयोडिन की कमी से होती है।

लक्षण : इसमें बच्चा पैदा होते ही मर जाता है एवं उसके जबड़े के नीचे थायरवायड ग्लैंड औसत से बड़ा पाया जाता है।

उपचार : जानवर को प्रजनन के बाद खाना में आयोडिन नमक देना चाहिए जिससे गर्भ में पलने वाले बच्चे में आयोडिन की कमी नहीं हो पाये।

2. कोबाल्ट की कमी से एनिमिया

कारण : शरीर में कोबाल्ट की कमी।

लक्षण : (क) जानवर को भूख नहीं लगता, (ख) शरीरिक भार कम होने लगता है एवं (ग) शरीर में लाल रक्त कोशिक की कमी होने लगती है।

उपचार : जानवर को 'बी12' का सुई लगाना चाहिए या कोबाल्ट सल्फेट के मिश्रण को खाने में मिलाकर देना चाहिए।

3. जानवर के शरीर में सोडियम पोटाशियम एवं क्लोरीन की कमी

लक्षण : 1) भूख नहीं लगता है एवं जानवर के शरीर में सूजन आ जाती है। 2) जानवर के शरीर का वृद्धि दर एवं उत्पादन दर कम हो जाता है एवं प्रजनन के बाद अण्डानू तथा शुक्राणू का संगम भी प्रभावित होता है।

4. कैल्शिमय एवं फास्फोरस की कमी

लक्षण : 1) जानवर नहीं खाने योग्य पदार्थ को भी खाने लगता है। जैसे लोहे का छोटा टुकड़ा, तार, मिट्टी एवं पत्थर । 2) जानवर के शरीर की हड्डी कमजोर (कुरकूरी) होने लगता है, जिससे वह अधिक देर तक खड़ा नहीं रह पाता है। 3) जानवर के दूध उत्पादन में काफी कमी आ जाती है।

"कैल्शियम एवं फॉस्फोरस की कमी से होने वाली बीमारी को क्रमशः **रिकेटश एवं पाईका** कहते हैं।"

उपचार : जानवर को कैल्शियम एवं फॉस्फोरस 2 : 1 के अनुपात में मिश्रण बनाकर विटामिन–'डी' के साथ देना चाहिए।

5. कॉपर, कोबाल्ट, आइरन एवं जिंक की कमी

लक्षण : इन सभी पदार्थ की कमी से शरीर में लालरक्त कोशिका की कमी हो जाती है, त्वचा संबंधी बिमारी पैदा होती है तथा जानवर दुर्बल एवं कमजोर होने लगता है। बच्चा भी कमजोर पैदा होता है एवं वृद्धि तथा उत्पादन दर कम हो जाता है।

उपचार : जानवर को संतुलित आहार देना चाहिए एवं मल्टी विटामिन एवं मल्टीमिनरल्स भी आहार के साथ देना चाहिए।

6. मैग्नीज की कमी

लक्षण : शरीर के जोड़ में सूजन आ जाती है तथा मांसपेशि का लोच कम होने लगता है। मैगनीज की कमी से अण्डाणू एवं शुक्राणू का संगम की संभावना भी कम होने लगती है।

उपचार : जानवर को मल्टी विटामिन एवं मल्टी मिनरल का मिक्सचर आहार में दें।

7. विटामिन–'ए' की कमी

कारण : खाने में हरे चारे का आभाव ।

लक्षण : क) जानवर कॉरनियाँ से रौशनी आँख के अंदर रेटिना में नहीं प्रवेश करने से अंधा हो जाता है। ख) वृद्धि दर एवं उत्पादन क्षमता कम हो जाती है। ग) प्लैसेन्टा की झिल्ली गलने लगती है, जिससे गर्भपात भी हो जाता है।

उपचार : विटामिन–'ए' का सुई 400 आई. यू. प्रति कि.ग्रा. शारिरिक वजन के दर से जानवर देना चाहिए एवं आहार में निर्धारित मात्रा में हरा चारा देना चाहिए।

8. विटामिन–'बी' की कमी

कारण : संतुलित आहार की कमी ।

लक्षण : मस्तिष्क की कोशिका मृत होने लगती है जिससे जानवर मे विभिन्न प्रकार के लक्षण दिखाई पड़ते हैं। क) भूख नहीं लगना ख) जबड़े का बन्द होना ग) पेट उनमें आँत की गती का बन्द होना एवं जानवर द्वारा कमजोरी अनुभव करना।

उपचार : संतुलित आहार, विटामिन बी कॉम्प्लेक्स का सुई लगाना या दाने के मिश्रण के साथ मिलाकर देना चाहिए।

9. विटामिन–'डी' की कमी

कारण : जानवर को सूर्य के रोशनी का नहीं मिलना या लम्बे समय तक जानवर को संकीर्ण बाड़े में बन्धा रहना।

लक्षण : माथा एवं पैर की माँसपेशी का लोच कम होने से इनका हिलना डुलना कम हो जाता है। मुँह से अत्यधिक लार निकलता है तथा जानवर लक्ष्यहीन हो कर भटकने लगता है। अंतिम समय में जानवर गिर जाता है, एवं जोर से पैर चलाने लगता है तथा कुछ ही समय में मर जाता है।

उपचार : जानवर को धूप में सूखा घास एवं विटामिन–'डी' दाने में मिलाकर देना चाहिए।

किसान द्वारा बकरी पालन संबंधित कुछ अन्य खास जानकारी

बकरियों के मुख्य चारे

1. पत्तियां – बेर, झरवेर, नीम, पाकड़, बरगद आदि वृक्षों की पत्तियां बकरी चाव से खाती हैं।
2. घासें – दूब, मोथा, अंजना इत्यादि।
3. खरपतवार – गोखरू, आक, कांस, मूंज, कासनी इत्यादि।
4. साग सब्जियों के व्यर्थ – उपयोग में न आने वाले व्यर्थ भाग बकरयों को खिलाने के काम में लाया जा सकता है।
5. उगाये जाने वाले चारे – लोबिया, रिजका, जई, ल्यूसर्न, ज्वार इत्यादि।
6. सूखे चारे – अरहर, चना, मटर, मूंग, उरद का भूसा।

नवजात बच्चों का आहार

बच्चों के पैदा होने के चार–पांच दिनों तक उन्हें कोलस्ट्रम पिलायी जाती है और उसके पश्चात उन्हें माँ से अलग कर दिया जाता है । फिर इन्हें दिन में दो–तीन बार थनों से अलग कर थोड़ा–थोड़ा दूध पिलाया जाता है। थन द्वारा दूध न पी सकने की दशा में बोतल से भी दूध पिलाया जा सकता है। दूध के अतिरिक्त बच्चों को कीप आहार और अच्छे गुणों वाला द्विदालीय तथा रसदार सूखा चारा तथा खनिज पदार्थ भी खिलाये जाते हैं। बच्चों का साफ व ताजा पानी हरदम काफी मात्रा में पिलाना चाहिए।

बढ़ने वाले बच्चों का आहार

हरे चारों में जई, मटर, बरसीम, ल्यूर्सन कुछ पेड़ों के पत्तों को तथा सुखाकर 'हे' के रूप में खिलाया जा सकता है। आमतौर पर कम भार वाले बच्चे प्रतिदिन 60–80 ग्राम और अधिक भार वाले 100–120 ग्रा. के दर से बढ़ते हैं।

वयस्क बकरे एवं बकरियों का भोजन

बकरियाँ कड़े तथा रेशेदार चारों को भली–भाँति खा सकती हैं परंतु मांस और दूध के लिये पाली जाने वाली बकरियों को अच्छे गुणवत्ता वाला भोजन देना चाहिए। दूध न देने वाली बकरियों को चार–छः घण्टों तक अच्छा चारागाह में चराने तथा घर पर खनिज नमक देने से भी काम चल सकता है।

गाभिन बकरियों का आहार

गाभिन बकरियों को आहार देने में माँ के शरीर में पल रहे बच्चे का विकास को भी ध्यान रखना चाहिए। इस दशा में गाभिन बकरियों को अतिरिक्त पौष्टिक तत्व न देने से माँ एवं बच्चा दोनों के स्वास्थ्य पर प्रतिकूल प्रभाव पड़ता है इसलिए गर्भकाल के आखिरी समय में बकरियों को अच्छे गुणवत्ता वाला रसदार हरा चारा और लगभग 500 ग्राम दाना प्रतिदिन खिलाना चाहिए।

दूध देने वाली बकरियों का भोजन

दूध देने वाली बकरियों को भोजन प्रदान करने हेतु कुछ महत्वपूर्ण बातों को ध्यान रखना चाहिए, जैसे कि **बकरी के शरीर का भार,दूध की मात्रा और उसमें वसा का प्रतिशत, मौसम की दशा, मिलने वाले हरे चारे की मात्रा एवं उसकी गुणवत्ता तथा भोजन में काम आने वाले खाद्य पदार्थों का मूल्य।** हरे चारे में रसदार हरा चारा बहुत अच्छा होता है। हरा चारा न मिलने पर रसदार सूखे चारे का **'हे'** खिलाना श्रेयकर होता है। बकरियों को सारिणी के अनुसार 150 ग्राम दाने का मिश्रण जीवन निर्वाह के लिये तथा दूध देने वाली बकरी को अतिरिक्त 300–400 ग्राम प्रतिदिन प्रति बकरी के हिसाब से दाने का मिश्रण खिलाना चाहिए। सर्दी में शरीर के अन्दर संचित चर्बी शरीर को गर्म बनाये रखने में खर्च हो जाती है, इसलिए इस मौसम में बकरियों को दाने की अतिरिक्त मात्रा देना आवश्यक हो जाता है।

खाद्य पदार्थ	**मात्रा**
दला हुआ चना	150 ग्राम
दला हुई मक्का	370 ग्राम
मूंगफली का खली	260 ग्राम
गेहूं का चोकर	205 ग्राम
खनिज मिश्रण	20 ग्राम
साधारण नमक	5 ग्राम
कुल मात्रा	**1 कि.ग्रा**

छोटे पैमाने पर बकरी पालन का आर्थिक अध्ययन

एक छोटा किसान बकरी पालन 10 बकरी से प्रारम्भ करता है।

(अ) व्यय

1.	10 बकरियों की कीमत (ब्याने वाली)	–	30,000
2.	गर्भ के अंतिम माह एवं ब्याने के दो माह बाद तक आहार (दाना) पर खर्च	–	3000
3.	दवाओं पर व्यय	–	500
4.	वर्ष भर का ब्याज पर 12 प्रतिशत की दर से	–	4020
	कुल व्यय	**–**	**37520**

(ब) आय

5.	वर्ष के अंत में 10 बकरियों का मूल्य	–	30,000
6.	8 माह के उम्र में 8 मेमनों का मूल्य	–	8000
7.	कुल 10 बकरी से एक ब्यान में औसतन 1250 लिटर दूध पैदा होता है। इसलिए कुल 1250 लीटर दूध का मूल्य–30 रूपए प्रति लीटर के दर से	–	1350 x 36 = 45000रु.
8.	खाद का कीमत	–	500 रु.
	इस प्रकार कुल आय	–	83500 रु.
	वर्ष के अंत में शुद्ध लाभ	–	83500–37520
		=	45980 रु.

इस प्रकार एक निर्बल परिवार यदि 30,000 रूपए बैंक से ऋण लेकर 10 बकरियां खरीद कर पालता है तो उसको वर्ष के अंत तक में 45980 रूपए का शुद्ध लाभ मिल सकता है। इस प्रकार दैनिक कार्यों में बिना रूकावट के इस उद्यम से अतिरिक्त आय प्राप्त किया जा सकता है तथा औरत व बच्चों की बेरोजगारी भी कम हो जाती है। इस उद्यम से और अधिक लाभ भी प्राप्त किया जा सकता है यदि निम्नलिखित बातों पर ध्यान दिया जाए–

1. ऐसे नस्ल का चुनाव किया जाये जिसमें मादा एक से अधिक बच्चे को जन्म दे।
2. दूध एवं माँस उत्पादन अधिक हो।

3. बच्चों का मृत्यू दर कम हो एवं
4. जानवर हेतु भोजन, दवा, एवं सफाई का उचित प्रबंधन होना चाहिए।

बकरियों के चयन हेतु कुछ आवश्यक गुण/स्वभाव

1. सीधी साधी तथा घरेलू स्वभाव की होनी चाहिए।
2. औसतन 2 साल में तीन बार ब्याना चाहिए एवं प्रति ब्यान बच्चे की औसत संख्या 1 से अधिक हो।
3. दूध की मात्रा अच्छी हो एवं अधिक दिनो तक एक समान होनी चाहिए।
4. संकर नस्ल को 120 से 150 दिनो में 300 किलो ग्रा. दूध तथा देशी नस्ल को 200 से 250 दिनो में 300 किलो ग्रा. दूध देना चाहिए।
5. औसतन 5 वर्षों तक अच्छी उत्पादन क्षमता होनी चाहिए।
6. अधिक दूध तथा मांस उत्पादन के लिए अधिक भोजन करने तथा पचाने की क्षमता होनी चाहिए।
7. जानवर को औसतन 16 से 18 महिने के उम्र में पहली बार बच्चा दे देना चाहिए।
8. चमकीली आंखे तथा लम्बा चेहरा होना चाहिए।
9. दूध देने वाली बकरीयों का 'V' आकार का शारीरिक बनावट होना चाहिए।

कुछ भिन्न भारतीय नस्ल के बकरियों का शारीरिक वजन

नस्ल	पैदा होने पर	3 महिने पर	6 महिने पर	12 महिने पर
जमुनापारी	4.14/003	9.86/0.25	11.55/0.53	21.85/0.47
बीटल	1.76/0.02	6.7/0.08	8.74/0.4	15.16/0.42
ब्लैक बंगाल	1.13/0.01	4.75/0.11	6.81/0.21	12.08/0.18

केन्द्रिय बकरी अनुसंधान संस्थान

1. केन्द्रिय बकरी संस्थान मकदूम (मथुरा)
2. एन. डी.आर. आई. करनाल
3. कृषि विश्वविद्यालय त्रिचुर (केरला)

मांस के उत्पादन पर आधारित अनुसंधान संस्थान

1. सी.एस.डब्लू.आर.आई. अविकानगर राजस्थान।
2. कृषि विश्वविद्यालय खानापाड़ा, गोहाटी आसाम।

3. बिरसा कृषि विश्वविद्यालय राँची झारखण्ड।
4. आन्ध्र प्रदेश कृषि विश्वविद्यालय हैदराबाद।
5. कृषि विश्वविद्यालय उड़ीसा/भुवनेश्वर।

ऊन के उत्पादन पर आधारित केन्द्रिय अनुसंधान संस्थान

1. आई.भी.आर.आई. मुक्तेश्वर–पशमिना के लिए।
2. एम.पी.के.भी राहूरी मुहैर के लिए।
3. यू.पी. एस.आई. फार्म लेह लद्दाख पशमिना के लिए।

गर्भाधान को दो भागों में विभक्त किया गया है।

1. प्राकतिक
2. कृत्रिम गर्भाधान (आॅटिफिसियल इनसेमिनेशन)

कृत्रिम गर्भाधान के फायदे

1. प्रजनन पर होने वाला खर्च कम संख्या में नर के उपयोग के परिणाम स्वरूप कम हो जाता है।
2. कम संख्या में नरो के उपयोग से रखरखाव, भोजन एवं पारिश्रमिक पर होने वाले खर्चों की भी कटौती हो जाती है।
3. गर्भाधान के लिए उच्च गुणवत्ता वाले वीर्य आसानी से मुहैया कराया जा सकता है तथा
4. अनुवांशिक बिमारियों के फैलाव को भी रोकने में मदद मिलती है।

बकरी प्रजनन की कुछ आवश्यक जानकारी

1. प्रजनन के लिए वांछित शुद्ध नस्ल के नर का उपयोग करना चाहिये।
2. प्रजनन हेतु उपयोग होने वाले नर का उम्र 15 महिने से कम नहीं होनी चाहिये।
3. 18 से 24 महिने के उम्र का नर एक प्रजनन काल में 25 से 30 मादा के साथ प्रजनन के लिए उपयोग में लाया जा सकता है तथा पूर्ण विकसित नर का उम्र 2 से 2.5 वर्ष होनी चाहिये। एक प्रजनन काल में एक नर 50 से 60 मादा के साथ प्रजनन कर सकता हैं।
4. जाड़ा तथा बसन्त के मौसम में नर प्रजनन क्रिड़ा के लिए दूसरे मौसम के तुलना में ज्यादा इच्छुक होते है।
5. नर को प्रजनन योग्य मादा के साथ एक बार में एक से ज्यादा संगम नहीं कराना चाहिए।

6. मादा प्रायः 15 से 18 महिने में प्रजनन योग्य हो जाती है। परन्तु उचित भोजन एवं रखरखाव से उस अवधी को 5 महिना तक कम किया जा सकता है। इस प्रकार अधिकतर मादाओं को साल में प्रजनन योग्य तैयार किया जा सकता है।
7. मादा को गर्म होने के 10 से 12 घंटे बाद कृत्रम गर्भाधान करा देना चाहिए।
8. ऋतुकाल की अवधी 19 दिन की होती है।
9. बकरी के गर्भाधान की अवधी 145–150 दिन की होती है।
10. अधिकतर मादायें सितम्बर एवं मार्च के महिने में प्रजनन के लिए इच्छुक होती हैं।

मादा के गर्म होने वाले लक्षण

1. योनि में सूजन तथा लाल रंग का हो जाना।
2. मादा द्वारा बार–बार पूँछ का हिलाना।
3. भूख कम लगना एवं खाना कम खाना।
4. बार–बार मूत्र त्याग करना।
5. स्वभाव में उत्तेजना।
6. मूत्राशय से लसलसे पर्दाथ का स्राव होना।
7. बार–बार आवाज लगाना।
8. गर्म मादा का झुण्ड के दूसरे बकरी पर चढ़ना ।
9. अधिकतर बकरियाँ जनवरी से अप्रैल एवं सितम्बर से नवम्बर में बच्चा देती है।
10. जनवरी से अप्रैल में पैदा होने वाले बच्चों को सितम्बर एवं नवम्बर माह में पैदा होने वाले बच्चों से अच्छा माना जाता है। चूंकी सर्दी में बच्चों को मरने की संभावना कम होती है एवं माँ से अधिक मात्रा में दूध मिलता है।
11. ढाई वर्ष में नर अच्छी तरह से प्रजनन के लिए विकसित हो जाते है।
12. बच्चा देने के औसतन 45 दिन बाद पुनः मादा को गर्म होने पर किसी उपयुक्त नर के साथ संगम कराया जा सकता है।
13. अच्छा भोजन एवं प्रबंधन की व्यवस्था मे नर (बकरा) 8 से 10 वर्षो तक प्रजनन के लिए उपयुक्त होता है
14. बकरी का औसतन आयू 12 वर्षो की होती है।

कुछ आवश्यक बातें

1. नर एवं मादा को एक बाड़े या घर में नहीं रखना चाहिये।
2. प्रजनन के लिए प्रयुक्त होने वाले नर को प्रतिदिन सुबह कुछ देर तक मादाओं के साथ रखना कारगर होता है। जो मादा गर्म होने पर अपने लक्षणों को पूर्ण रूप से

नहीं व्यक्त कर पाती है इस दौरान नर उसका पहचान कर उससे सहवास करता है।

उत्तर भारत के क्षेत्रों में बकरी पालन से आर्थिक लाभ प्राप्ति के उदाहरण

एक मध्यम वर्ग का किसान बकरी पालन प्रक्षेत्र स्थपित करना चाहता है.जिसका प्रारम्भ वह 200 बिटल नस्ल के बकरियों से करता है।

1. भारत गाँव का देश है एंव इस परिवेश में बकरीयों को हरे चारे के रुप विभिन्न प्रकार के पेड़ का पत्ते एवं घास खिलाते हैं।
2. औसतन देशी अच्छी नस्ल की बकरी 1 कि.गा. दूध प्रतिदिन के दर से देती है एवं विदेशी नस्ल 2 से 3 कि. गा. प्रतिदिन।
3. 200 मादा बकरी के लिए प्रति 20 मादा बकरी पर प्रजनन हेतू 1 नर के हिसाब से 10 नर का आवश्यकता होगा। इस प्रकार प्रक्षेत्र हेतु खरीदे जाने वाले कुल जानवर की संख्या 200 + 10 = 210 होगा।
4. औसतन एक मादा 1:1.5 के अनुपात मे बच्चा देती है जिसमे नर एंव मादा का अनुपात 1:1 का होता है ।
5. बच्चों का मत्यु दर साधारण तौर पर 10 प्रतिशत तथा वयस्क का 5 प्रतिशत आंका गया है।
6. प्रसव के बाद थन के एक निप्पल (बाली) को बच्चों को दूध पीने के लिए छोड़ना चाहिए एवं एक से ही दुध निकालना चाहिए ।

प्रजनन काल

1. मार्च से मई एवं **2. सितम्बर से नवम्बर**

मादा के प्रजनन के लिए औसतन समय एक वर्ष एवं प्रजनन योग्य मादा के शरीर का वजन औसतन 30 कि. ग्रा जो साधारण तौर पर 2 वर्षों मे 3 बार बच्चा देती है । प्रजनन हेतु नर की उम्र 2 वर्ष होनी चाहिए।

प्रक्षेत्र के लिए आवश्यक भुमि

1. **ढ़का हुआ क्षेत्रः–** 10 वर्ग फुट प्रति बकरी के दर से 210 बकरीयों के लिए आवश्यक भूमि 210 X 10 = 2100 वर्ग फुट
2. 1 माह के अन्दर 200 बकरीयों से 1.5 बच्चा प्रति मादा (कुछ बकरीयाँ 2 बछड़ा भी पैदा पैदा करती है) के दर से 200 बकरीयों से कुल 300 बच्चे पैदा होगे जिसमे 10

प्रतिशत का किसी कारणवश मृत्यु हो जाती है । इस प्रकार जीवित बचे बच्चे 270 मेमनों के लिए प्रक्षेत्र में ढ़का हुआ क्षेत्र 5 वर्ग फुट प्रति मेमना के दर से 270 X 5 = 1350 वर्ग फुट

3. **खुला क्षेत्रः**– 200 मादा एवं 10 नर है इस प्रकार कुल 210 बकरीयों के लिए 15 वर्गफुट प्रति बकरी के दर से आवश्यक खुला भुमि का क्षेत्रफल = 210 X 15 = 3150 वर्ग फुट

4. 10 वर्ग फुट प्रति मेमना के दर से 270 बच्चों के लिए आवश्यक खुला क्षेत्र = 270 X 10 = 2700 वर्ग फुट

5. कार्यालय स्टोर एवं सड़क के लिए कुल उपरोक्त भूमि का 10 प्रतिशत हिस्सा = 1350 + 3150 + 2700 + 2100 = 9300 वर्गफुट = 9300 x 10 / 100 = 930 वर्ग फुट

ढ़का हुआ क्षेत्र

कार्यालय	=	10 X 10 = 100 वर्ग फुट
स्टोर	=	20 X 10 = 200 वर्ग फुट
बिमार जानवर के लिए	=	10 X 10 = 100 वर्ग फुट
इस प्रकार कुल ढका क्षेत्र	=	2100+1350+100+200+100
	=	3850 वर्ग फुट
खुला क्षेत्र	=	3150 + 2700 + 530 = 6380 वर्ग फुट
प्रक्षेत्र का कुल भूमि	=	3850 + 6380 = 10230 वर्ग फुट
प्रक्षेत्र का भूमि एकड़ में	=	0.0928 X 10230 = 949.3 वर्ग मीटर
	=	$\frac{949.3 \times 2.5}{10,000}$ = 0.237 एकड़

1. कुल ढ़के हुए 3850 वर्ग फुट के निर्माण कार्य हेतू 100रु. प्रति वर्ग फुट के हिसाब से = 3850 X 100 = 385000 रु.

2. प्रक्षेत्र का खुला क्षेत्र 3150 वर्ग फुट हेतु 50रु. प्रति वर्गफुट के दर से 3150 x 50 = 157500 रु.। मकान का उपयोग अगले 50 वर्षों तक होता है इसलिए 12 प्रतिशत ब्याज सहित अगले 6 माह के दर से खर्च

   = 1355 + 813 रु. = 14363 रु.

प्रक्षेत्र के लिए पशुधन पर खर्च

2000 रू. प्रति मादा बकरी से दर से 200 बकरीयों का मूल्य

= 2000 X 200 = 400000 रु.

3000 रू. दर प्रति नर बकरों के दर से 10 बकरों का मूल्य

= 3000 X 10 = 30000 रू.

इस प्रकार पशुधन के क्रय पर कुल खर्च = 400000 + 30000 = 430000 रु. पर 6 माह का ब्याज = 25800 रु.

कुल खर्च = 430000 + 25800 = 455800 रु.

प्रक्षेत्र के खाद्य पदार्थ पर खर्च

1. क्रय के 1 से 2 माह बाद सभी 200 बकरीयाँ बच्चा पैदा करती है तथा 6 माह बाद सभी बच्चे वयस्क हो जाते है। इस प्रकार कुल 8 माह में 200 मादा बकरीयो को 52 कि. ग्र. अनाज प्रति मादा के दर से 200 X 52 = 104 क्विंटल दाना का आवश्यकता है ।

2. 200 बकरीयो के क्रय के 2 माह बाद प्रजनन हेतु 10 नर की आवश्यकता है। 10 नर को अगले 5 माह में (मेमनों को वयस्क होने तक) 250 ग्रम प्रति नर के दर 3.75 क्विन्टल दाने की आवश्यकता है। इस प्रकार कुल अनाज की आवश्यकता = 104 + 3.75 = 107.75। 1200 रु. प्रति क्विटल के दर से 107.75 क्विटल अनाज का मुल्य = 107.75 X 1200 = 129300रु.

3. 200 बकरीयो के क्रय के 3 माह बाद पैदा हुए बच्चों का 10 प्रतिशत की मृत्युदर से 20 की मौत हो जाती है इस प्रकार कुल जिवीत 180 बछड़ो के लिए 5 माह में 18 कि. ग्र. प्रति बछड़ा के दर से अनाज की आवश्यक मात्रा = 18 X 180 = 3240 कि. ग्रा. या 32.40 क्विटल।

   इस प्रकार 1200 रु. प्रति क्विटल के दर से 32.4 क्विन्टल दाना का मूल्य = 32.4 X 1200 = 38880 रु. अतः प्रक्षेत्र मे 8 माह में हुए अनाज पर कुल खर्च = 38880 + 129300 = 168180 रु.

4. प्रक्षेत्र में बकरीयो के लिए हरा चारा का 2/3 हिस्सा चारागाह से प्राप्त होता है एंव 1/3 हिस्सा शाम को पशुपालकों द्वारा दिया जाता है । इस प्रकार एक बकरी को 8 माह में 6 क्विटल चारे की आवश्यकता है जिसमे 04 क्विंटल वह चरागाह से प्राप्त करती है एंव 02 क्विटल शाम को उसे प्रक्षेत्र से दिया जाता है। अतः 2 क्विंटल प्रति बकरी के दर से 210 बकरीयों के लिए चारा का आवश्यक मात्रा = 210X 2 = 420 क्विंटल चारे का मुल्य 50रु. प्रति क्विटल के दर से 420 X 50 = 21000 रु.

5. 200 बकरियों से पैदा हुए 180 (जीवित) मेमनों को 6 से 7 माह में प्रति मेमना को 3 क्विंटल हरा चारा का आवश्यकता है जिसमे 2/3 हिस्सा वह चारागाह से प्राप्त करता है एंव 1/3 हिस्सा उसे शाम को पशुपालक द्वारा दिया जाता है। इस प्रकार प्रति मेमनों को 1 क्विटल के दर से 180 मेमनों को 6 से 7 माह में 180 क्विंटल हरे चारे की आवश्यकता है। 50 रु.प्रति क्विटल के दर से 180 क्विटल चारे का मुल्य = 180 x 50 = 9000 रू.
6. इस प्रकार प्रक्षेत्र में जानवरो के खाद्य पदार्थ पर होने वाला कुल खर्च = 168180 + 30000 = 198180 रु. + 11890 (रु. ब्याज) कुल = 210070 रु. प्रक्षेत्र में मजदुरी पर होने वाला खर्च = 2500 रु. प्रति माह के दर से 3 मजदुरो की आवश्यकता है। इस प्रकार 08 माह में 03 मजदुरो पर हुए खर्च = 2500 x 8 x 3 = 60,000 रु.

8 माह में दवा एवं चिकित्सा पर खर्च	=	4000 रु.
टूट फुट एंव नवीनिकरण पर खर्च	=	1000 रु.
8 माह में बिजली पर खर्च	=	8000 रु.

इस प्रकार 8 माह में कुल खर्च = 73000 रु. 12 प्रतिशत के दर से 73000 ब्याज सहित = 77380 रु.

प्रक्षेत्र के अन्य वस्तुओं पर खर्च

1.	खाद्य साम्रगी ढोने वाला भारवाहक	=	5000 रु.
2.	1 गोबर ढोने वाला भारवाहक	=	5000 रु.
3.	1 दाना पिसने की मशीन	=	30,000 रु.
4.	1 तराजु	=	10,000 रु.
5.	1 मोटर एंव 02 टंकी	=	07,000 रु.
	कुल	=	57,000 रु.

इस प्रकार उपरोक्त सभी साम्रगी के इस्तमाल अगले 10 वर्ष तक होता है, तो ब्याज सहित 6 माह का खर्च = 57000/10/2 = 2850 रु.+ 34250 = 3192 रु.

प्रक्षेत्र के एक एकड़ भूमि पर हुए खर्च

बंजर एवं सस्ता एक एकड भूमि का मूल्य –

= 100000 रु. + 6000 रु. (ब्याज 6 माह का)

इस प्रकार भूमि पर कुल खर्च	=	106000 रु.

प्रक्षेत्र पर हुए कुल खर्च (रु. में)

		ब्याज (6 माह)	कुल
भूमि	100000	6000	16000
निर्माण कार्य	13550	813	14363
पशुजन	430000	25800	455800
खाद्य पदार्थ (8 माह में)	198180	11890	210070
मजदूरी	73000	4380	77380
बिजली एंव दवा नवीनिकरण	2850	342	3192
प्रक्षेत्र में अन्य वस्तुओ पर हुए खर्च			

प्रक्षेत्र के होने वाला लाभ (आमदनी)

1. विगत 8 माह में 180 मेमने वयस्क हो चुके है अतः 2000 रू. प्रति मेमना के दर पर से 180 मेमनों का मूल्य 360000 रू.
2. एक मादा बकरी औसत एक ब्यान में 130 लीटर दूध देती है इस प्रकार अगर 5 प्रतिशत वयस्क मादा का किसी कारणवश मौत हो जाती है तो जीवित बचे 190 बकरीयों द्वारा 130 लिटर प्रति बकरी के दर से उत्पादित दूध की मात्रा 24700 लीटर। बाजार में उपलब्ध 30रू. प्रति लीटर शुद्ध दूध के दर से 24700 लीटर दूध का मूल्य 24700 x 30 = 741000 रू.
3. 6 माह में उत्पादित 150 टन खाद का मूल्य 200 रू. प्रति टन के दर से 150 x 200 = 30000 रू.
4. प्रक्षेत्र पर बिक्री हेतु उपलब्ध 200 बोरी का मुल्य 10 रु. प्रति बोरी के हिसाब से 2000 रु. इस प्रकार प्रक्षेत्र से कुल लाभ,

180 बछड़े	=	360000 रु.
24700 लिटर दूध	=	741000 रु.
150 टन रु. खाद	=	30000 रु.
200 बोरी (खाली)	=	2000 रु.
कुल खर्च	=	1133000 रु.

इस प्रकार 8 माह में प्रक्षेत्र से हुए शुद्ध लाभ

1133000 – 866805 = 266195 रु.

33274 रु. प्रति माह के दर से एंव 50 वर्ष बाद 1 एकड़ भूमि भी बचत के रूप में उपलबध हो जाता है।

प्रक्षेत्र के बेहतर भविष्य के लिए कुछ आवश्यक बातें निम्नलिखित हैं

1. प्रति वर्ष 20 से 30 प्रतिशत प्रक्षेत्र के पशु को वयस्क बेहतर नर एवं मादा से विस्थापित करना चाहिए इससे प्रक्षेत्र में बुढ़े एवं बिमार जानवरो की संम्भावना एवं संख्या को कम किया जा सकता है।
2. प्रक्षेत्र के खाली बची भूमि में ऐसे पौधे को लगाना चाहिए जिसकी पत्तियाँ प्रक्षेत्र के पशुओं को पंसद हो। जैसे– पिपल, बेर, इमली, बबूल इत्यादि ।
3. प्रजनन के लिए वरण (चयण) किया गया उपयुक्त नर का ही प्रयोग करना चाहिए तथा प्रक्षेत्र के पशुओं में अन्तः प्रजनन को रोकने के लिए मादा को गर्म होने पर जो नर दूध या माँस पैदा करने के लिए उपयुक्त हो उससे ही प्रजनन कराना चाहिए।

❑❑❑

पाठ्य क्रमांक–2

भेड़ पालन की वैज्ञानिक विधि

भेड़ पालन

भारतवर्ष में बकरी की तरह भेड़ भी पशु पालन की एक महत्वपूर्ण इकाई है। जो हमे माँस, ऊन तथा चमड़ा प्रदान करता है। यह व्यवसाय पहाड़, पठार तथा रेगिस्तानी क्षेत्रों में छोटे साधारण तथा भूमिहीन किसानो को आर्थिक सहायता प्रदान करने का महत्वपूर्ण साधन है। उपलब्ध आकड़ों के अनुसार भारत का 6.5 प्रतिशत जनसंख्या अपनी आर्थिक जरूरतो को पूरा करने के लिए भेड़ तथा बकरी पालन पर निर्भर होती है। जो कृषि द्वार प्राप्त कुल आर्थिक लाभ का 11.2 प्रतिशत एवं कुल घरेलू सकल उत्पाद का 1.12 प्रतिशत है। भारत में भेड़ के 40 भिन्न नस्ल पाये जाते हैं। जिसमें लगभग 50 प्रतिशत नस्ल मोटे ऊन पैदा करते हैं जो गलिचा (कारपेट) बनाने के काम आता है और इस तरह की अधिकतर नस्लें दक्षिण भारत में पाई जाती है। भेड़ से होने वाले उत्पाद को बढ़ाने के लिए केन्द्र तथा राज्य सरकार द्वारा देश के विभिन्न भागों में कई तरह के योजना प्रारंभ किया गया है एवं भेड़ प्रजनन केन्द्र स्थापित किया गया है।

सी.एस.डब्लू.आर.आई

केद्रिय भेड़ एवं उन अनुसंधान केन्द्र अबीकानगर राजस्थान भेड़ के दो तरह का नस्ल विकसित किया है। एक अविकालिन जो गलीचे के ऊन (कारपेट वूल) तथा दूसरा अभिवस्त्रा जो मुलायम तथा लम्बे ऊन पैदा करती है। अविकालिन को रैम्बूलेट एवं मालपूरा के संगम से तथा अभिवस्त्रा को रैम्बूलेट एवं चोकला के संगम से उत्पन्न किया गया है।

भारत वर्ष के पशुपालन में भेड़ों का योगदान

भारत वर्ष में भेड़ तथा बकरी को मांस पैदा करने वाली मुख्य पशु माना जाता है। विश्व का 19.7 प्रतिशत बकरी तथा 4.9 प्रतिशत भेड़ भारत में पाई जाती है।

1. भेड़ के संख्या के आधार पर भारत विश्व में चौथे नम्बर पर है।
2. भेड़ से प्रतिवर्ष 4400 मिलीयन किलो ग्रा. माँस तथा 4500 मैट्रिक टन ऊन का उत्पादन होता है।

3. 10210 टन भेड़ का माँस प्रतिवर्ष विदेश भेजा जाता है।
4. 0.5 से 0.6 टन खाद प्रतिवर्ष एक भेड़ से पैदा होता है जो खेत को उपजाऊ बनाने में उपयोगी साबित होता है।
5. ऊन का उत्पादन एक भेड़ से औसतन 680 ग्राम तथा 0.34 से 1.8 किलो ग्राम प्रतिवर्ष होता है।
6. भारत को भेड़ पालन से औसतन 3031 करोड़ रूपए प्रतिवर्ष प्राप्त होता है।
7. एक भेड़ के शरीर से 40 से 50 प्रतिशत माँस (ड्रेसिंग %) प्राप्त किया जा सकता है।

भेड़ प्रजनन क्षेत्र

	प्रक्षेत्र का नाम	**उपयोग में लाये गये नस्ल**
1.	भेड़ प्रजनन एवं अनुसंधान क्षेत्र वनिहाल, काशमीर।	मेरीनों को क्षेत्रिय नस्ल के साथ संकरण।
2.	भेड़ प्रक्षेत्र महबूबनगर हैदराबाद।	डेकानी हसन एवं बेलारी,
3.	शासकीय भेड़ प्रक्षेत्र होसूर, सालेम, तमिलनाडू।	बेलारी, चोकला, एवं नाली का संकरण।
4.	शासकीय पशुपालन प्रक्षेत्र हिसार।	हिसारडेल, लोही, मांगरा एवं नाली का संकरण।
5.	शासकीय भेड़ प्रजनन प्रक्षेत्र जालून उत्तर प्रदेश।	ओराई, चोकला, मांगरा एवं नाली का संकरण।
6.	भेड़ प्रजनन केन्द्र जावटे मुम्बई।	डेकानी, बेलारी एवं हसन का संकरण।
7.	भेड़ प्रजनन एवं अनुसंधान केन्द्र भाम्बोरदा पूणे महाराष्ट्र।	डेकानी एवं मेरीनों का संकरण।
8.	केन्द्रिय भेड़ एवं ऊन अनुसंधान केन्द अबिकानगर, जयपुर राजस्थान।	बिकानेरी, अविकालीन एवं अविस्त्रा का संकरण।
9.	शासकीय भेड़ प्रजनन प्रक्षेत्र फुलही इलाहाबाद	बिकानेरी, अविकालीन अविवस्त्रा का संकरण
10.	शासकीय भेड़ प्रजनन इकाई भरारी जालाउनी, झाँसी।	–
11.	केन्द्रिय भेड़ एवं ऊन अनुसंधान केन्द्र त्रिह्षिकेश उत्तरांचल।	कोरीडेल रैम्बूलेट एवं मेरीनो
12.	केन्द्रिय भेड़ प्रजनन प्रक्षेत्र पिपलकोटी चमोली उत्तरांचल।	रौमबूलेट मेरीनों एवं गद्‌दी।

भारत में भेड़ प्रजनन नीति

1. पहाड़ी राज्यों में स्थानीय नस्ल के मादा को विदेशी नस्ल के नर मुख्यतः मेरीनो के साथ प्रजनन कराना चाहिए।
2. झुण्ड के मान्यता प्राप्त नस्ल के चयनित नर को उसी नस्ल के मादाओं के साथ प्रजनन कराना चाहिए।
3. स्थानिय नस्ल के मादाओं का शुद्ध नस्ल के नर के साथ क्रमोन्नतीकरण करना चाहिए।

प्रजनन के लिए उपयुक्त भेड़ (नर) का आवश्यक गुण

1. नर (रैम) शुद्ध नस्ल का होना चाहिये।
2. नर का चयन उसके वृद्धि दर एवं शरीर में उपलब्ध मांस की मात्रा के लिए हो।
3. प्रजनन के लिए उपयुक्त नर की औसत उम्र 2 वर्ष की होनी चाहिये।
4. प्रक्षेत्र में प्रजनन के लिए उपयोग में लाये जाने वाले नर की संख्या पूरे नर का 2 से 4 प्रतिशत होना चाहिये।

भेड़ की नस्लें

उत्तर पश्चिमी शुष्क व अर्ध शुष्क क्षेत्र

1. चौकला / शोखावटी

(क) जन्म स्थानः चुरू, झुन्झुन, सिकर जिला राजस्थान।

(ख) प्रौढ़ वजन कि.ग्रा.: नर (34), मादा (23)

(ग) उपयोगिताः कालीन ऊन

(घ) शारीरिक आकारः हल्का–मध्यम आकार, भुरा रंग छोटे कान सींग रहित, पुँछ पतली और लम्बी।

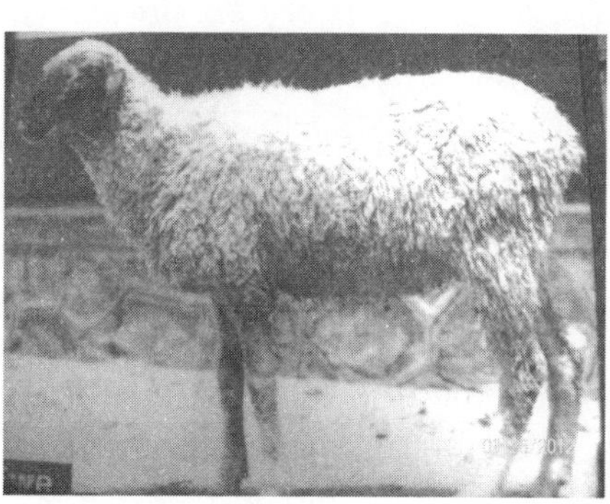

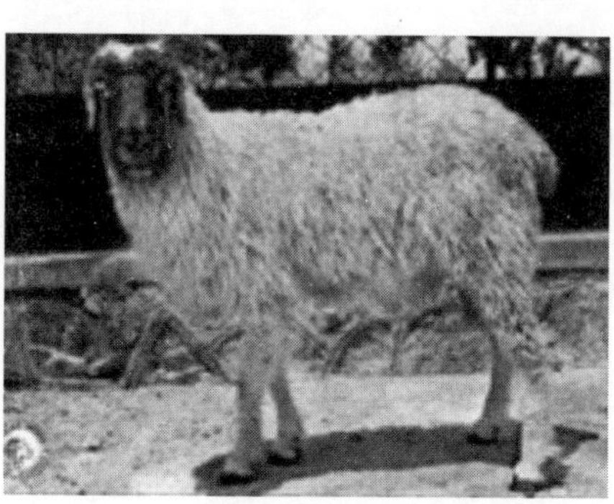

2. नाली

(क) जन्म स्थानः गंगानगर, चुरू राजस्थान।

(ख) प्रौढ़ वजन कि.ग्रा.: नर (35), मादा (24)

(ग) उपयोगिताः कालीन ऊन

(घ) शारीरिक आकारः मध्यम आकार, सफेद ऊन, मुँह हल्का भुरा सींग रहित, कान लम्बे चौडे, माथा पेट और टाँगे ऊन से भरी हुई।

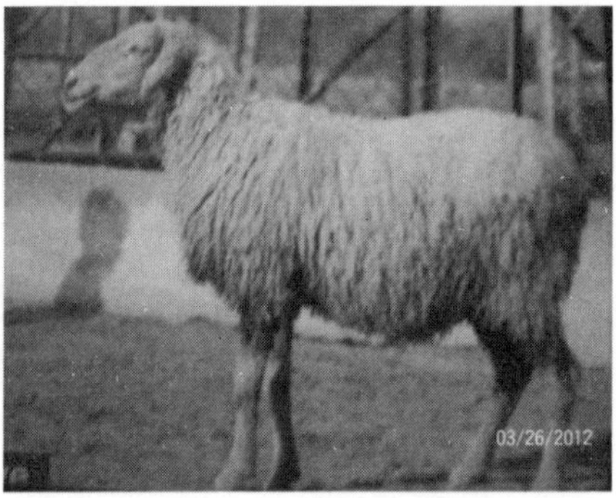

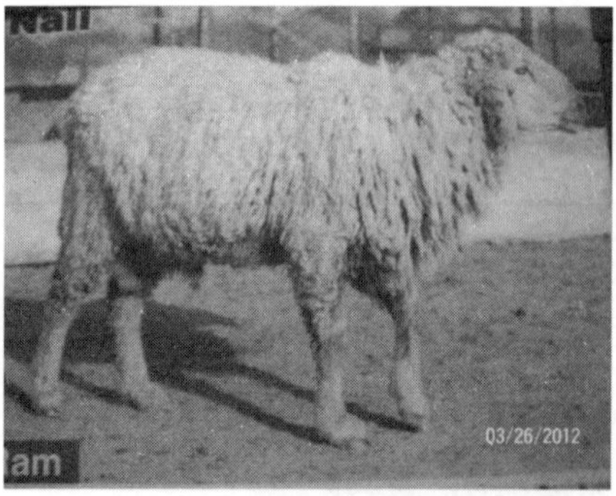

3. मारवाड़ी

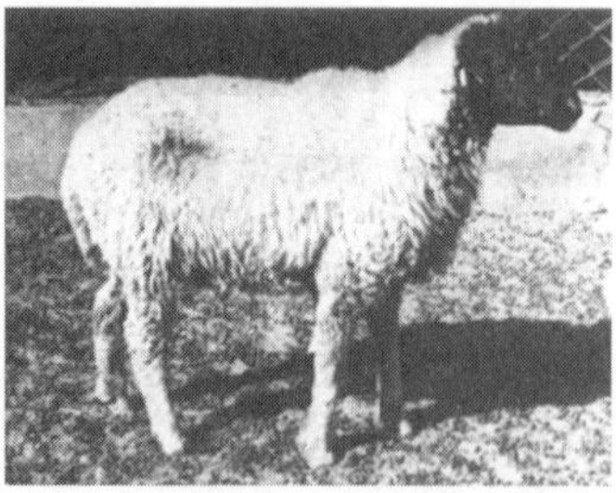

(क) जन्म स्थानः मारवाड़ राजस्थान।

(ख) प्रौढ़ वजन कि.ग्रा.: नर (31), मादा (26)

(ग) उपयोगिताः कालीन ऊन

(घ) शारीरिक आकारः मध्यम आकार मुँह काला (गले तक), कान बहुत छोटे और गोलाकार, सींग रहित, पूँछ छोटी से मध्यम और पतली, ऊन सफेद ज्यादा घनी नहीं।

4. मागरा / बिकानेरी

(क) जन्म स्थानः बिकानेर एवं जैसलमेर राजस्थान।

(ख) प्रौढ़ वजन कि.ग्रा.: नर (27), मादा (24)

(ग) उपयोगिताः कालीन ऊन

(घ) शारीरिक आकारः मध्यम से बडे आकार की, सफेद मुँह एवं आखों के गिर्द भूरे चिक्कते, कान छोटे से मध्यम और गोल, सींग रहित, पूँछ मध्यम एवं पतली।

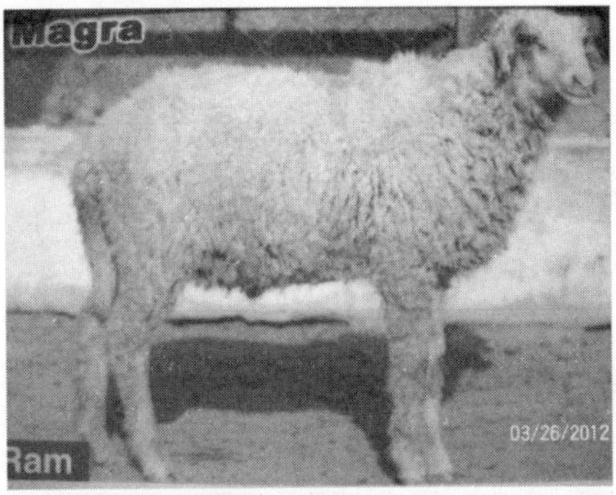

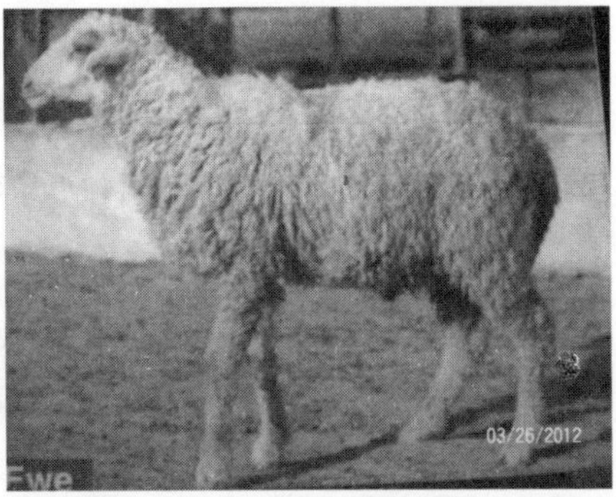

5. जैसलमेरी

(क) जन्म स्थानः जोधपुर एवं बाड़मेर (राजस्थान)।

(ख) प्रौढ़ वजन कि.ग्रा.: नर (28), मादा (30)

(ग) उपयोगिताः माँस व कालीन ऊन

(घ) शारीरिक आकारः ह्रष्ट–पुष्ट शरीर, मुँह काला या गहरा भूरा (गले तक), रोमन नाक, कान लम्बे लटके हुए, सींग रहित, पूँछ मध्यम से लम्बी, ऊन सफेद रंग की।

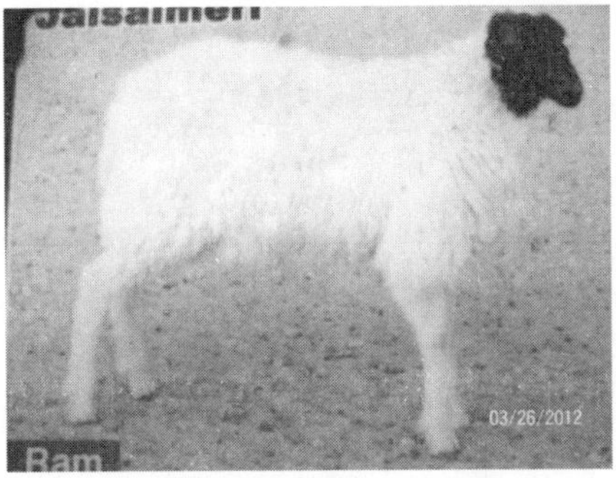

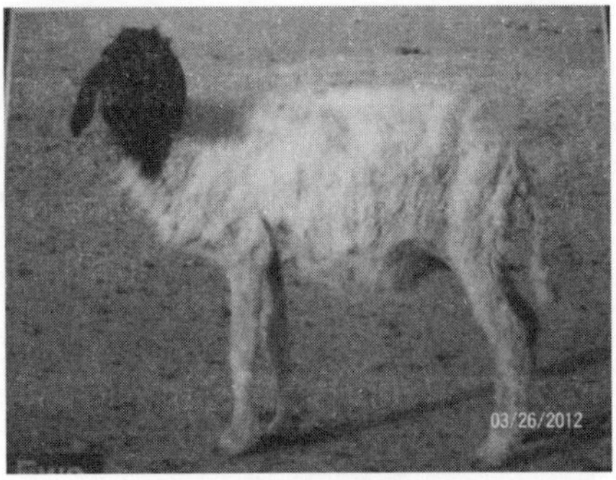

6. पूंगल

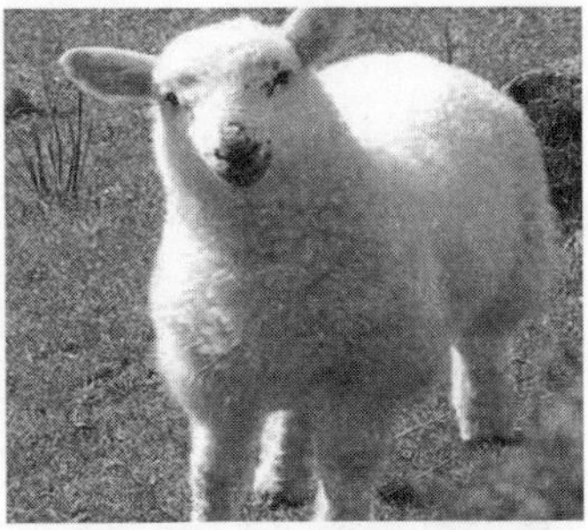

(क) जन्म स्थानः बिकानेर और जैसलमेर जिले (राजस्थान)।

(ख) प्रौढ़ वजन कि.ग्रा.: नर (32), मादा (27)

(ग) उपयोगिताः माँस व कालीन ऊन

(घ) शारीरिक आकारः ह्रष्ट–पुष्ट शरीर, मुँह काला व आखों के दोनों तरफ हल्की भूरी धारियाँ, कान छोटे और गोल, सींग रहित, पूँछ छोटी से मध्यम और पतली, ऊन सफेद।

7. मालपुरा

(क) जन्म स्थानः जयपुर, टोंक, अजमेर, बुंदी (राजस्थान)।

(ख) प्रौढ़ वजन कि.ग्रा.: नर (42), मादा (24)

(ग) उपयोगिताः माँस व कालीन ऊन

(घ) शारीरिक आकारः ह्रष्ट–पुष्ट शरीर, लम्बी टाँगें, हल्का भूरा चेहरा कान छोटे और गोल, सींग रहित, पूँछ मध्यम से लम्बी पतली, सफेद ऊन, पेट और टाँगे ऊन रहित।

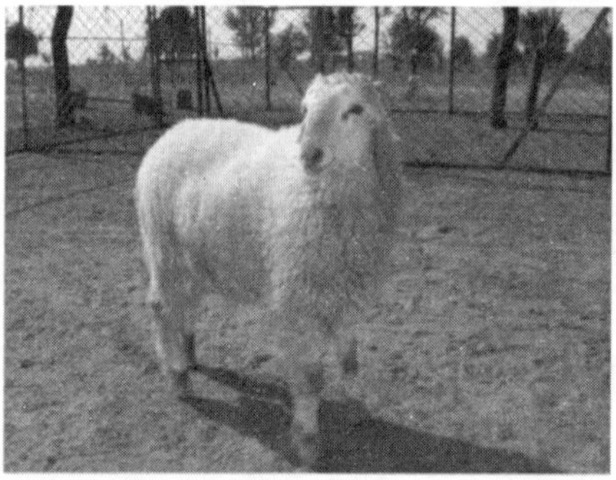

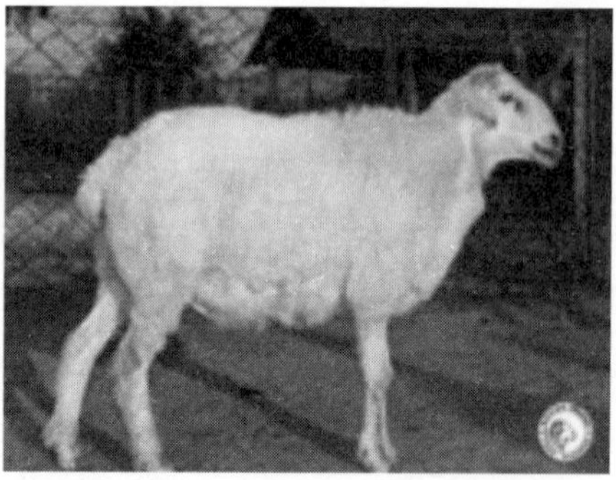

8. सोनाड़ी

(क) जन्म स्थानः उदयपुर, डुंगरपुर, चित्तौडगढ (राजस्थान)।

(ख) प्रौढ़ वजन कि.ग्रा.: नर (38), मादा (21)

(ग) उपयोगिताः कालीन ऊन

(घ) शारीरिक आकारः ह्रष्ट–पुष्ट शरीर, भूरा चेहरा, टाँगें लम्बी, पूँछ लम्बी और पतली, सींग रहित, अयन अच्छा विकसित ऊन सफेद, पेट और टाँगे ऊन रहित।

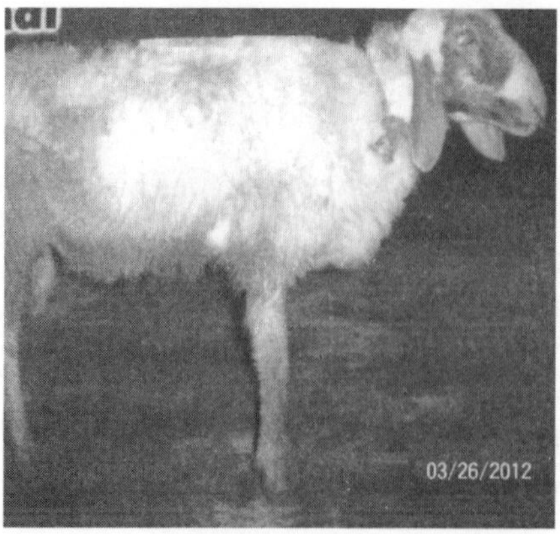

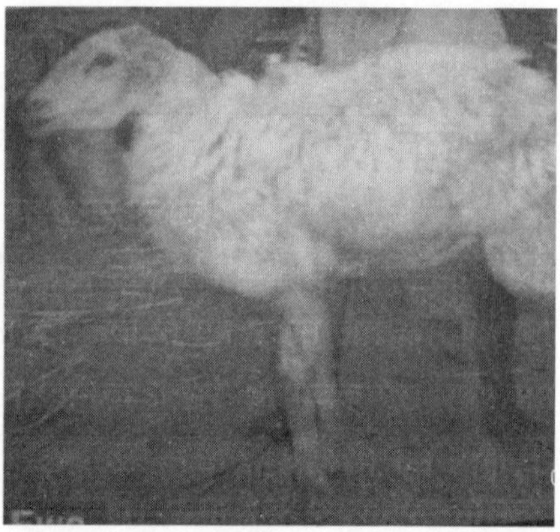

9. पटनवाडी

(क) जन्म स्थानः सौराष्ट्र, कच्छ, मेहसाना, पास जिला गुजरात।

(ख) प्रौढ़ वजन कि.ग्रा.: नर (33), मादा (27)

(ग) उपयोगिताः कालीन ऊन

(घ) शारीरिक आकारः मध्यम से बड़ा आकार, लम्बी टाँगे रोमन नाक, चेहरा भूरा और चित्तीदार कान, मध्यम–लम्बे गोलाकार पूँछ छोटी पतली, सींग रहित, ऊन सफेद ज्यादा घनी नहीं।

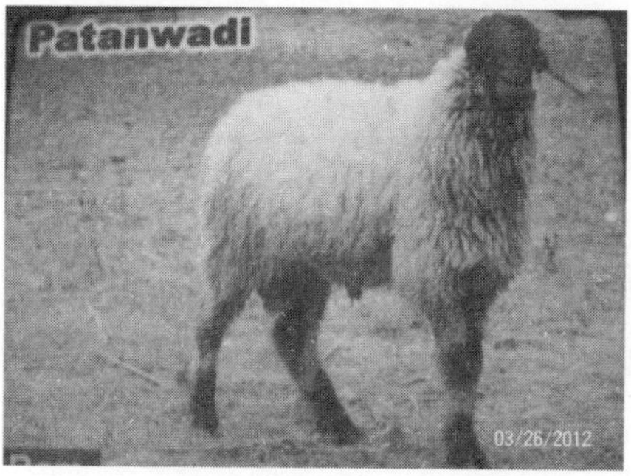

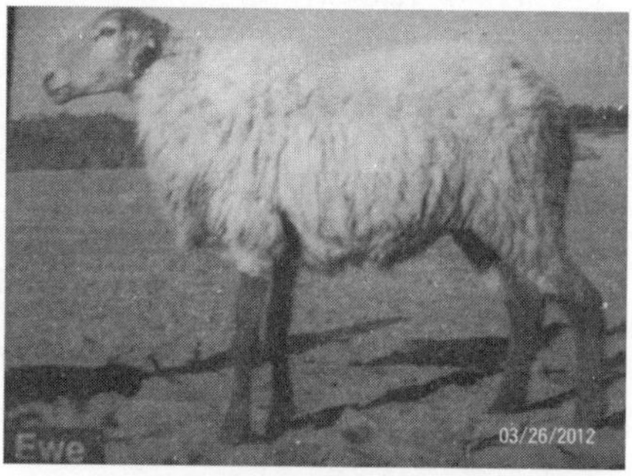

10. मुजफ्फरनगरी

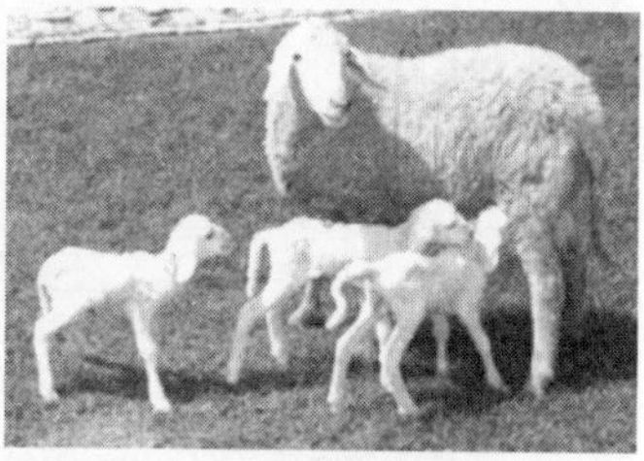

(क) जन्म स्थानः मुजफ्फर नगर, बुलन्दशहर, सहारनपुर (यू. पी.)।

(ख) प्रौढ़ वजन कि.ग्रा.: नर (50), मादा (34)

(ग) उपयोगिताः माँस व कालीन ऊन

(घ) शारीरिक आकारः मध्यम से बड़ा आकार, चेहरा और शरीर सफेद सींग रहित, कान लम्बे लटके हुए, पूँछ बहुत लम्बी टखनों तक एवं पेट और टाँगें ऊन रहित।

11. जालौनी

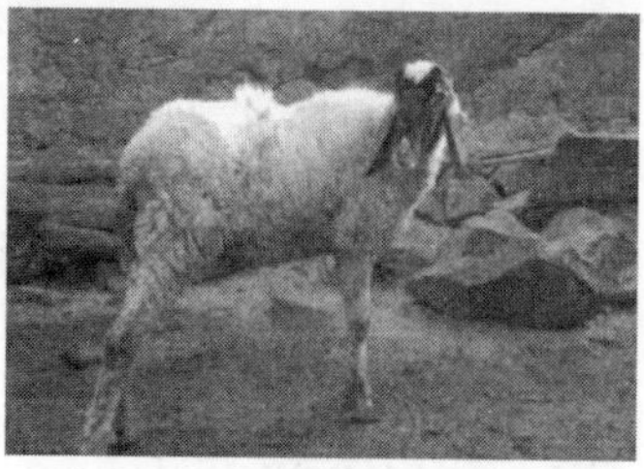

(क) जन्म स्थानः जालौन, झाँसी, ललितपुर (यू.पी.)

(ख) प्रौढ़ वजन कि.ग्रा.: नर (40), मादा (29)

(ग) उपयोगिताः माँस व कालीन ऊन

(घ) शारीरिक आकारः मध्यम आकार, सींग रहित, कान लम्बे चौडे लटके हुए, पूँछ पतली मध्यम, ऊन सामान्य सफेद, पेट और टाँगें ऊन रहित।

12. हिसारड़ेल

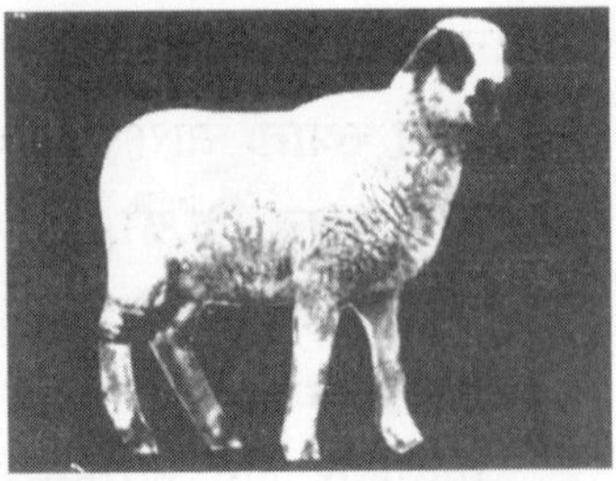

(क) जन्म स्थानः मैरिनो व बिकानेरी के क्रॉस से पैदा हुआ जानवर (हरियाना)।

(ख) प्रौढ़ वजन कि.ग्रा.:नर (55–59), मादा (34–36)

(ग) उपयोगिताः कालीन ऊन

(घ) शारीरिक आकारः छोटा आकार, छोटी टाँगें, कान मध्यम चौड़े आकार के, अधिकतर जानवर सींग रहित, रंग सफेद, भूरे व काले रंग के चिक्कत्ते भी।

दक्षिणी व तटीय क्षेत्र

13. ड़ेकनी

(क) जन्म स्थानः महाराष्ट्र, आन्ध्र प्रदेश एवं कर्नाटक।

(ख) प्रौढ़ वजन कि.ग्रा.: नर (38), मादा (29)

(ग) उपयोगिताः माँस व कालीन ऊन

(घ) शारीरिक आकारः मध्यम आकार, रंग काला सफेद धारीदार, कान मध्यम चौड़े लटके हुए, पुँछ छोटी पतली, ऊन खुर्दरी बालों वाली।

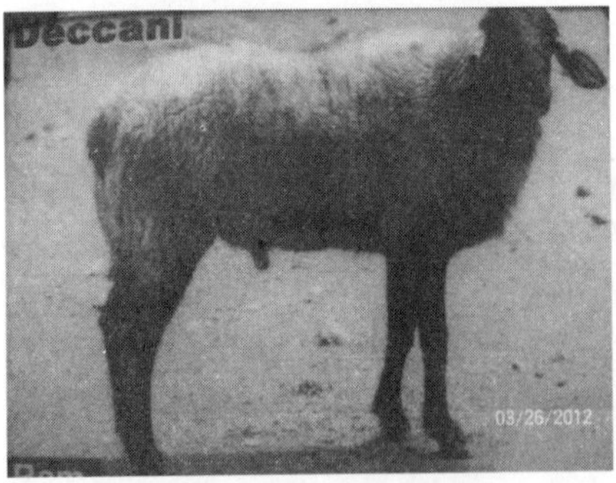

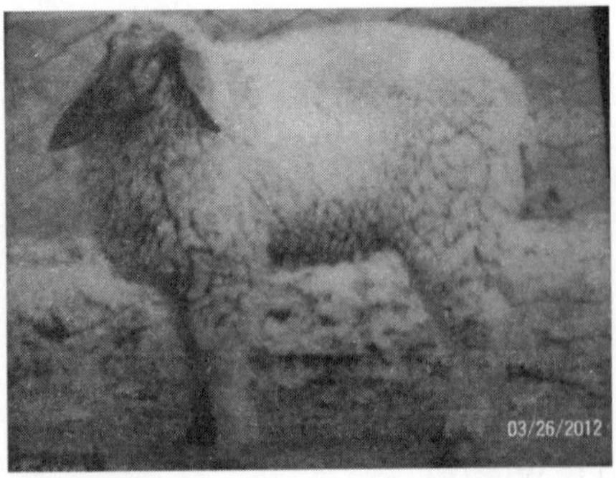

14. नेलोर

(क) जन्म स्थानः नैलोर प्रकाशम ओंगोल जिले (आन्ध्र प्रदेश)।

(ख) प्रौढ़ वजन कि.ग्रा.: नर (37), मादा (30)

(ग) उपयोगिताः माँस ।

(घ) शारीरिक आकारः आकार बडा, कान लम्बे लटके, पूँछ छोटी पतली।

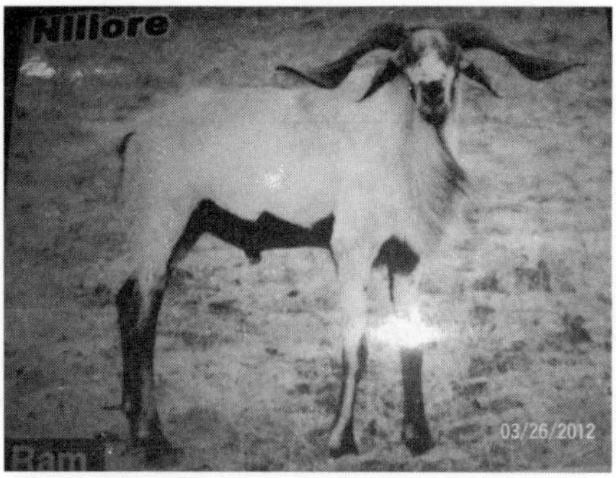

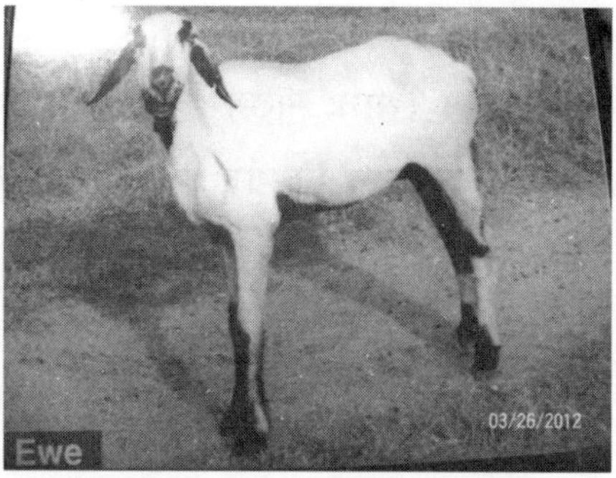

15. बेलारी

(क) जन्म स्थानः बेलारी जिला (कर्नाटक)।

(ख) प्रौढ़ वजन कि.ग्रा.: नर (35), मादा (27)

(ग) उपयोगिताः माँस व कालीन ऊन

(घ) शारीरिक आकारः मध्यम आकार एक तिहाई नर सींग सहित, मादा सींग रहित, कान मध्यम, चौडे और लटके, पूँछ छोटी पतली, ऊन एकदम खुदरी बाल वाली, पेट और टाँगें ऊन रहित।

16. हसन

(क) जन्म स्थानः हसन जिला (कर्नाटक)।

(ख) प्रौढ़ वजन कि.ग्राः नर (26), मादा (23)

(ग) उपयोगिताः माँस।

(घ) शारीरिक आकारः छोटा आकार, कान मध्यम–लम्बे लटके हुए, 40 प्रतिशत नर सींग सहित, ऊन खुर्दरी बाल वाली, पेट और टाँगें ऊन रहित।

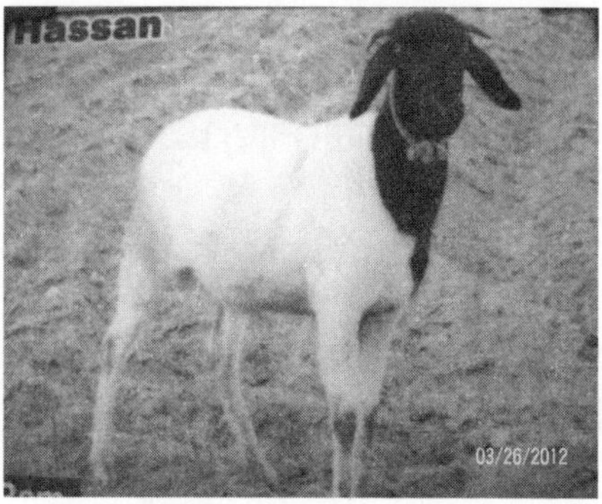

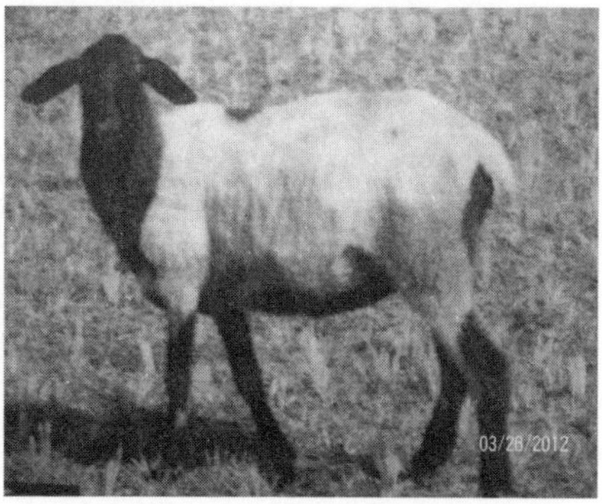

17. मांड़या

(क) जन्म स्थानः मांडय जिला (कर्नाटक)।

(ख) प्रौढ़ वजन कि.ग्रा.: नर (34), मादा (24)

(ग) उपयोगिताः माँस।

(घ) शारीरिक आकारः छोटा आकार, कान लम्बे चौड़े लटके हुए, नर मादा सींग रहित, पूँछ छोटी और पतली।

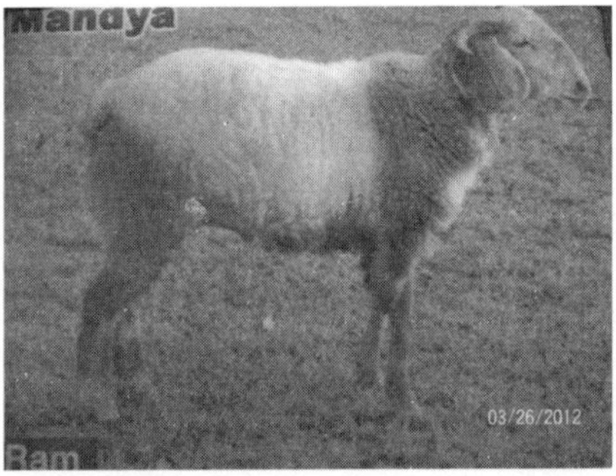

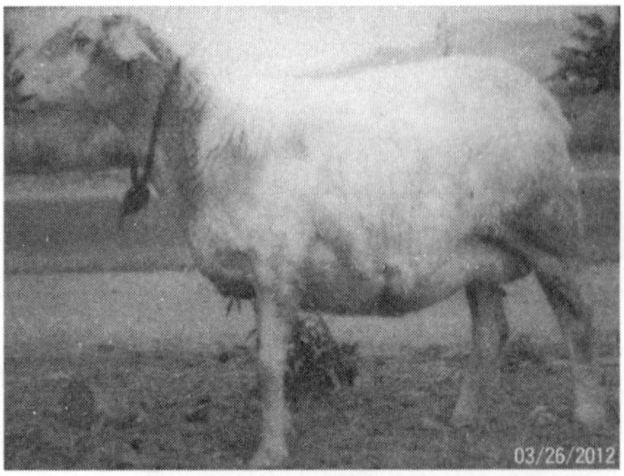

18. मचेरी

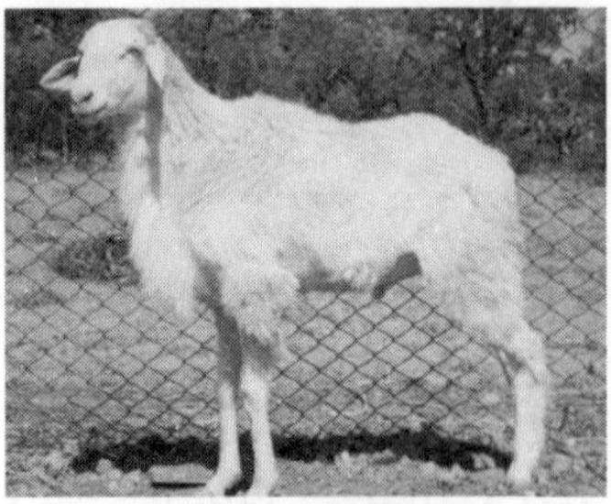

(क) जन्म स्थानः सेलम, कोयंम्बटुर जिला (तामिलनाडू)।

(ख) प्रौढ़ वजन कि.ग्रा.: नर (10), मादा (23)

(ग) उपयोगिताः माँस एवं ऊन।

(घ) शारीरिक आकारः मध्यम आकार, हल्की भूरी, कान मध्यम, नर मादा सींग रहित, पूँछ पतली छोटी, शरीर पर बहुत छोटे बाल।

19. किलाकरसल

(क) जन्म स्थानः रामनाथ पुरम, मदुरई एवं तांजौर जिले (तामिलनाडू)।

(ख) प्रौढ़ वजन कि.ग्रा.: नर (30), मादा (21)

(ग) उपयोगिताः माँस।

(घ) शारीरिक आकारः मध्यम आकार, सिर, टाँगों और पेट पर काले चिक्कते, कान मध्यम, पूँछ छोटी और पतली, नरों में मोटे मुडे हुए सींग, अधिकतर जानवर कंठी वाले।

20. वेमपूर

(क) जन्म स्थानः तूटीकोरीन, विरूदनगर तामिलनाडू ।

(ख) प्रौढ़ वजन कि.ग्रा.: नर (34), मादा (28)

(ग) उपयोगिताः माँस।

(घ) शारीरिक आकारः गहरी भूरी, सिर, टाँगों और पेट पर काले चिक्कते, कान मध्यम, पूँछ पतली और छोटी, नरों में मोटे मुडें हुए सींग, अधिकतर जानवर कंठी वाले।

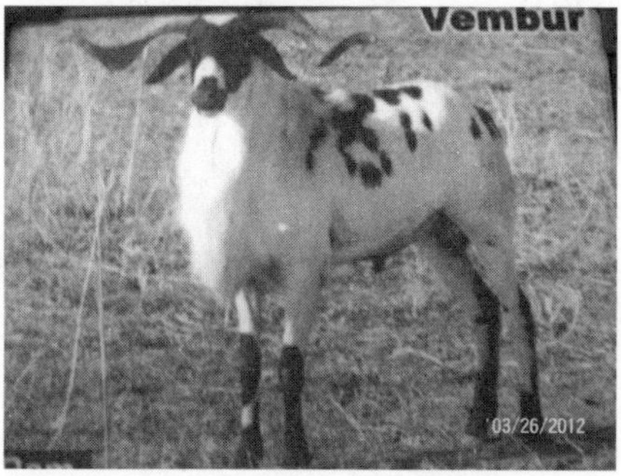

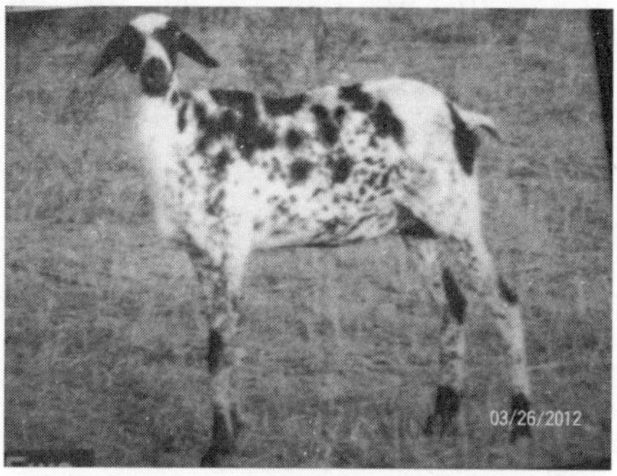

21. कोयम्बटुर

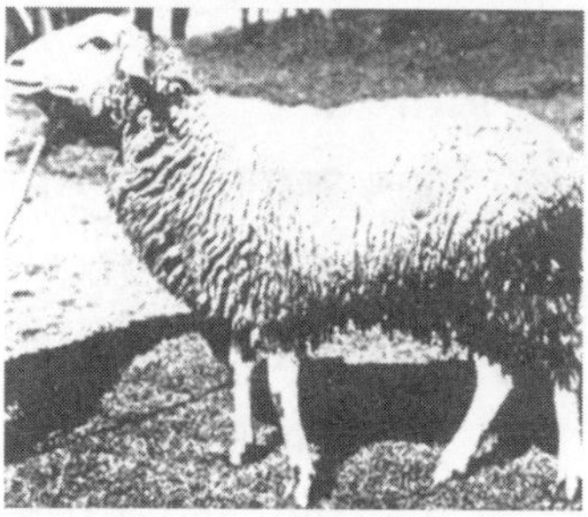

(क) जन्म स्थानः कोयंम्बटुर मदुरई जिले (तामिलनाडू)।

(ख) प्रौढ़ वजन कि.ग्रा.: नर (25), मादा (21)

(ग) उपयोगिताः माँस व कालीन ऊन

(घ) शारीरिक आकारः मध्यम आकार, सफेद रंग और काले या भूरे चिक्कते कान मध्यम व पीछे की तरफ, पूँछ छोटी पतली, 30 प्रतिशत नर सींग रहित।

22. मद्रास रेड

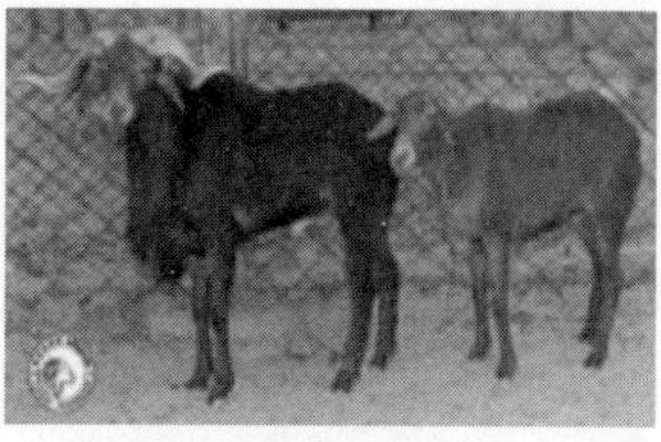

(क) जन्म स्थानः मद्रास जिला (तामिलनाडू)।

(ख) प्रौढ़ वजन कि.ग्रा.: नर (35), मादा (23)

(ग) उपयोगिताः माँस।

(घ) शारीरिक आकारः शरीर भूरा, कान मध्यम लम्बे, पूँछ छोटी पतली, नर सींग वाले।

23. त्रिची ब्लैक

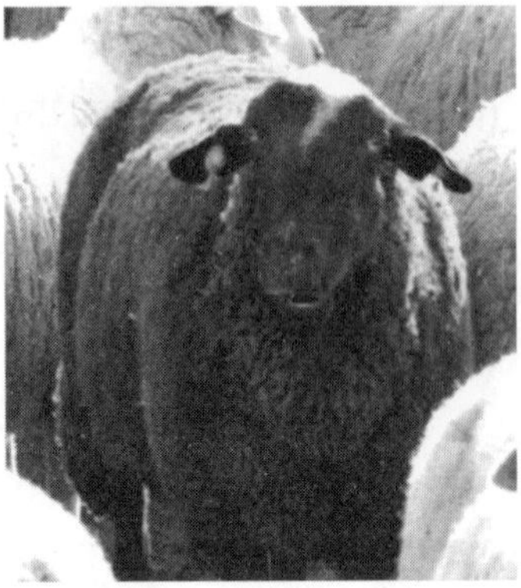

(क) जन्म स्थानः त्रिची, सेलम धर्मपुरी जिले (तामिलनाडू)।

(ख) प्रौढ़ वजन कि.ग्रा.: नर (26), मादा (19)

(ग) उपयोगिताः माँस।

(घ) शारीरिक आकारः छोटा आकार, शरीर पूरा काला, मादा सींग रहित, कान छोटे नीचे की ओर, पूँछ छोटी पतली, ऊन एकदम खुदरी बालों वाली।

24. केंगुरी

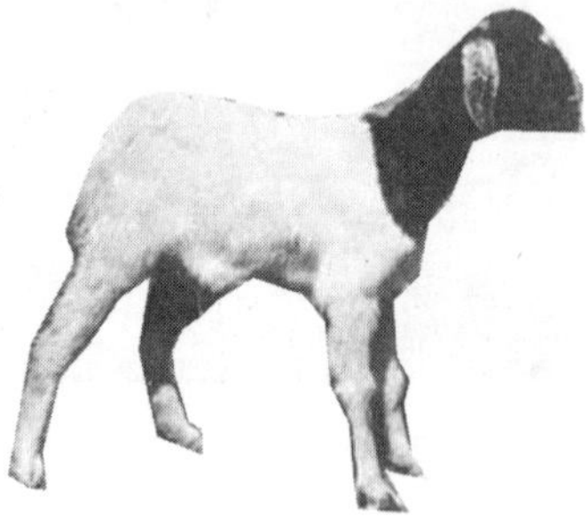

(क) जन्म स्थानः रायचूर जिला कर्नाटक।

(ख) प्रौढ़ वजन कि.ग्रा.: नर (32), मादा (27)

(ग) उपयोगिताः माँस।

(घ) शारीरिक आकारः मध्यम आकार शरीर गहरा भूरा या सफेद चिक्कतीदार, मादा सींग रहित।

25. निलगिरी

(क) जन्म स्थानः निलगिरी पहाडियाँ तामिलनाडू।

(ख) प्रौढ़ वजन कि.ग्रा.: नर (31), मादा (25)

(ग) उपयोगिताः ऊन एवं माँस

(घ) शारीरिक आकारः मध्यम आकार, सफेद रंग, रोमन नाक, कान बड़े चौड़े लटके हुए, मादा सींग रहित, नरों में केवल सींग की कली, पूँछ मध्य पतली, ऊन सफेद घनी व उत्तम प्रकार की।

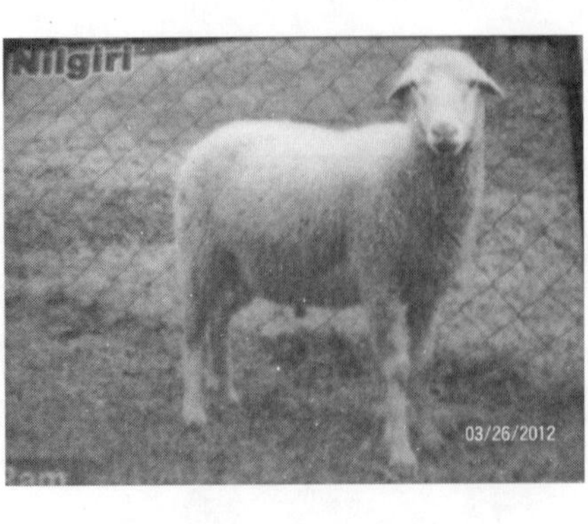

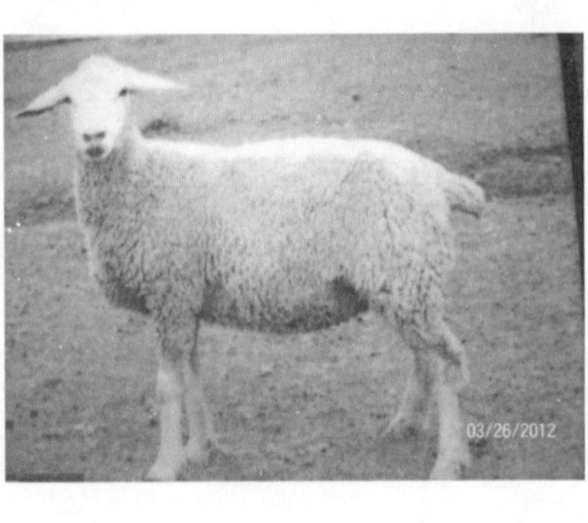

26. रेमनाड़

(क) जन्म स्थानः रेमनाड़ जिला (तामिलनाडू)।

(ख) प्रौढ़ वजन कि.ग्रा.: नर (31), मादा (23)

(ग) उपयोगिताः माँस।

(घ) शारीरिक आकारः मध्यम आकार, अधिकतर सफेद, कुछ पशुओं के शरीर पर हल्के भूरी व काली धारियाँ, नरों में घुमावदार सींग, मादा सींग रहित, कान मध्यम नीचे की ओर, पूँछ छोटी और पतली।

उत्तरी व उत्तर पूर्वी क्षेत्र

27. छोटानागपुरी

(क) जन्म स्थानः छोटा नागपुर, राँची, हजीराबाग, धनबाद (झारखण्ड)।

(ख) प्रौढ़ वजन कि.ग्रा.: नर (21), मादा (20)

(ग) उपयोगिताः माँस व कालीन ऊन

(घ) शारीरिक आकारः छोटा आकार, हल्का शरीर, हल्का स्लेटी भुरा रंग, कान लम्बे लटके, पूँछ छोटी पतली, नर/मादा सींग रहित, ऊन खुर्दरी बालों वाली।

28. शाहबादी

(क) जन्म स्थानः शाहबाद व गया जिला (बिहार)।

(ख) प्रौढ़ वजन कि.ग्रा.: नर (37), मादा (27)

(ग) उपयोगिताः माँस व कालीन ऊन

(घ) शारीरिक आकारः मध्यम आकार, लम्बी टाँगें, ऊन स्लेटी कभी–कभी काले ध ब्बेदार, कान मध्यम लटके हुए, पूँछ लम्बी पतली, नर/मादा सींग रहित, ऊन खुर्दरी बालों वाली, पेट व टाँगे ऊन रहित।

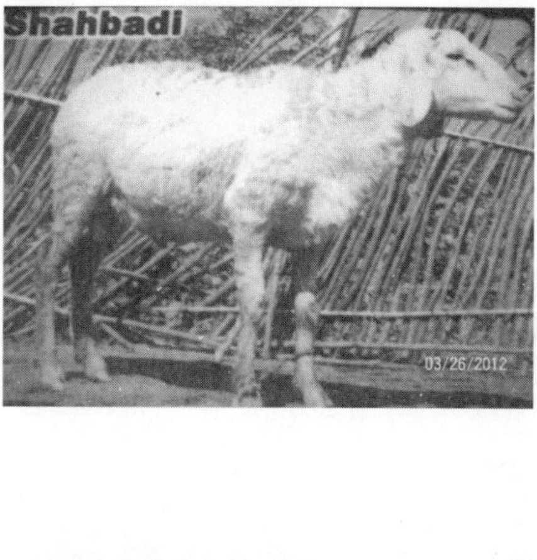

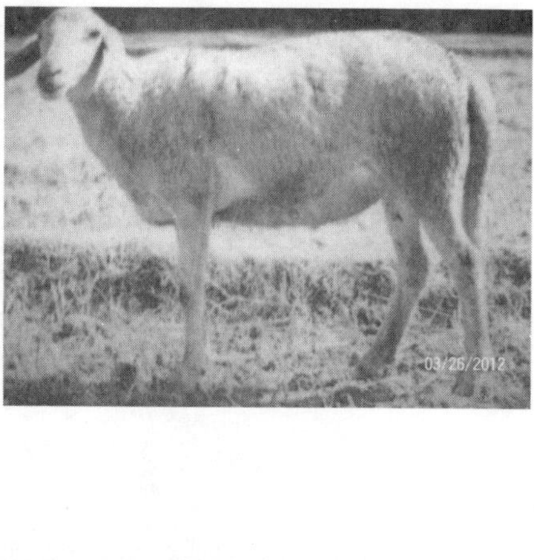

29. बलांगिर

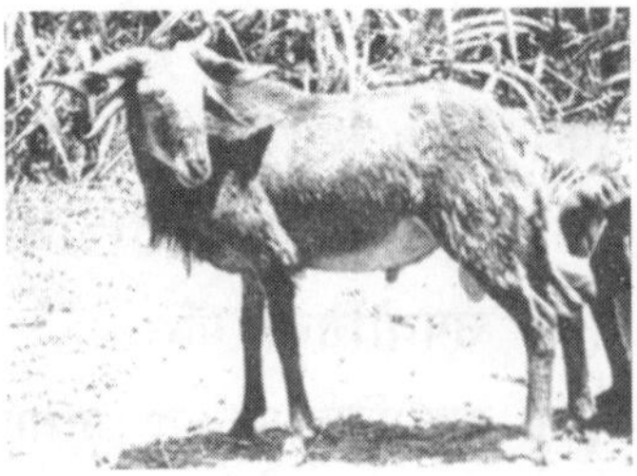

(क) जन्म स्थानः बलंगिर संभलपुर एवं उत्तर पश्चिमी जिले (उड़ीसा)।

(ख) प्रौढ़ वजन कि.ग्रा.: नर (24), मादा (18)

(ग) उपयोगिताः माँस व कालीन ऊन

(घ) शारीरिक आकारः मध्यम आकार, सफेद व हरा भूरा मिश्रित, कान छोटे, नर सींग सहित, पूँछ मध्यम पतली, ऊन खुर्रदरी, पेट व टाँगे ऊन रहित।

30. गंजम

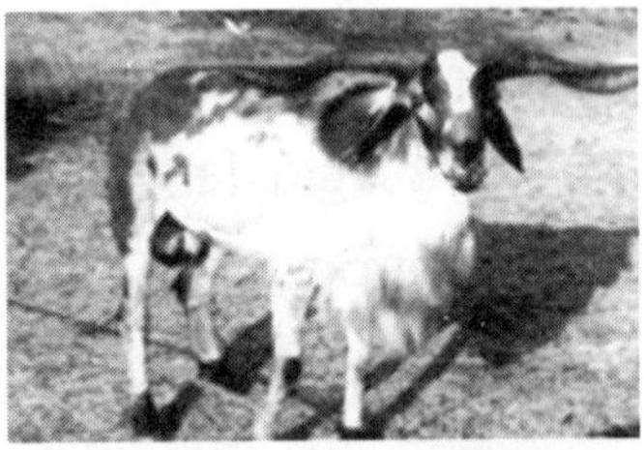

(क) जन्म स्थानः कोरापुर, फुलबनी (उड़ीसा)।

(ख) प्रौढ़ वजन कि.ग्रा.: नर (24), मादा (18)

(ग) उपयोगिताः माँस व कालीन ऊन

(घ) शारीरिक आकारः मध्यम आकार, भूरा रंग, कान लम्बे व लटके हुए, पूँछ मध्यम आकार की पतली, मादा सींग सहित, नर सींग सहित, ऊन खुर्दरी बालों वाली, काटी नही जाती।

31. तिब्बतीयन

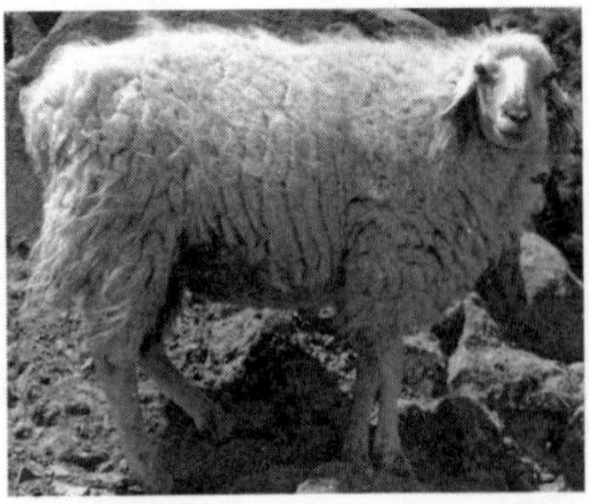

(क) जन्म स्थानः उत्तरी सिक्किम व केमांग जिला (अरूणाचल प्रदेश)।

(ख) प्रौढ़ वजन कि.ग्रा.: नर (26), मादा (20)

(ग) उपयोगिताः कालीन, ऊन

(घ) शारीरिक आकारः मध्यम आकार, सफेद रंग, चेहरा काला या भूरा, नर/मादा सींग सहित, रोमन नाक, कान छोटे चौड़े व लटके हुए। ऊन अपेक्षाकृत अच्छी और घनी, पेट व टाँगें ऊन रहित।

32. बोनपाला

(क) जन्म स्थानः दक्षिणी सिक्किम।

(ख) प्रौढ़ वजन कि.ग्रा.: नर (41), मादा (34)

(ग) उपयोगिताः कालीन, ऊन

(घ) शारीरिक आकारः ह्रष्ट–पुष्ट बड़ा आकार, रंग काला या सफेद, कान छोटे गोलाकार, नर/मादा सींग सहित, पूँछ छोटी व पतली, ऊन खुदरी बालों वाली, पेट व टाँगे ऊन रहित।

उत्तरी शीतोष्ण क्षेत्र

33. गद्दी (भदखाह)

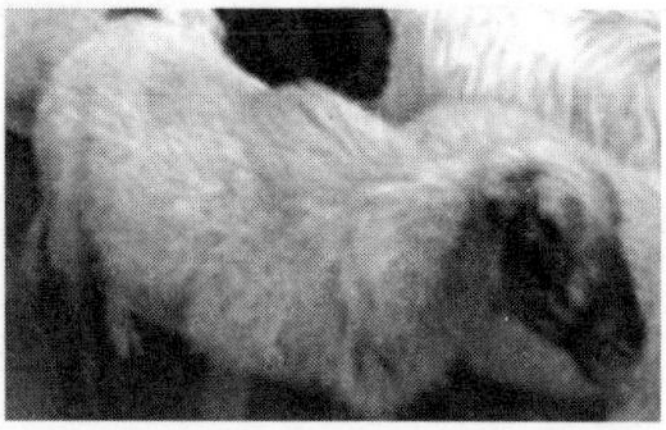

(क) जन्म स्थानः किस्तवाड, भदखाह, (जम्मू), कुल्लू घाटी (हि0 प्र0), देहरादून, चकराता, चमौली, नैनीताल (उत्तरांचल)।

(ख) प्रौढ़ वजन कि.ग्रा.: नर (26), मादा (24)

(ग) उपयोगिताः कालीन ऊन

(घ) शारीरिक आकारः मध्यम आकार, सफेद रंग या काला और भूरा मिश्रण, नर सींग सहित, 10–15 प्रतिशत मादा सींग सहित, पूँछ छोटी व पतली, ऊन अच्छी व घनी, कान लम्बे चौडे व लटके हुए।

34. रामपुर बुशहर

(क) जन्म स्थानः शिमला, किन्नौर, सिरमौर, विलासपुर, लाहौलस्पीती (हि0 प्र0), देहरादून, चकराता, ऋषिकेश, नैनीताल (उत्तरांचल)।

(ख) प्रौढ़ वजन कि.ग्रा.: नर (29), मादा (25)

(ग) उपयोगिताः कालीन, ऊन

(घ) शारीरिक आकारः मध्यम आकार की, ऊन सफेद कभी–कभी भूरा व काला मिश्रण भी, कान लम्बे लटके हुए, रोमन नाक, नर सींग सहित, ऊन मध्यम किस्म की, पेट, चेहरा व टाँगें ऊन रहित।

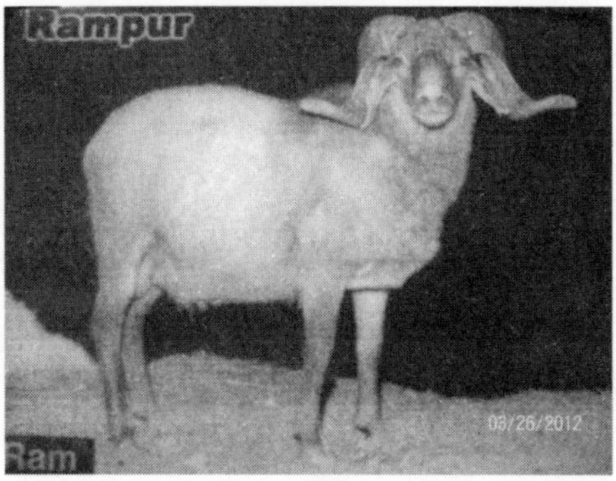

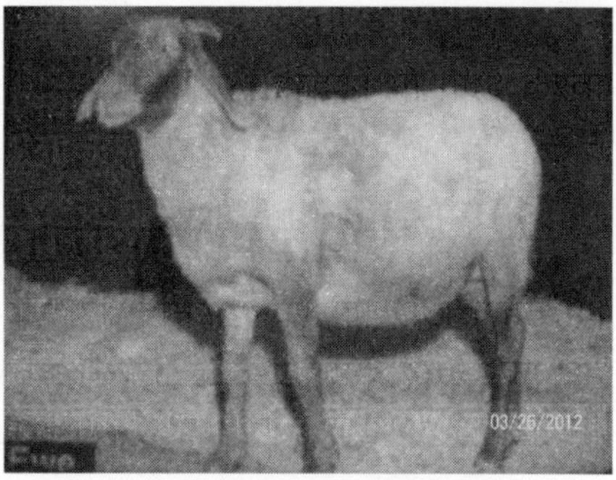

35. भकरवाल

(क) जन्म स्थानः जम्मू व काशमीर।

(ख) प्रौढ़ वजन कि.ग्रा.: नर (36), मादा (29–36)

(ग) उपयोगिताः कालीन, ऊन

(घ) शारीरिक आकारः मध्यम आकार की, रोमन नाक, रंग सफेद सींग सहित, कान लम्बे लटके हुए, पूँछ छोटी पतली, ऊन निम्न श्रेणी की।

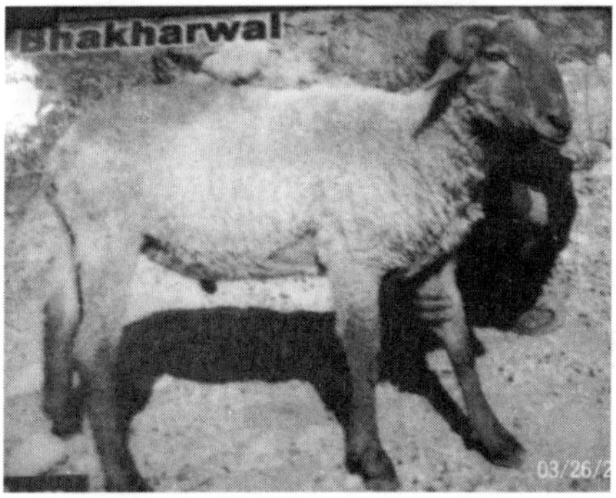

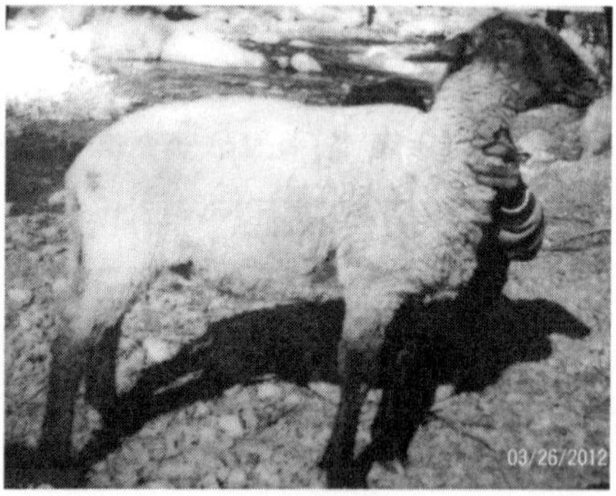

36. पुंछी

(क) जन्म स्थानः पूँछ व राजौरी जिले (जम्मू व काश्मीर)।

(ख) प्रौढ़ वजन कि.ग्रा.: नर (35–40), मादा (25–30)

(ग) उपयोगिताः कालीन, ऊन

(घ) शारीरिक आकारः ज्यादातर गद्दी नस्ल की तरह, कान मध्यम से लम्बे लटके हुए, पूँछ छोटी पतली, टाँगे छोटी।

37. करनाह

(क) जन्म स्थानः करनाह (उत्तरी काशमीर)।

(ख) प्रौढ़ वजन कि.ग्रा.: नर (40–48), मादा (29–37)

(ग) उपयोगिताः वस्त्र ऊन

(घ) शारीरिक आकारः बडा आकार, सफेद रंग, चेहरा काला व सफेद मिश्रित, कान लम्बे लटके हुए, सींग घुमावदार, मादा सींग रहित।

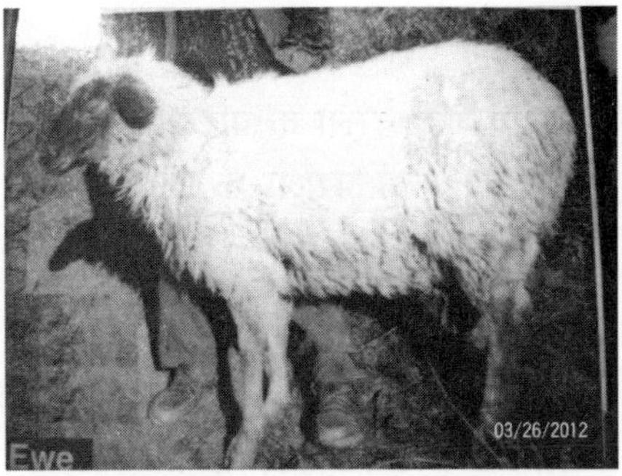

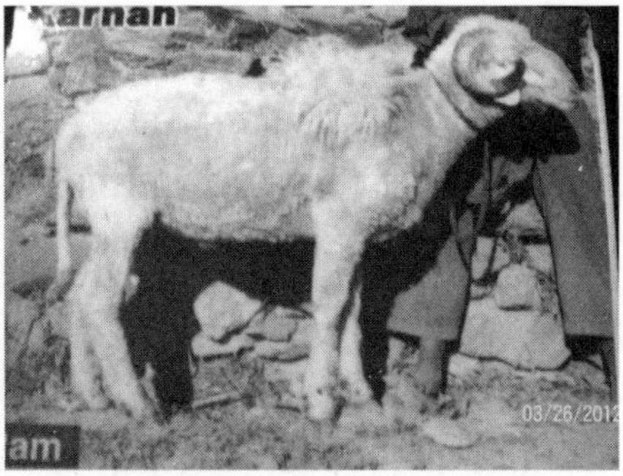

38. गुरेज

(क) जन्म स्थानः गुरेज उत्तरी काशमीर।

(ख) प्रौढ़ वजन कि.ग्रा.: नर (32–35), मादा (23–28)

(ग) उपयोगिताः कालीन ऊन

(घ) शारीरिक आकारः जम्मु काशमीर की सबसे भारी/बडे शारीरिक आकार की, रंग सफेद, भूरे व काले रंग का मिश्रिण भी, कान लम्बे पतले व नुकीले, पूँछ छोटी व पतली।

39. चांगथांगी

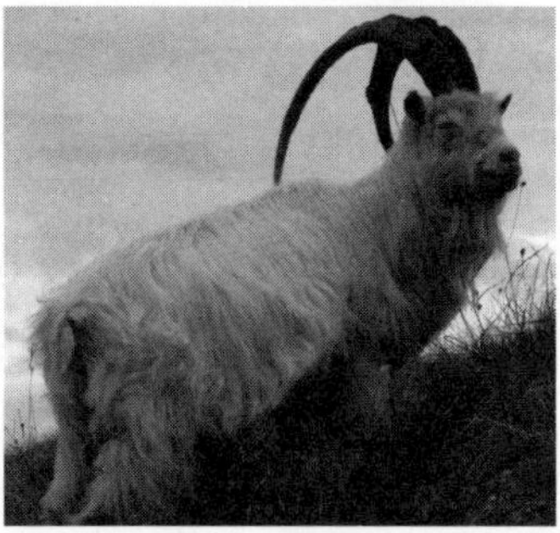

(क) जन्म स्थानः चंगथांग इलाका (लद्दाख)।

(ख) प्रौढ़ वजन कि.ग्रा.: नर (39), मादा (35)

(ग) उपयोगिताः कालीन ऊन

(घ) शारीरिक आकारः मजबुत शरीर, ऊन की अच्छी किस्म, ऊन का रेशा बहुत लम्बा।

40. काश्मीर मैरिनों

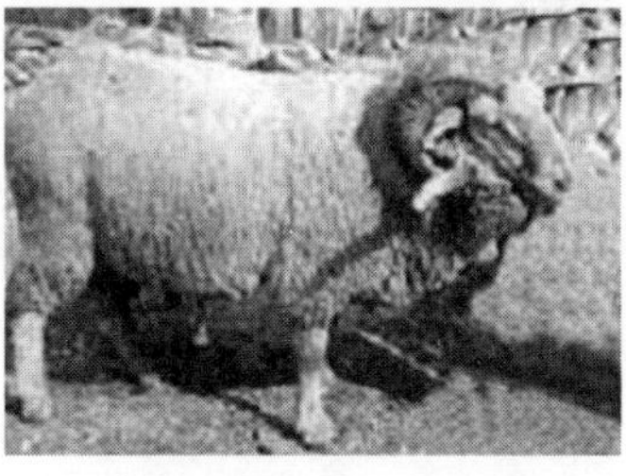

(क) जन्म स्थानः मैरिनो व स्थानिया नस्ल की काशमीरी भेड़ों के क्रास ब्रीडिंग से पैदा।

(ख) प्रौढ़ वजन कि.ग्रा.: नर (39), मादा (35)

(ग) उपयोगिताः वस्त्र ऊन

(घ) शारीरिक आकारः मैरिनों का गद्दी, भकरवाल व पूंछी भेड़ के साथ क्रॉस से विकसित।

प्रजनन प्रणाली

फार्म पशुओं के विकास, नई नस्लों के निर्माण एवं शुद्ध नस्लों के परिरक्षण के लिए विभित्र प्रकार की प्रजनन प्रणालियाँ अपनाई जाती है। फार्म पशुओं के लिए प्रजनन प्रणालियाँ मुख्यतः दो प्रकार की होती हैः

1. अन्तःप्रजनन (इनब्रीडिंग) तथा
2. बहिःप्रजनन (आउट ब्रीडिंग)।

सम्बन्धों की कोटि एवं पशुओं की किस्म के आधार पर इन प्रणालियों का वर्गीकरण निम्न रूप में किया जाता है।

1. अन्तः प्रजनन

औसत की अपेक्षा अधिक नजदीकी सम्बन्धों वाले पशुओं का संगम अन्तः प्रजनन कहलाता है। संगमित नर तथा मादा दोनों प्रणालियों के सम्बन्धी होने से अभिप्राय उनके एक–दो या अधिक पूर्वज का सम्मिलित होना है। अन्तःप्रजनन में अधिकतर 4–5 पीढ़ी के सम्बन्धियों का संगम कराया जाता है। अन्तःप्रजनन दो प्रकार का होता हैः **(क) निकट प्रजनन या समप्रजनन (क्लोज ब्रीडिंग) (ख) क्रमिक अन्तःप्रजनन या अर्धनिकट प्रजनन (लाईन ब्रीडिंग)।**

2. निकट प्रजनन

इस विधि में बिल्कुल सगे सम्बन्धियों का संगम कराया जाता है। जैसे भाई–बहन, माँ–बेटा। इसे समप्रजनन भी कहा जाता है। इस विधि को तभी अपनाया जाता है जब नर व मादा के बहुत ही श्रेष्ठ गुण के हों। फिर भी कभी–कभी इस विधि में अवांछनीय जीन संतान में समयुग्मज रूप में आ सकते हैं, इसलिए प्रक्षेत्र के पशुओं में इसे नहीं अपनाया जाता है।

निकट प्रजनन के लाभ तथा हानियाँ

लाभ

1. अवांछनीय, अप्रभावी जीनों का पता लगाया जा सकता है तथा उस वंश क्रम में और आगे परिक्षण करके उन्हें लुप्त किया जा सकता है।
2. इस विधि से उत्पन्न संतान अन्य किसी भी पद्धति के मुकाबले में अधिक समान होता है।
3. पशु समूह में विभिन्नता कम हो जाती है।
4. शुद्ध लाईन या समान अनुवांशिकता वाले जानवर तैयार किये जा सकते हैं।

हानियाँ

1. जीनों के प्रतिकूल पृथक्करण से अवांछनीय अभिलक्षण गहन हो जाते है।
2. इस विधि द्वारा उत्पन्न सन्तान जल्दी रोग ग्रहण करते हैं।
3. प्रजनन समस्याएँ तथा बांझपन की शिकायत अधिक बढ़ जाती है।
4. प्रजनन की उस अवस्था का पता लगाना कठिन होता है, जिस पर इस पद्धति के बुरे प्रभावों को दूर रखने के लिए इसे बन्द करना चाहिए।

क्रमिक अन्तःप्रजनन या अर्धनिकट प्रजनन (लाईन ब्रीडिंग) समप्रजनन के अतिरिक्त 4–5 पीढी के सम्बन्धित नर–मादाओं का संगम अन्तरवंश प्रजनन या क्रमिक अंतःप्रजनन या अर्धनिकट प्रजनन कहलाता है। इस पद्धति में निकट प्रजनन की अपेक्षा दूर के सम्बन्धियों का संगम कराया जाता है। इससे गुणों में एकरूपता की वृद्धि होती है। समयुग्मजता इतनी जल्दी नहीं आती जितनी निकट प्रजनन में आती है तथा अवांछित व वांछित लक्षण भी उतनी जल्दी विकसित नहीं होते। इस पद्धति द्वारा उत्कृष्ट नर या मादा के उत्कृष्टता का निर्धारण किया जाता है तथा इनसे उत्पन्न सन्तान को लाइनब्रेड या पूर्वजों के अर्धनिकट अंतःप्रजात कहा जाता है।

लाभ : क्रमिक अंतःप्रजनन के लाभ निम्नलिखित है।

1. समरूपता तथा समानता में वृद्धि होती है।
2. निकट प्रजनन के घातक परिणामों को कम किया जा सकता है।

हानि : क्रमिक अंतःप्रजनन के हानियाँ निम्नलिखित है।

इसकी मुख्य हानि यह है कि प्रजनक वंशावली के आधार पर चयन करेगा तथा व्यक्तिगत गुणों पर ध्यान नहीं देगा। कभी–कभी ऐसे संतान पैदा हो जाते हैं जिन्हें वंशावली के आधार पर चयन करने से कोई लाभ नहीं होता।

अन्तः प्रजनन अपनाने की आवश्यकता

सामान्यतः अन्तःप्रजनन बहुत कम अपनाया जाता है परन्तु वैज्ञानिक विधियों एवं वरण को ध्यान में रखते हुए इसका प्रयोग किया जा सकता है। अन्तः प्रजनन को निम्नलिखित दशाओं में अपनाया जाता है:

1. मूल जीन संख्या या सीड स्टाक को सुरक्षित रखने के लिए।
2. यथार्थ विभेदया वंशक्रम उत्पन्न करने के लिए एवं
3. घातक जीनों को छाँटने के लिए।

अन्तः प्रजनन प्रणाली अपनाते समय पशुपालक को निम्न सावधानियाँ बरतनी चाहिये

अन्तःप्रजनन हमेशा औसत से अच्छे पशुओं में ही अपनाना चाहिए अन्यथा उत्पादन क्षमता बहुत कम हो जाती है। अन्तःप्रजनन को अलाभकारी स्तर तक पहुँचने से रोकने के लिए दो या अधिक साँडों वाला समूह रखना चाहिए, क्योंकि एक साँड वाले समूह में जल्दी समयुग्मजता आ जाती है जो हानिकारक होती है। पशुपालक को सम्भावित उत्पन्न खतरों एवं असामान्यताओं की अच्छी जानकारी रखनी चाहिए। क्रमोन्नत (ग्रेड़ेड़) एवं व्यावसायिक समूह (कमर्शियल हेड़) में इसको नहीं अपनाना चाहिए, क्योंकि इससे उनकी उत्पादन क्षमता कम हो जाती है। औसत से कम उत्पादन क्षमता वाले पशुओं में अन्तःप्रजनन नहीं करना चाहिए।

बाहिः प्रजनन

असम्बन्धित अथवा दूर के सम्बन्धी नर तथा मादाओं का संगम बहिः प्रजनन कहलाता है। बहिःप्रजनन का उद्देश्य श्रेष्ठ परन्तु असम्बन्धित साँडों के गुणों को संतति में लाना है। इससे संतति में नवीन गुणों का समावेश किया जाता है एवं नई–नई नस्लें उत्पन्न करके पशुधन की उन्नति की जाती है।

बहिः प्रजनन की विधियाँ

बहिः प्रजनन की कई विधियाँ हैं जो निम्नलिखित हैं:

1. बहिःसंकरण (आउट क्रॉसिंग)
2. संकरण (क्रॉस ब्रिडिंग)
   (i) तिर्यक संकरण (क्रिस क्रॉसिंग)
   (ii) त्रिसंकरण (ट्रिपल क्रॉसिंग)
   (iii) चतुर्थ संकरण (फोर वे क्रॉसिंग)
   (iv) आवर्ती संकरण (रोटेशनल क्रॉसिंग)
3. स्पीशीज जाति संकरण (हाईब्रीडाइजेशन)
4. क्रमोन्नतीकरण (ग्रेडिंग अप)

1. **बहिःसंकरण या भिन्न संकरण (आउट क्रॉसिंग):** इस विधि के अन्तर्गत एक ही शुद्ध नस्ल के असम्बन्धित नर तथा मादाओं का संगम कराया जाता है। संगमक पशुओं में 4 से 6 पीढ़ी तक कोई भी पूर्वज सम्मिलित नहीं होना चाहिए। कभी–कभी इस प्रकार के प्रजनन को अन्तःप्रजनन या शुद्ध वंशीय प्रजनन के अन्तर्गत भी रखा जाता है। क्योंकि नर तथा मादा एक ही नस्ल के होते है परन्तु अधिकतर विशेषज्ञों

की राय में इसे बहिः प्रजनन के अन्तर्गत रखना उचित माना गया है। इस प्रकार के संगम से उत्पन्न सन्तान को बहिः संकर (आउट क्रॉस) कहते है।

इस विधि से प्रजनन द्वारा पशुओं की उत्पादन क्षमता, जीवनशक्ति एवं वृद्धि दर बढ़ती है। वरण को सही ढंग से अपनाने पर आनुवांशिक प्रगति तीव्र गति से होती है तथा किसी विशिष्ट नस्ल की शुद्धता भी कायम रहती है। अधिकतर फार्म पशुओं के समूहों के लिए यह उत्तम विधि मानी जाती है। औसत से कम उत्पादन क्षमता वाले पशु समूहों के विकास के लिए यह विधि अच्छी मानी जाती है। औसत से अधिक वंशागतित्व वाले गुणों के लिए (जो जीनों के विशेष नियंत्रण में रहते है) भी यह विधि प्रभावशाली होती है।

2. **संकरण (क्रॉस ब्रीडिंग):** दो भिन्न संस्थापित नस्लों या वंशक्रमों के पशुओं का संगम कराना संकरण कहलाता है। इससे उत्पन्न संतान को संकर कहा जाता है। इस विधि का मुख्य उद्‌देश्य दो नस्लों में उपस्थित लाभदायक गुणों से युक्त संकर पशु उत्पन्न कराना होता है। इसमें विभिन्न नस्लों के चुने हुए, श्रेष्ठ गुणों वाले नर तथा मादाओं का संगम कराया जाता है। इनसे उत्पन्न संतान में दोनों जनकों के अच्छें गुण आ जाते है। यह विधि व्यावसायिक रूप में बाजार के लिए अधिक उत्पादन क्षमता वाले पशु उत्पन्न करने के लिए अपनाई जाती हैं।

(क) तिर्यक संकरण (क्रिस क्रॉसिंग): इस विधि में तीन भिन्न नस्लों के नर तथा मादाओं को एकान्तर रूप मे संगम कराया जाता है। इसमें प्रथम क्रॉस में जानवर को उसके किसी माता या पिता से संगम कराते हैं तथा इस विधि को बैक कॉस कहते हैं। इसके फलस्वरूप उत्पन्न संतति में लगभग 2/3 आनुवंशिकता अपने तात्कालिक पिता के नस्ल से तथा 1/3 आनुवंशिकता दूसरी प्रयोग की जा रही नस्ल की होती है। इस विधि का प्रयोग माता तथा पुत्री दोनों के द्वारा संकर ओज का उपयोग करने के लिए किया जाता है। यधपि इस विधि में दोनों नस्लों को आवर्ती रूप में प्रयोग किया जाता है परन्तु इस प्रकार के संकरण को आवर्ती संकरण न कहकर तिर्यक संकरण ही कहा जाता है। इस विधि का प्रयोग अधिकतर ब्रिटेन के सुकरों में होता है जहाँ लार्ज हवाईट याक्रशायर मादा को लैन्ड्रेस के नर से संगम कराते हैं।

(ख) त्रिसंकरण (ट्रिपल क्रॉसिंग): इस विधि में संकरण के लिए तीन नस्लों का प्रयोंग किया जाता है। इसके फलस्वरूप जो संतान उत्पन्न होती है उसमें 50 प्रतिशत आनुवंशिकता तात्कालिक पिता के नस्ल की तथा 25–25 प्रतिशत अन्य दो नस्लों की होती है। इसका प्रयोग तीन नस्लों के श्रेष्ठ गुणों का उपयोग करने के लिए या तीनों के मिश्रण से नई नस्ल तैयार करने के लिए किया जाता है। इस विधि में दो से अधिक नस्ल के उपयोग से संस्करण तथा तिर्यक संस्करण से ज्यादा संकर ओज (हेट्रोसिस) प्राप्त होता है।

(ग) चतु:संकरण (टेट्रा क्रॉसिंग): संकरण की तरह इस विधि में तीन के बजाय चार नस्लों के संगम से संकर पशु तैयार किये जाते है। पहले दो–दो नस्लों के संकरण से दो प्रथम संकर (एफ$_1$) उत्पन्न किया जाता है। प्रथम संकरो में सिर्फ दो नस्लों का मिश्रण होता है। इस विधि को द्विसंकरण भी कहते है।

संकरण के लाभ

संकरण के निम्नलिखित लाभ हैं:

1. संकर पशुओं की उत्पादन क्षमता का अधिक होना।
2. पशुओं की उत्पादन क्षमता में तीव्र वृद्धि एवं
3. नई जातियों का विकास किया जाता है।

संकरण से हानियाँ

संकरण की हानियाँ निम्नलिखित है।

संकरण में स्थापित लक्षणों को तोड़ देने एवं लक्षणों के संयोजनों को नष्ट कर देने की प्रवृत्ति होती है जो शुद्ध प्रजनन की प्रणाली के अर्न्तगत विभेदों में बहुत समय से मौजुद है और संकरण में एकक लक्षणों की तरह आचरण करते है। उदाहरण के तौर पर भारतीय तथा विदेशी नस्लों के क्रॉस में कूबड़ गायब हो जाता है जो भारवाहक पशुओं का एक श्रेष्ठ गुण माना जाता है।

इसे अपनाने के लिए पशुपालकों को विभिन्न नस्लों के नर–मादा पशु रखने पड़ते है जिनके पालन–पोषण एवं प्रबन्ध में काफी कठिनाई उठानी पडती है। साथ ही यह कार्य खर्चीला भी पडता है। कभी–कभी विभिन्न नस्ल के पशुओं में असमानता के गुण अधिक होने के कारण उनकी प्रजनन क्षमता में कमी आ जाती है। इस प्रकार से उत्पन्न सन्तान प्रजनन योग्य नहीं रहता।

संकरण से कभी–कभी ऐसे अनैच्छिक पशु पैदा हो जाते है जिनका बाजार में कोई मुल्य नहीं होता। ऐसे पशु उत्पन्न होने की संभावना बहुत कम होती है, फिर भी उनकी पैदाइश से इन्कार नहीं किया जा सकता।

3. **जाति संकरण या प्रसंकरण–** इस पद्धति में विभिन्न जाति (स्पीशीज) अथवा वंश (जेनेरा) के नर–मादाओं का संगम कराया जाता है। इस प्रकार उत्पन्न सन्तान हाइब्रिड या प्रसंकर कहलाती है। जैसे गधा एवं घोड़ी के संगम से उत्पन्न खच्चर। खच्चर अपने माता–पिता दोनों से भिन्न होता है। यह घोड़ी से शक्ति, चाल, आकार तथा गधे से सुदृढता, न चौंकने की शक्ति, पैरों की दृढ़ता, कष्ट सहनशीलता, थोडा खाकर जीवित रहना एवं भारवाही गुण आदि ग्रहण करता है। यह विधि एक प्रकार

से उच्च कोटि का बहिःप्रजनन है जिससे नई–नई जातियाँ निकाली जा सकती है। परन्तु खच्चर हमेशा बाँझ रहते है। घोड़ा व मादा गधा को मिलाने पर अश्वगर्दभी (हिनी) उत्पन्न होता है। हिनी आमतौर से कृषक पशु के रूप में खच्चर से घटिया होती है तथा यह भी बाँझ होती है।

यूरोपीय कैटल तथा अमरीकी बाइशन के संकरण से बाँझ नर और वंरक मादा पैदा होती है। मादाओं का बाईशन और गो पशुओं से पश्चसंकरण करके पशुओं की नई नस्ल **कैटालो** बनाने के भी प्रयत्न किए गए है। प्रसंकर पशु आमतौर पर अपने माता–पिता से ओजस्वी होते है, इसे ओजस्विता को **हैटेरौसिस या संकर ओज** कहते है।

4. **क्रमोन्नतीकरणः** क्रमोन्नतीकरण में किसी निश्चित नस्ल के साँडों को अज्ञात कुल की मादाओं और उनकी सन्तानों से पीढ़ी–दर–पीढ़ी संगम कराया जाता है। इसके फलस्वरूप 6–7 पीढ़ियों में ही अशुद्ध पशुओं का झुण्ड बिल्कुल शुद्ध जैसा हो जाता है। इस विधि से उत्पन्न प्रथम पीढ़ी की सन्तान में 50 प्रतिशत शुद्धता, दूसरी में 75 प्रतिशत, इस प्रकार 6–7 पीढ़ियों में लगभग शुद्ध नस्ल तैयार हो जाता है।

पीढ़ी	शुद्ध नस्ल (प्रतिशत)
0	0
1	50
2	75
3	89.5
4	93.5
5	96.9
6	98.6
7	99.45

प्रजनन की यह विधि उन्हीं नस्लों के पशुओं में लागू की जाती है जो स्थानीय वातावरण में, भली–भाँति घुल मिल गए हों।

क्रमोन्नतीकरण के लाभ

क्रमोन्नतीकरण के लाभ निम्नलिखित हैं।

7वीं–8वीं पीढ़ी के बाद शुद्ध वंशज प्राप्त किए जा सकते है। शुद्ध वंशीय पशु खरीदने में बहुत धन की आवश्यकता पड़ती है परन्तु इस विधि से सस्ते में ही शुद्ध वंशीय झुण्ड तैयार किया जा सकता है। इस विधि से साँड को अपनी शुद्धता सिद्ध करने में मदद मिलती है

तथा उसका बाजार मुल्य बढ़ जाता है। नए पशुपालकों के लिए कार्य शुरू करने के लिए अच्छी विधि है जो धीरे–धीरे शुद्ध नस्लीय पद्धतियाँ अपना सकते हैं।

हानियाँ

क्रमोन्नतीकरण से हानियाँ निम्नलिखित हैं।

उपयोग के लिए क्रमोन्नतिकरण के फलस्वरूप तैयार पशु शुद्ध देशी नस्ल से हमेशा अच्छी नहीं होती। इससे उत्पन्न नर बच्चे हमेशा खराब समझे जाते है क्योंकि उनमें अनैच्छिक जींन अप्रभावी अवस्था में छिपे रहते है जो प्रजनन के द्वारा सन्तान में पहुँच सकते है। उत्पन्न बच्चे स्थान–स्थान के वातावरण के अनुसार एक–दूसरे से भिन्न होते हैं।

भेड़ प्रबंधन

भेड़ में प्राकृतीक घास एवं प्रक्षेत्र के अनुपयोगी चारे पर पलने बढ़ने की असाधारण क्षमता होती हैं। ये चारे को अन्य जानवर में तुलना की अधिक बारीकी से चबाते हैं जिससे उसमें उपस्थित पोषक तत्वों का अधिक से अधिक पाचन एवं अवशोषण होता है। भेड़ को आवास में केवल अनाज एवं चारा खिला कर पालन पोषण करना प्राकृतिक एवं लाभप्रद नहीं है, परंतु किसी खास परिस्थिति में इससे लाभ प्राप्त किया जा सकता है ।

बड़े पैमाने पर किया गया भेड़ प्रबंधन एक लाभप्रद व्यवसाय है, जिसमें जानवर को स्वास्थ्य रखना एवं एक नियत समय पर निरंतर मादा से बच्चा प्राप्त करना प्रबंधन का मुख्य केन्द्र है। आमतौर पर यह पाया गया है की भेड़ प्रक्षेत्र का उचित प्रबंधन एवं मौसमी बिमारियों को नियंत्रित कर होने वाले लाभ को 25 प्रतिशत तक बढ़ाया जा सकता है। गर्मी के दिनों में सुबह सुर्योदय से पहले भेड़ों को चारगाह में ले जाना चाहिए एवं दिन के 12 बजने के पहले वापस बाड़े में ले आना चाहिए। शाम को इन्हें खाने के लिये बाड़े पर ही हरा चारा एवं अनाज का मिश्रण देना उचित होगा । भेड़ों के शारीरिक वृद्धि दर एवं प्रजनन क्षमता को बेहतर बनाने हेतु इन्हें तनावमुक्त रखना आवश्यक है। तनाव पैदा करने वाले कारक निम्नलिखित है –

1. असंतुलित भोजन।
2. पानी की कमी।
3. लम्बी यात्रा।
4. सूर्य की रोशनी तथा
5. वातावरण के अधिक तापमान एवं अधिक सर्दी से इनके शरीर से निकलने वाले रसायन (हारमोन) की मात्रा असंतुलित हो जाती है एवं प्रजनन क्षमता एवं गर्भधारण करने की क्षमता भी कम हो जाती है।

भेड़ के शरीर को विभिन्न अंगों का नाम एवं उनका अध्ययन

1. नाक 2. आँख 3. कान 4. माथा 5. गला 6. पीठ 7. पुट्ठा 8. कूल्ह 9. पेट 10. पूँछ 11. जाँघ 12. पैर 13. अण्डकोष 14. योनि 15. पैर के विभिन्न जोड़ एवं 16. खुर

उपरोक्त सभी अंगों का अध्ययन निम्नलिखित उद्देश्यों के लिये आवश्यक है।

1. विभिन्न नस्लों के शरीरिक बनावट का अध्ययन करने हेतू।
2. जानवर के गुणों का आंकलन करने हेतू।
3. शरीर के असाधारण अंग एवं उनके आकार प्रकार की जानकारी प्राप्त करने के लिए।
4. बीमार एवं घायल जानवर के विभिन्न अंगों की चिकित्सा हेतु जानकारी प्रदान करने के लिए।

भेड़ पालन के लिये कुछ महत्वपूर्ण सुझाव

1. स्थानीय वातावरण के अनुसार नस्ल का चुनाव होना चाहिए।
2. 20 मादा पर 1 नर के अनुपात से प्रक्षेत्र प्रारंभ करना चाहिए।
3. अच्छे शारीरिक स्थिति वाले जानवर का चुनाव करना चाहिए।
4. प्रतिदिन भेड़ को हरा चारा चरने का चारगाह भोजन में अनाज एवं पीने का साफ पानी मुहैया कराना चाहिए।
5. जानवर का आवास साफ सुथरा एवं हवादार होना चाहिए।
6. आमतौर पर एक मादा एक वर्ष में दो बार बच्चा देती है एवं 3 माह के उम्र में बच्चा को माँ से अलग कर दिया जाता है।
7. जानवर को नियत समय पर बीमारी रोधक टीका लगाना चाहिए।
8. परजीवी रोधी दवा प्रति 3 माह में एक बार प्रत्येक जानवर को अन्तः एवं बाह्य परजीवी को समाप्त करने हेतु देना चाहिए।
9. जाड़े का मौसम समाप्त होने के बाद भेड़ के शरीर से ऊन का कटाई कर लेना चाहिए।

भेड़ के उम्र का आंकलन

अन्य जानवर के जैसा भेड़ के उम्र का आकलन भी उसके मुँह में दाँतों की उपस्थिति से किया जा सकता है।

भेड़ का औसत उम्र में निकलने वाले दाँतों के प्रकार एवं संख्या

दाँत के प्रकार	अस्थाई दाँत (निकलने का उम्र)	स्थाई दाँत (निकलने का उम्र)
इनसिजर (आगेवाला) :		
पहला जोड़ा	प्रथम सप्ताह	18 माह
दूसरा जोड़ा	प्रथम सप्ताह	25 माह
तीसरा जोड़ा एवं	दूसरा सप्ताह	31.5 माह
चौथा जोड़ा	चौथा सप्ताह	35 माह
प्रीमोलर या (बगलवाला) :		
प्रथम जोड़ा	प्रथम सप्ताह	15 माह
द्वितीय जोड़ा	द्वितीय सप्ताह	18 माह
तृतीय जोड़ा	तृतीय सप्ताह	25 माह
मोलर या चौघर :		
प्रथम जोड़ा	प्रथम सप्ताह	04 सप्ताह
द्वितीय जोड़ा	द्वितीय सप्ताह	2.5 माह
तृतीय जोड़ा	तृतीय सप्ताह	12 माह

10 वर्ष के उम्र में दांतों का झड़ना प्रारंभ हो जाता है ।

(स्टाक्र एवं परेटेरियस (1995) के अनुसार)

इनसीजर (आगेवाला) जोड़ा में	इनसीजर के प्रकार	संभावित उम्र (माह में)
0–2	अस्थाई	जन्म के वक्त
सभी 4 जोड़ा	अस्थाई	6 से 10
प्रथम जोड़ा	स्थाई	15
द्वितीय जोड़ा	स्थाई	22
तृतीय जोड़ा	स्थाई	28
चतुर्थ जोड़ा	स्थाई	36

गर्भस्थ मादा की देखभाल कैसे करें ?

1. गर्भस्थ मादा को बच्चा देने के 1 माह पहले से अन्य जानवरों से अलग बाड़े में रखना आवश्यक है ।
2. प्रतिदिन आहार में हरा रसदार चारा भरपेट खिलाना चाहिए।
3. जानवर को चरने हेतु लम्बी रास्तों पर जाने से रोकना चाहिए।

4. औसत से अतिरिक्त भोजन अनाज के साथ देना चाहिए।
5. घर को साफ एवं हवादार बनाये रखना चाहिए।
6. अत्यधिक तापमान एवं सर्दी में नियत समय से पहले अर्द्ध विकसित बच्चा (भ्रूण) बाहर आ सकता है इसलिए बाड़े को तापनिरोधक पदार्थ से उपरोक्त मौसम में ढंक देना चाहिए।
7. बच्चा देने वाली मादा को परजीवी रोधी दवा नहीं देना चाहिए या पशुचिक्तिशक के परामयर्श से देना चाहिए।
8. गर्भस्थ मादा का शरीरिक वजन 4 से 6 कि.ग्रा. तक बढ़ सकता है, जो उसके नस्ल पर निर्भर करता है।
9. यदि किसी गर्भस्थ मादा का इस दौरान शारीरिक वजन कम हो जाता है तो वह कमजोर या अविकसित बच्चा पैदा कर सकती है।
10. इस दौरान गर्भस्था मादा को सभी प्रकार के तनाव से मुक्त रखने का प्रयास करना चाहिए।

गर्भस्थ मादा को अतिरिक्त राशन

इस परिस्थिति में जानवर के गर्भ में पल रहे बच्चा के विकास के लिये अतिरिक्त मात्रा में संतुलित आहार चाहिए ।

(क) अच्छी गुणवत्ता का हरा चारा जैसे ओट, दूबघास, बरबटी इत्यादी खिलाना चाहिए।

(ख) प्रतिदिन मादा को 150 से 200 ग्रा. अनाज के साथ विटामिन एवं खनिज की निर्धारित मात्रा देना चाहिए ।

मक्का / ज्वार / बाजरा	–	30 प्रतिशत
मूंगफली का खली	–	20 प्रतिशत
धान भूसी	–	20 प्रतिशत
गेंहू का चोकर	–	20 प्रतिशत
भिनेगर	–	07 प्रतिशत
नमक, विटामीन एवं	–	03 प्रतिशत

आवश्यक खनिज

उपरोक्त निर्देशों का पालन करने से स्वस्थ एवं मजबूत बच्चा पैदा होता है तथा मादा का प्रजनन काल भी लम्बा हो जाता है।

गर्भस्थ जानवर का लक्षण

1. आलसी एवं सुस्त शारीरिक गतिविधि।
2. रतीचक्र का बन्द हो जाना।
3. शरीर के आकार में लगातार वृद्धि।
4. शारीरिक वजन में लगातार वृद्धि तथा
5. योनि से सफेद लसलसा स्त्राव बाहर आता है।

अधिक दिन के गर्भस्थ जानवर का लक्षण

1. पुट्ठे के दोनों तरफ का हिस्सा थोड़ा धसा हुआ प्रतीत होता है।
2. मादा झुण्ड से अलग एवं एकान्त में रहना पसंद करती है।
3. मुत्राशय द्वार, थन एवं बाली का आकार सामान्य से काफी बड़ा हो जाता है।

बच्चा देने के कुछ घण्टों पहले का लक्षण

1. मादा झुण्ड से पीछे छुट जाती है एवं अलग होकर एकान्त में किसी छायादार जगह पर आराम करना चाहती है ।
2. मादा पूँछ सामान्य से ऊपर की ओर उठा कर रखती है।
3. मादा अपने अगले पैर से जमीन के सतह को खुरचती है।
4. गर्भस्थ मादा बेचैन मालूम पड़ती है एवं बार–बार पीछे की ओर देखती है तथा बार–बार बैठती एवं खड़ी होती है।

बच्चा देने की प्रक्रिया

1. पेट, योनी एवं प्रजनन अंगों की चिकनी माँसपेशियों का संकुचन प्रारंभ हो जाता है।
2. इस प्रक्रिया के प्रथम चरण में पानी एवं अन्य प्रकार के तरल पदार्थ से भरा थैला बाहर आता है।
3. बच्चे का दोनो अगला पैर एवं उसके बीच में सिर जिसका मुँह का हिस्सा द्वितीय चरण में दोनो पैर के साथ आगे की ओर बाहर को नजर आता है।
4. तृतीय चरण में सामान्यतः दोनों पीछे वाला पैर बाहर आता है।

मादा द्वारा बच्चा देने के क्रम में बच्चे का असामान्य शारीरिक स्थिति

1. दो आगे वाला पैर मे से एक का या दोनों का पीछे की ओर मुड़ जाना
2. माथा को शरीर के पिछले भाग की ओर मुड़ा होना।
3. उल्टी स्थिति में बच्चें का बाहर आने की कोशिश करना।

नवजात बच्चों की देख–रेख कैसे करें ?

1. नवजात बच्चे के मुँह एवं नाक से लारनुमा पदार्थ को सबसे पहले निकालना चाहिए जिससे श्वांस लेने में परेशानी नहीं हो ।
2. मादा एवं बच्चा को साफ एवं छायादार जगह में रखना चाहिए ।
3. मादा द्वारा बच्चे को चाटने देना चाहिए, जिससे बच्चे के शरीर में लगा लसलसा पदार्थ साफ हो जाता है एवं माँ को बच्चे से लगाव भी बढ़ जाता है।
5. जीवाणुमुक्त चाकू से बच्चे की नाभी से जुड़ने वाली नली को नाभी से 3 इंच दूर काट देना चाहिए एवं उसमें जीवाणूरोधी दवा अवश्य लगा देना चाहिए।
6. बच्चे का उम्र, लिंग, पैदा होने की तिथी, माँ का नम्बर, एवं नस्ल किसी रजिस्ट्रर में अंकित कर लेना चाहिए।
7. बच्चे का शरीरिक भार 2.5 से 3 किलोग्राम के अन्दर होता है जो रजिस्ट्रर में अंकित करना आवश्यक है ।
8. बच्चे को माँ का दूध पकड़ने एवं पीने में मदद करना चाहिए एवं बच्चा द्वारा दूध पीने के बारे में आस्वत हो जाने पर सर्दी के दिनों में बच्चे का शरीर ऊन के कपड़ों या मुलायम बोरी से लपेटना आवश्यक है जो बच्चे को सर्दी से बचाता है।

बच्चों में मृत्युदर कम करने हेतू उचित प्रबंधन

बच्चों का अधिक मृत्यू फार्म या प्रक्षेत्र में प्रबंधन की कमी को दर्शाता है एवं उचित प्रबंधन से मेमनों का मृत्यू दर को काफी हद तक कम किया जा सकता है। एक व्यवस्थित प्रक्षेत्र में मृत्यू दर 15 से 20 प्रतिशत होता है परंतु गाँव में मृत्यूदर 30 प्रतिशत से भी ज्यादा हो सकता है जिससे प्रक्षेत्र लाभ नहीं दे कर हानी देना प्रारंभ कर देता है ।

आमतौर पर यह पाया गया है कि सबसे अधिक मृत्यूदर 30 दिनों तक के उम्र में गर्भपात, दुर्बल बच्चा पैदा होने, सर्दी एवं अनुवांशिक बीमारियों से होता है।

मृत्यू दर को प्रभावित करने वाले कारकों को कैसे नियन्त्रित करें ?

रोग निरोधक क्षमता विकसित करें।

बच्चा पैदा होने के बाद मादा के थन में एकत्रित दूध को कोलस्ट्रम (ढ़ाकर) कहते हैं जिसमें रोगनिरोधक तत्व आई.जी.जी. अधिक मात्रा में मौजूद होता है एवं नवजात मेमने जिसमें रोगनिरोधी तत्व अल्पविकसित होते हैं को विभिन्न प्रकार के बीमारी के जिवाणु एवं विषाणूजनित संक्रमण से बचाता है।

बछड़े को पैदा होने के बाद कोलस्ट्रम पिलाने हेतु सावधानियाँ निम्नलिखित है।

1. मादा के थन को पहले पानी में जीवाणुरोधी रसायन या फिटकरी मिला कर ठीक से धो लेना चाहिए ।
2. बछड़ा को पैदा होने एवं कोलस्ट्रम पिलाने के बीच के समय अंतराल को काफी हद तक कम किया जाना चाहिए जिससे कोलस्ट्रम में मौजूद जीवाणुरोधी तत्व के समाप्त होने से पहले वह बछड़े के शरीर में पहुँच सके।
3. बछड़े को मौसमी बीमारी का टिका लगाना आवश्यक है। (एफ.एम.डी., गलाघोट, लंगड़ा इत्यादी)।
4. बछड़े के जन्म के बाद जितना बार मादा से दूध निकाला जाता है उसके दूध में जीवाणुरोधी तत्व की मात्रा कम होती जाती है, जैसे प्रथम बार में जीवाणुरोधी तत्व 14 से 20 प्रतिशत होते हैं, द्वितीय बार में 8 से 12 प्रतिशत तृतीय बार 5 से 6 प्रतिशत एवं चतुर्थ बार 4 से 4.5 प्रतिशत ही बचते हैं।
5. स्ट्रेवायड़ नाम दवा के प्रभाव से पैदा हुए नवजात की माँ के थन में मौजूद कोलस्ट्रम या दूध में जीवाणुरोधी तत्व नहीं होते इसलिए उस प्रकार के बछड़े को दूसरे मादा का कोलस्ट्रम दिया जा सकता है।
6. प्रसव के दौरान या बाद अगर मादा की मृत्यू हो जाती है तो नवजात बछड़े को दूसरे मादा का दूध या बोतल का दूध पिलाना चाहिए।

जीवाणु संक्रमण से मेमनों के मृत्युदर को कैसे नियंत्रित करें ?

1. प्रजनन के पहले नर एवं मादा के स्वास्थ्य का जाँच आवश्यक है जिससे माता पिता से बछड़ा तक होने वाले बीमारी का संक्रमण की संभावना कम हो जाती है।
2. मादा को थन की बीमारी (थनैल, मैस्टाइटीस) होने पर बछड़े को माँ का दूध पीने से रोकना चाहिए।
3. प्रसव के बाद नाभी के रास्ते संक्रमण की संभावना होती है। जिसे जीवाणुरोधी दवा का उपयोग उस जगह पर कर के या खिला कर संक्रमण को नियंत्रित किया जा सकता है।
4. क्षय रोग, सालमोनेला, या अन्य खतरनाक जीवाणु विषाणु से संक्रमित बछड़ों को अलग कर उसे मार डालना ही उचित होगा।
5. बीमार बछड़ा को अलग बाड़े में रखना चाहिए।
6. बाजार से खरीदे गये नए मेमनों को अन्य मेमनों के झुण्ड से कुछ दिनों तक अलग रखकर स्वास्थ्य का जाँच करना चाहिए।

निम्नलिखित विभिन्न कारणों द्वारा नवजात बच्चों की मृत्यू

मृत्यू दर नवजात का कम शारीरिक भार, नस्ल, संक्रमण एवं लिंग से संबंधित बीमारियों से भी प्रभावित होता है, जिसे नियंत्रित करने हेतु सावधानियां निम्नलिखित हैं–

1. जन्म से 15 दिनों तक का समय बच्चों के लिए बहुत संवेदनशील होता है इसलिए अतिरिक्त सावधानी की जरूरत होती है। इस दौरान मेमने का प्रतिदिन 4 से 5 बार जरूर निरीक्षण करना चाहिए। कोई असाधारण लक्षण प्रदर्शित होने पर उसका उपचार के लिये किसी पशुचिकित्सक का मदद लेना चाहिए।
2. मेमने का कम या अधिक शारीरिक वजन चिंताजनक है कम शारीरिक वजन वाले मेमने पर खास ध्यान देते हुए प्रतिदिन कम मात्रा में अधिक बार भोजन देना चाहिए।
3. पहले के अंकित इतिहास का अध्ययन कर किसी खास नस्ल के जानवर में किसी विशेष प्रकार के बीमारी द्वारा संवेदनशीलता ज्ञात करना आवश्यक है।
4. कुछ बीमारी जो किसी विशेष लिंग से संबंधित किसी विशेष क्षेत्र में होता है जैसे नर मेमने में यूरोलिथियेसिस नामक बीमारी का होना। इस प्रकार के बीमारी को रोकने हेतु विशेष ध्यान देने की आवश्यकता है।
5. आँख संबंधी बीमारी से उत्पन्न अंधापन को रोकने के लिये सावधानीपूर्वक बीमारी के प्रथम चरण में ही कारगर उपचार का प्रयास करना चाहिए।

आवश्यक पोषक तत्व के अभाव में होने वाली मेमने की मृत्यु को कैसे रोकें ?

मेमने के खान पान का उचित प्रबंधन उनका मत्युदर को रोकने अथवा कम करने में काफी कारगर साबित होता है। इसमें निम्नलिखित निर्देशों का पालन करना आवश्यक है –

1. मेमने को आवश्यकता से अधिक भोजन नहीं देना चाहिए अन्यथा इससे पाचन में उत्पन्न गड़बड़ी होने से दस्त एवं अन्य संक्रमण का खतरा रहता है।
2. बेहतर पाचन के लिये मेमने को एक निर्धारित समय अंतराल में भोजन प्रदान करना चाहिए।
3. मेमने को दिया जाने वाला भोजन कवक फफूंद से मुक्त एवं तरोताजा होना चाहिए।
4. राशन में कार्बोहाइड्रेट (शक्कर), वसा, प्रोटिन खनीज एवं विटामिन की मात्रा निर्धारित रुप में होना चाहिए।
5. गर्भस्थ मादा को प्रसव के 1 माह पहले से अतिरिक्त भोजन प्रदान करना चाहिए।
6. कमजोर मेमने को भोजन तरल रुप में कर नली से अमाशय में डालना चाहिए जो बोतल से पिलाने से बेहतर विकल्प है, जिससे मेमनों के श्वांस में भोजन प्रवेश करने की संभावना नहीं होती।

7. माँ के आभाव में पल रहे मेमनों को ताजा एवं शारीरिक तापमान के बराबर दूध पिलाना चाहिए।
8. प्रसव के बाद मादा को उपापचय (मेटाबोलिक) क्रिया में गड़बड़ी के परिणाम स्वरूप होने वाले बीमारी को रोकने के लिये मोलासेज एवं कैलशियम का उचित मात्रा भोजन के साथ देना आवश्यक है।

विभिन्न मौसम एवं जलवायु के परिणाम स्वरूप मेमनों की मृत्यू को कैसे नियंत्रित करें ?

1. नवजात बच्चों को उचित आवास तथा प्रबंन्धन प्रदान कर मृत्यू दर को नियंत्रित किया जा सकता है।
2. गर्म एवं सर्द हवाओं से मेमनों को बचाना चाहिए ।
3. बाड़े या आवास के अंदर के तापमान में अधिक उतार चढ़ाव नहीं होना चाहिए एवं आवास को हवादार भी होना आवश्यक है।
4. बाड़े, नाली या प्रक्षेत्र के किसी भी भाग में मिथेन एवं अमोनिया गैस एक निर्धारित मात्रा से अधिक नहीं होना चाहिए अन्यथा जानवर एवं बच्चों को श्वांस की परेशानी एवं बीमारी फैलने का खतरा उत्पन्न हो जाता है।
5. उचित देखभाल के लिये बच्चों को छोटे झुण्ड में रखना चाहिए।
6. मेमनों को खिलाने वाला नाद को प्रतिदिन साफ करना चाहिए ।
7. बाड़े एवं प्रक्षेत्र के विभिन्न भागों में निर्धारित मात्रा में कीटाणुनाशक दवा का छिड़काव आवश्यक है।

प्रबंधन की कमी से मेमनों की मृत्यु को कैसे नियंत्रित करें?

प्रक्षेत्र में वयस्क एवं मेमनों की मृत्युदर पर प्रबंधन की भूमिका महत्वपूर्ण एवं निम्नलिखित है –

1. प्रक्षेत्र में स्थिति दवाखाना में सभी प्रकार के संभावित बिमारियों का दवा उपलब्ध होना चाहिए ।
2. मेमनों को अधिक दिनों का जमा पानी नहीं देना चाहिए ।
3. नाद एवं उसके आसपास का क्षेत्र साफ एवं सुखा होना चाहिए एवं इसके लिए वहां के सतह एवं नाली में ढाल होना आवश्यक है।

4. मेमनों को कीट, मक्खी एवं कीड़े मकोड़े से बचाने के लिये बाड़े में कीटनाशक का उपयोग एवं सफाई आवश्यक है, एवं प्रतिदिन एक निर्धारित अवधी में मल मूत्र का सफाई करना चाहिए।
5. जाड़े के दिन में मेमनों को अतिरिक्त मात्रा में ऊर्जा प्रदान करने हेतू भोजन का संतुलित एवं अतिरिक्त मात्रा देना चाहिए।
6. मेमनों में दस्त की बीमारी होने पर तत्काल उपचार हेतु सेलाईन एवं दवा देना आवश्यक है अन्यथा शरीर में पानी की कमी से बच्चों की मृत्यु हो जाती है।
7. आमतौर पर बूढ़ी मादा का बच्चो से स्नेह कम हो जाता है जिसके कारण भी बच्चों की मृत्युदर अधिक होती है।
8. प्रक्षेत्र के मेमने की मृत्युदर से हुए नुकासान का मूल्यांकन मेमनों से से हुई क्षती के साथ–साथ उपचार पर हुए खर्च से करना आवश्यक है।
9. निर्धारित समय पर टीकाकरण करना चाहिए।

प्रसव के बाद मादा की उचित देख–रेख कैसे करें ?

1. मेमना के नाभी से मादा को जोड़ने वाला नली एवं जेर या प्लेसेन्टा को प्रक्षेत्र के बाहर मिट्टी खोद कर जमीन में गाड़ देना चाहिए ।
2. मादा के बाली (टिट) के छिद्र को ठीक से साफ कर देना चाहिए जिससे दूध बाहर आ सके।
3. मादा को प्रसव के बाद झुण्ड से अलग कर साफ बाड़े में रखना चाहिए ।
4. खाने में गुड़ अदरक एवं हल्दी का घोल के साथ थोड़ी मात्रा में हराचारा देना आवश्यक है।

प्रसव के दौरान या बाद मादा की मृत्यु हो जाने पर मेमने का पालन पोषण कैसे करें ?

1. मेमने को 2 घण्टे के अंतराल पर थोड़ी मात्रा में करीब 30 से 50 ग्राम दूध प्रतिदिन देना चाहिए।
2. प्रतिदिन दिया जाने वाला दूध की मात्रा मेमने के उम्र एवं शारीरिक वजन के साथ बढ़ाना चाहिए।
3. बढ़ती हुई उम्र के साथ दूध, भोजन की मात्रा एवं उनके बीच का अन्तराल भी निरंतर बढ़ाना आवश्यक है।
4. दूध पिलाने वाला बोतल एवं अन्य सामग्री का प्रतिदिन सफाई आवश्यक है।

जानवर की पहचान कैसे करें ?

1. उचित प्रबंधन प्रदान करने के लिये।
2. प्रजनन हेतु जानवर की पहचान करने के लिये तथा
3. जानवर में प्रदर्शित होने वाली किसी खास लक्षण की जानकारी हेतु उस जानवर का पहचान आवश्यक है।

नर मेमने का बन्ध्याकरण

उद्देश्य

1. दिशाहीन एवं अवांक्षित प्रजनन को रोकने के लिये।
2. बन्ध्याकरण से जानवर तेजी से शारीरिक वजन ग्रहण करता है एवं घरेलू वातावरण में आसानी से ढ़ल जाता है।
3. जानवर के मांस की गुणवत्ता बढ़ जाती है एवं
4. अण्डकोष संबंधी बीमारी से भी जानवर मुक्त हो जाता है।

बन्ध्याकरण के लिये उपयुक्त समय

1. मेमने को जन्म के 3 सप्ताह के अन्दर बन्ध्याकरण करना उपयुक्त होता है।
2. आमतौर पर सुबह के समय सुर्योदय के बाद ही बन्ध्याकरण करना चाहिए।

इस प्रक्रिया में उपयोग हेतु आवश्यक सामग्री

1. जानवर के अण्डको से बिना खून बहाय बन्ध्याकरण के लिये बेडिजोकास्ट्रेटर नामक उपकरण का उपयोग करते हैं।
2. रबर की पट्टी से भी अण्डकोश को जाने वाली रक्त धमनियों को बांध कर इस प्रक्रिया को सफलता से पूरा किया जा सकता है।
3. बन्ध्याकरण की दूसरी विधि में तेजधार वाली जीवाणुरहित चाकू, ब्लेड या सीजर से जानवर का दोनों, अण्डकोश निकाल कर उसमें जीवाणुरोधी दवा डालते हैं एवं सिलाई कर देते हैं। सिलाई के बाद कुछ दिनों तक मेमने को जीवाणुरोधी मलहम एवं जीवाणुनाशक दवा देते है।

बेर्डिजोकास्ट्रेटर से बन्ध्याकरण की विधि

1. सर्वप्रथम नर को उसके पीठ के सहारे लिटा दिया जाता है।
2. अण्डकोष को हलके हाथों से खीचते हुए वीर्य की नली की स्थिति का पता लगाते हैं। एवं उस जगह पर टिंकचर आयोडीन या विटाड़ीन नामक जीवाणुरोधी दवा लगाते हैं।

3. बर्डिजोकास्ट्रेटर नामक उपकरण से वीर्य की नली को कुचल डालते हैं एवं उस स्थान के 1/2 से.मी. नीचे पुनः इस प्रक्रिया को दोहराते हैं।
4. उपरोक्त प्रक्रिया के बाद कुछ दिनों तक मेमने को देख–रेख में रखते हैं ताकि किसी प्रकार का संक्रमण होने पर उचित उपचार किया जा सके।

रबर की पट्‌टी से नर मेमने का बन्ध्याकरण

1. जानवर को पीठ के बल लिटाते हैं।
2. हल्के हांथों से उसके अण्डकोष को खींच कर वीर्य की नली के स्थिति का पता करते हैं जो अण्डकोष से थोड़ा नीचे स्थित होता है।
3. निर्धारित स्थान पर रबर की पट्‌टी बांध देते हैं जिससे अण्डकोष में रक्त प्रवाह बन्द हो जाता है एवं अण्डकोष धीरे–धीरे खत्म हो जाता है।

त्वचा के परजीवी से जानवर को कैसे बचायें ?

इस प्रक्रिया को डिपिंग भी कहते हैं जिसका उद्‌देश्य निम्नलिखित है –

1. जानवर को बाहरी परजीवी से मुक्त करना।
2. परजीवी के फैलाव को रोकना।
3. परजीवी के साथ विभिन्न प्रकार के कीड़े–मकोड़े एवं मक्खियों से जानवर को बचाना।
4. जानवर के उत्पाद को बढ़ाना।
5. जानवर से स्वस्थय रखना एवं साफ उन पैदा करना।

समय – साल में एक बार जानवर से ऊन काटने के बाद इस प्रक्रिया को करते हैं जिसे परजीविनाशन कहते है।

प्रक्रिया की विधि – इस उद्‌देश्य के लिये छोटा एवं बड़ा दो प्रकार के टंकी का प्रयोग किया जा सकता है एवं मालाथियौन, पराथियौन, लिन्डेन एवं सुमीथीयौन को पानी के साथ 1.5 से 2 प्रतिशत घोल बनाते हैं जिसे डिपिंग घोल कहते हैं।

(क) छोटी टंकी : यह छोटे झुण्ड के जानवर के लिये उपयुक्त होता है जो प्लास्टिक या गैल्वेनाईज लोहे की टंकी होती है तथा जो 1.2 मीटर लंबी, 1 मीटर चौड़ी एवं 1/2 मीटर ऊँची होती है। टैंक में 1.5 से 2 प्रतिशत मालाथियौन, लिन्डेन, सुमीथियौन या पाराथियौन का घोल बनाते हैं एवं भेड़ को एक के बाद एक हाँथ से उठा कर टंकी में डालते हैं एवं 2 मिनट बाद बाहर निकाल देते हैं।

(ख) **बड़ी टंकी :** यह जानवर के बड़े झुण्ड के लिए उपयुक्त होता है जो बड़े आकार का प्लास्टिक या गैल्वेनाईज लोहे की टंकी का बना होता है एवं उसमें 1.5 से 2 प्रतिशत उपरोक्त परजीवीनाशक रसायन का घोल बनाते हैं। 2 से 3 जानवर को एक साथ इसमें 2 मिनट के लिये डालने के बाद बाहर निकाल कर दूसरे जानवर को 2 से 3 मिनट के लिए डालते है।

सावधानी

1. उच्च गर्भावस्था वाली मादा को उपरोक्त घोल में नहीं डुबाते हैं ।
2. घोल में डुबाने के पहले जानवर को ठीक से पानी पिला देना चाहिए एवं इस बात का ध्यान रखना चाहिए कि जानवर घोल को नहीं चाट पाये।
3. बरसात के दिन में जानवर को घोल में नहीं डुबाना चाहिए तथा इस बात का ध्यान रखना चाहिए की मौसम साफ एवं धूप खिला हो जिससे घोल से निकालने के कुछ ही देर बाद जानवर का शरीर सुख जाए अन्यथा गीला शरीर रहने पर जानवर को सर्दी जुकाम होने की संभावना होती है।
4. बीमार जानवर जिसके शरीर में घाव हो या जिसे कुछ दिनों में माँस के लिये मारा जाने वाला हो उसे घोल में नहीं डुबाना चाहिए।
5. डिपिंग की प्रक्रिया को शाम 4 बजे तक पूरा कर लिया जाना चाहिए ।
6. नर भेड़ को प्रजनन के मौसम में ड़िपिंग घोल में नहीं डुबाना चाहिए।
7. डिपिंग घोल में डुबाने के पहले जानवर के शरीर पर लगे गोबर या मिट्टी को हटा देना आवश्यक है।
8. जिस जानवर के शरीर में गहरी घाव हो उसे डिप घोल में नहीं डालते उसके पीठ एवं शरीर के अन्य भाग जहां घाव नहीं है वहां घोल को ब्रश से लगाते हैं ।
9. परजीवीनाशक या परजीविरोधी रसायन के 2 प्रतिशत घोल को भी जानवर के शरीर पर छिड़काव कर परजीवी से बचाया जा सकता है।

भेड़ के लिये आवास

अन्य जानवरों से अलग भेड़ प्राकृतिक परिवेश में ही बेहतर महसूस करते हैं एवं किसी आवास की तुलना में बेहतर शारीरिक वृद्धि दर एवं उत्पाद दर प्राप्त करते है। परन्तु प्रक्षेत्र में भेड़ को रहने के लिये बना आवास भारतीय मापदण्ड के आई.एस.ओ. 1985 के अनुसार होना चाहिए जो निम्नलिखित है –

समतल भाग – जानवर के आवास हेतु भूमि का क्षेत्रफल, प्रक्षेत्र के जानवरों की प्रजाति, उम्र एवं प्रत्येक जानवर के आकार पर निर्भर करता है।

प्रक्षेत्र हेतु भूमि का चुनाव

1. प्रक्षेत्र के उपयोग हेतू भूमि जमीन के औसत सतह से थोड़ी ऊँची पर तथा सूखी होना चाहिए जिससे वहां पानी जमा होने की संभावना कम हो।
2. आस–पास का इलाका में कोई कारखाना न हो एवं मुख्य सड़क से थोड़ा दूर होना चाहिए।
3. प्रक्षेत्र की भूमि का सस्ता एवं उपजाऊ होना भी आवश्यक है।
4. मिट्टी बलूई होना चाहिए ताकी बारिस का पानी अधिक देर तक न जमा रह सके।
5. प्रक्षेत्र मुख्य सड़क से जुड़ा हो एवं बाजार एवं चिकित्सालय के नजदीक हो।

प्रक्षेत्र के विभिन्न उम्र एवं लिंग के जानवरों के उपयोग हेतु आवश्यक क्षेत्रफल

जानवर के प्रकार (वर्ग मीटर)	**जानवर के लिये आवश्यक क्षेत्रफल**
1. वयस्क नर भेड़ झुण्ड में	1.8 वर्ग मीटर
2. वयस्क नर् भेड़ (एक)	3.2 वर्ग मीटर प्रति नर (मेड़ा)
3. मेमना झुण्ड में	0.4 वर्गमीटर प्रति मेमना
4. माँ से अलग मेमना झुण्ड में	0.8 वर्ग मीटर प्रति मेमना
5. माँ से अलग मेमना (अकेले)	0.9 वर्ग मीटर प्रति मेमना
6. एक वर्षीय भेड़ (अकेला)	0.9 वर्ग मीटर प्रति भेड़
7. एक वर्षीय भेड़ झुण्ड में	0.8 वर्ग मीटर प्रति भेड़
8. मादा भेड़ झुण्ड में	1.2 वर्ग मीटर प्रति मादा
9. मादा भेड़ (अकेली)	1.5 वर्ग मीटर प्रति मादा

प्रक्षेत्र के विभिन्न उम्र के भेड़ों के आवास हेतु वांछित क्षेत्रफल

विभिन्ना उम्र के जानवर के बाड़े का प्रकार	**क्षेत्रफल (फुट)**	**ऊँचाई (मीटर)**	**जानवर की अधिकतम संख्या**
1. वयस्क मादा भेड़ का बाड़ा	15 x 4	03	60
2. वयस्क नर भेड़ का बाड़ा	4 x 2.5	03	03
3. प्रसव के लिये बाड़ा	1.5 x 1.2	03	03
4. मेमने के लिये बाड़ा	7.5 x 04	03	70
5. माँ से अलग हुआ मेमने के लिये बाड़ा	7.5 x 04	03	70

6. एक वर्षीय मेमने के लिये बाड़ा	10 x 5	03	50
7. बीमार जानवर का बाड़ा	3 x 2	03	01
8. ऊन काटने का बाड़ा	6 x 2.5	03	01
9. चरवाहे का घर	6 x 4	03	–
10. स्टोर या भण्डारण	10 x 10	03	–
11. कार्यालय	10 x 10	03	–

प्रजनन के लिये नर का आवास

प्रजनन योग्य एक से अधिक नर को एक साथ नहीं रखना चाहिए अन्यथा जानवर द्वारा आपस में लड़ाई करने एवं घायल होने की संभावना होती है। इसलिए लकड़ी का तखत से जिसकी ऊँचाई एक मीटर से अधिक न हो बाड़े को लंबाई अनुसार दो बराबर भाग में बांट देना चाहिए तथा प्रत्येक भाग में एक नर को रखना चाहिए।

प्रसव घर – एक साफ बाड़े में मादा को प्रसव के कुछ समय पहले से रखा जाता है, जिसमें हरा चारा, अनाज एवं पानी की व्यवस्था होती है।

मेमने का बाड़ा (7.5 x 04 मीटर) – इस प्रकार के बाड़े में मेमने को वयस्क होते तक रखा जाता है। बाड़े की चौड़ाई के अनुसार लकड़ी के तख्त द्वारा दो भागों में बाटा जाता है तथा एक भाग का क्षेत्रफल 5 मीटर लंबा एवं 04 मीटर चौड़ा (5 x 4) होता है, जिसमें माँ का दूध पीने वाले मेमने को रखते हैं एवं दूसरे का क्षेत्रफल 2.4 मीटर लंबा एवं 4 मीटर चौड़ा (2.4 x 04) होता है, जिसमें माँ से अलग हुए मेमने को वयस्क होते तक रखते हैं ।

बीमार जानवर का बाड़ा (3 x 2 मी.) – इस प्रकार के बाड़े में बीमार जानवर को रखते हैं जो झुण्ड के साथ चलने में अक्षम होते हैं। बाड़े का क्षेत्रफल 3 मीटर लंबा 2 मीटर चौड़ा एवं 3 मीटर ऊँचा होता है। बाड़े का दरवाजा 1 मीटर चौड़ा एवं 2 मीटर ऊँचा होता है जो नीचे आधा लकड़ी का बना एवं उपर तार के जाली का बना होना चाहिए। इस बाड़े में एक खिड़की भी होती है जिसका क्षेत्रफल 0.7 मीटर चौड़ा एवं 1.2 मीटर ऊँचा होना चाहिए।

ऊन काटने का एवं भंडारण घर (6 x 2.5 मी.) – 6 मीटर लंबा एवं 2.5 मीटर चौड़ा रूम को दो भागों में लकड़ी या टीन के तखत से बाँट देते हैं। जिसके एक भाग का उपयोग जानवर का ऊन काटने वाला उपकरण एवं अन्य मशीन रखने के लिये करते हैं, तथा दूसरे भाग का इस्तेमाल हरा चारा, एवं अनाज रखने के लिए करते है जो 2 मीटर ऊँचा होता है। प्रत्येक भाग में एक खिड़की होती है जो 0.7 मी. चौड़ी और 1.2 मी. ऊँची होता है तथा दोनों खिड़की में मक्खी मच्छर को रोकने के लिये जाली का प्रयोग भी करते है।

गड़ेरियों के लिये घर – दिन में आमतौर पर जानवर का देख रेख हेतू चरवाहा उपलब्ध होता है परंतु रात्रि में जानवरों के देख–रेख के लिये एक आदमी एवं उसको विश्राम करने हेतु एक कमरा होना चाहिए जो सुविधाजनक हो एवं प्रक्षेत्र के उस स्थान पर बना हो जहां से प्रक्षेत्र के सभी भागों पर नजर रखी जा सके । इस कमरे की चौड़ाई 4 मीटर एवं लंबाई 6 मीटर रखते हैं एवं लंबाई के अनुसार इसे लकड़ी के पट्टीयों से दो भागों में बाँट कर एक भाग को कार्यालय के रुप मे इस्तेमाल किया जा सकता है।

प्रक्षेत्र के आवास की संरचना में उपयोग किये गये पदार्थ एवं बनावट

	वातावरण		सतह के प्रकार
1.	तेज गर्मी वाला (सूखा) इलाका	–	कच्चा एवं बलूई सतह बनाना उचित होगा।
2.	तेज बारिश वाला इलाका	–	लकड़ी या कंक्रीट का बना सतह होना चाहिए।
3.	ऊन काटने वाला घर, भण्डारण घर एवं गड़ेरिया का घर	–	यह भी कंक्रीट की सतह का होना चाहिए।

प्रक्षेत्र की दीवार

1. प्रक्षेत्र की दीवार ईंट की बनी होनी चाहिए तथा जमीन के सतह से 3 मी. ऊँचीं होनी चाहिए।
2. प्रक्षेत्र में रहने वाले भेड़ अगर पूरी तरह से प्रक्षेत्र के चारे पर निर्भर हों तो हरा चारा हेतु प्रति वयस्क भेड़ के लिये 1 एकड़ चारागाह की आवश्यकता होगी।
3. ढ़का हुआ आवास का सतह 1 वर्ग मीटर प्रतिवयस्क जानवर एवं 0.5 वर्ग मीटर प्रति मेमना के दर से होना चाहिए।
4. आवास की खुली सतह का क्षेत्रफल 1.5 वर्ग मीटर प्रति वयस्क जानवर होना चाहिए।

आवास का छत – आमतौर पर छत 'A' आकार का एस्बेस्टस या खपड़ैल बना होना चाहिए। जिसका ढलान उस जगह में होने वाली बारिश की मात्रा पर निर्भर करता है।

दरवाजा – दरवाजे की औसत चौड़ाई 0.8 मीटर से ऊँचाई 1 मी. होना चाहिए।

भोजन के लिये नाद (टब) – यह सीमेन्ट एवं कंक्रीट या स्टील का बना होना चाहिए जो जमीन की सतह से 45 से 60 से.मी. ऊँचाई पर होता है। नाद की संख्या एवं आकार प्रक्षेत्र में स्थित जानवरों की संख्या पर निर्भर करता है।

डिपिंग टंकी – जानवर के त्वचा से परजीवी को भगाने एवं मारने के लिये टंकी में परजीवीनाशक दवा घोलते हैं तथा उपयुक्त मौसम में जानवर को इसमें 2 मिनट के लिये डुबाते हैं। टंकी सीमेन्ट, कंक्रीट, प्लास्कि या स्टील का बना होना चाहिए।

रौशनी की व्यवस्था – प्रक्षेत्र में प्रति 25 वर्गमीटर पर एक 60 वाट का बिजली का बल्ब होना चाहिए जो रौशनी की वांक्षित मात्रा को पुरा कर सके।

प्रक्षेत्र में जल की व्यवस्था – जीवन के लिये जल सबसे आवश्यक है एवं सभी प्रकार के जीवों के शरीर में 80 प्रतिशत पानी होता है इसलिए जानवर के उपयोग हेतु भोज्य पदार्थ के साथ स्वच्छ जल अतिआवश्यक है। तालाब, आहार, एवं पोखर में बहुत दिनो के जमा पानी से जीवाणु एवं परजीवी को स्वस्थ्य जानवर के शरीर तक पहुँचने की संभावना रहती है इसलिए उस प्रकार के पानी को जानवर के पीने हेतु अच्छा नहीं माना गया है। एक वयस्क भेड़ को पीने के लिये प्रतिदिन औसतन 4.5 लीटर पानी की आवश्यकता है जिसका कुछ भाग जानवर को भोजन एवं हराचारा से भी मिलता है। जानवर के लिये पानी की आवश्यकता, उसके उत्पादन क्षमता, विकास, गर्भावस्था, शरीर का तापमान, भोजन के प्रकार, मौसम की आद्रता, उम्र, प्रतिदिन का शारीरिक कार्य एवं दिन तथा रात के तापमान पर निर्भर करता है।

जानवर के लिये खनिज लवण एवं जल की आवश्यकता

नमक की निर्धारित मात्रा भूख, पाचन एवं जानवर के स्वास्थ्य के लिये बहुत आवश्यक है। यह भोजन के साथ चारे पर निर्भर रहने वाले भेड़ को अतिरिक्त दिया जाता है जिसमें सोडीयम तथा क्लोरीन की कमी होती है। शरीर में खनिज की कमी से जानवर कपड़ा, मिट्टी तथा लकड़ी खाने लगता है एवं निर्धारित मात्रा की कमी होने पर शारीरिक विकास दर में कमी, उत्पादन दर में कमी तथा रीकेटस एवं अन्य उपापचयी बीमारी होने की संभावना होती है। इसलिए भोजन के साथ नमक हड्डी चूर्ण तथा विटामिन की निर्धारित मात्रा देना आवश्यक है।

प्रतिदिन व्यायाम

शारीरिक श्रम की कमी से खास कर सर्दी में गर्भस्थ मादा द्वारा प्रसव के दौरान परेशानी की संभावना होती है।बाड़े के निर्धारित जगह में अधिक देर तक जानवर को खड़ा रहने से, पैर का जकड़ना तथा लंगड़ापन जैसी बीमारी होने की संभावना अधिक हो जाती है। इसलिए अगर जानवर चारागाह में नहीं जा पाता तो एक बड़े से क्षेत्र में कटे हुए चारे को फैला देना चाहिए जिसे खाने के लिए जानवर कुछ दूर चलने के लिये बाध्य हो जाता है। परंतु इस प्रकार का व्यायाम अधिक दिनों के लिये काफी नहीं है।

कड़वे दवा को बोतल से पिलाना

उद्देश्य

1. शरीर के अंदर के परजीवी को मारने के लिये एक निर्धारित आकार के बोतल से दवा पिलाया जाता है।
2. दवा की मात्रा एवं प्रकार जानवर के **उम्र** एवं **बीमारी** पर निर्भर करता है।
3. जानवर के शरीर में परजीवी की मात्रा बरसात के दिनों अधिक होती है। जो शारीरिक वृद्धि दर एवं उत्पाद दर पर प्रतिकूल प्रभाव डालता है तथा उपचार नहीं होने पर जानवर के मृत्यू के लिये भी जिम्मेदार होता है।

बाल काटना

भेड़ पालन के मुख्य उद्देश्य में ऊन पैदा करना भी शामिल है इसलिए गर्मी एवं जाड़ा प्रारंभ होने के पहले भेड़ के शरीर से ऊन काट लिया जाता है । बड़े झुण्ड में भेड़ के शरीर से अधिक मात्रा में ऊन प्राप्त करने के लिए मशीन का उपयोग करते हैं।

ऊन काटने का उपयुक्त समय

1. मार्च से अप्रैल का महीना एवं
2. सितम्बर से अक्टूबर का महीना।

ऊन काटने की विधि

1. बाल काटने के उद्देश्य से सभी भेड़ को इकट्ठा करते हैं तथा उसके पीठ वाले भाग पर मशीन को लगाते हैं।
2. इस प्रक्रिया में भेड़ के सिर को अगले बाँए पैर के साथ पीछे की ओर मोड़ लेते हैं।
3. सबसे पहले दायें तरफ के पेट एवं कंधे का ऊन काटते हैं इसके बाद दिशा में परिवर्तन कर बायें तरफ के पेट एवं कंधे का ऊन काटते हैं।
4. ऊन काटने के पहले एवं बाद के जानवरों की संख्या को मिला कर इकट्ठा किये गए ऊन की मात्रा को अंकित करते हैं।

सावधानी

1. ऊन काटने के दौरान ऊन को पकड़ कर जोर से नहीं खिंचना चाहिए अन्यथा त्वचा पर घाव हो जाने की संभावना होती है।
2. इस प्रक्रिया के दौरान भेड़ को ठीक से पकड़े रहना चाहिए अन्यथा जानवर द्वारा पैर मारने से ऊन काटने वाले व्यक्ति को घायल होने की संभावना होती है।

3. बायें तरफ का ऊन काटने के दौरान जानवर को दायें तरफ मोड़ना चाहिए तथा दायें तरफ का उन काटने के लिए जानवर को बायें तरफ मोड़ना चाहिए।

4. ऊन काटते समय जानवर के संवेदनशील अंग जैसे योनी, थन, बाली, कान, आँख का अधिक ध्यान रखना आवश्यक है।

5. ऊन को मल मूत्र एवं मिट्टी द्वारा गंदा होने से बचाना भी आवश्यक है।

6. ऊन काटने के दौरान काटने वाले आदमी का त्वचा कटने की संभावना रहती है। जिससे बचना चाहिए अन्यथा एन्थ्रेक्स या अन्य जीवाणू के संक्रमण की सम्भावना होती है।

7. ऊन काटने वाले दिन का मौसम बादल रहित, साफ एवं अधिक गर्म एवं अधिक सर्द नहीं होना चाहिए।

भेड़ एवं भेड़ से प्राप्त उत्पाद का आर्थिक अध्ययन

(भेड़ पालन औसत दर्जे के किसान के लिये एक लाभप्रद व्यवसाय)

एक औसत दर्जें का किसान 200 मादा भेड़ खरीदता हैं जो सभी मादा भेड़ गर्भ धारण कर चुकी है एवं अगले 1 से 2 माह में बछड़ा पैदा करने वाली है।

इस प्रकार 2000 रु. प्रति मादा भेड़ के हिसाब से 200 भेड़ का मूल्य

2000 x 200 = 40000 रु.

निर्माण कार्य पर खर्च

1. 200 भेड़ के लिये ढ़के हुए मकान का क्षेत्रफल 12 वर्ग फुट प्रति भेड़ के हिसाब से–
   200 x 12 = 2400 वर्ग फुट

2. 200 भेड़ के लिये आवश्यक खुला हुआ मकान का क्षेत्रफल 30 वर्ग फुट प्रति भेड़ के हिसाब से–
   200 x 30 = 6000 वर्ग फुट

3. अगले 1 से 2 माह में 200 भेड़ से 200 मेमने पैदा होंगे इस प्रकार 5 वर्ग फुट प्रति बच्चे के दर से 200 मेमने को रहने के लिये ऊपर ढ़के हुए मकान का आवश्यक क्षेत्रफल = 200 x 5 = 1000 वर्ग फुट

4. 200 मेमने के लिये ऊपर से खुला हुआ मकान का क्षेत्रफल 15 वर्ग फुट प्रति मेमने के हिसाब से = 200 x 15 = 30,00 वर्ग फुट

इस प्रकार मकान का कुल ढका हुआ क्षेत्रफल 3400 वर्गफुट एवं मकान का कुल खुला क्षेत्रफल = 9000 वर्ग फुट

5. कार्यालय एवं सड़क के लिये कुल प्रक्षेत्र का 10 प्रतिशत हिस्सा = 1240 वर्ग फुट एवं कार्यालय हेतु 10 X 10 = 100 वर्ग फुट
6. स्टोर के लिये 10 X 20 वर्ग फुट = 200 वर्ग फुट
7. ऊन काटने के लिये 10 X 10 = 100 वर्ग फुट
8. बीमार जानवार के आवास के लिये 10 X 10 = 100 वर्ग फुट

इस प्रकार प्रक्षेत्र के लिये कुल भूमि = 14040 वर्ग फुट

1 वर्ग फुट = 0.0928 वर्ग मीटर

इसलिये 14040 वर्ग फुट = 0.0928 X 14040 = 1303 वर्ग मीटर

एकड़ में = 1303 X 2.5 / 10,000 = 0.33 एकड़

इस प्रकार प्रक्षेत्र के लिये कुल 0.33 एकड़ भूमि की आवश्यकता है तथा अतिरिक्त 0.67 एकड़ भूमि हरा चारा पैदा करने के उपयोग में लाया जाता है।

इस प्रकार प्रक्षेत्र के लिए कुल एक एकड़ भूमि की आवश्यकता है।

गाँव में कम उपजाऊ एक एकड़ भूमि का कीमत 1.5 लाख रूपय माना गया है।

प्रक्षेत्र पर निर्माण का खर्च

कुल ढ़का हुआ क्षेत्र = 4000 वर्ग फुट

ढ़के हुए क्षेत्र के लिये निर्माण खर्च 100 रू. प्रति वर्ग फुट के हिसाब से 4000 X 100 = 400000 रूपये।

9000 वर्ग फुट खुले क्षेत्र के लिये निर्माण खर्च 50 रू. प्रति वर्ग फुट के दर से 9000 X 50 = 450000 रूपये।

इस प्रकार निर्माण कार्य पर कुल खर्च = 400000 + 450000 = 850000 रूपये।

मकान का उपयोग 50 वर्षों तक हो सकता है तो निर्माण कार्य पर खर्च प्रतिवर्ष के दर से = 850000 ÷ 50 = 17000 रूपये प्रति वर्ष

प्रक्षेत्र पर होने वाले खाद्य पदार्थ पर खर्च

1. एक व्यस्क भेड़ का शारीरिक विकास एवं उत्पादन हेतु एक वर्ष में 60 किलोग्राम प्रति जानवर के दर से 200 भेड़ के लिये आवश्यक दाना की मात्रा = 200 X 60 = 12000 कि.ग्रा. या 120 क्विंटल।

1200 रु. प्रति क्विंटल, के दर से 120 क्विंटल दाने का मूल्य = 1200 X 120 = 144000 रूपये।

2. 200 भेड़ से 200 मेमने पैदा होता है। जिसमें 05 किसी कारणवश पैदा होते ही मर जाते हैं। इस प्रकार कुल 195 मेमने जिवीत बचते हैं। एक मादा भेड़ एक वर्ष में दो बार मेमना देती है।

   इस प्रकार कुल 195 + 195 = 390 मेमनों का 30 किलोग्राम प्रति मेमना प्रति वर्ष के दर से आवश्यक दाने की मात्रा = 390 X 30 = 11700 किलोग्राम या 117 क्विंटल।

   1200 प्रति क्विंटल के दर से 117 क्विंटल दाने का मूल्य = 1200 X 117 = 140400 रूपये।

3. इस प्रकार दाने पर कुल खर्च = 144000 X 140400 = 284400 रूपये।

4. एक भेड़ को एक वर्ष में 12 क्विंटल हरे चारे की आवश्यकता है। जिसका 2/3 हिस्सा वह चारागाह से प्राप्त करता है एवं 1/3 हिस्सा शाम को उसे प्रक्षेत्र पर खाने के लिए दिया जाता है। इस प्रकार एक भेड़ को एक वर्ष में 4 क्विंटल हरा चारा चाहिए। अतः 200 भेड़ के लिए 200 X 4 = 800 क्विंटल, 70 रूपए प्रति क्विंटल की दर से 800 क्विंटल चारे का मूल्य = 800 X 70 = 56000 रूपए।

5. एक मेमना को एक वर्ष में 6 क्विंटल हरा चारा चाहिए। जिसका आधा हिस्सा वह चारागाह से प्राप्त करता है एवं आधा हिस्सा प्रक्षेत्र से पैदा हुए चारे को शाम को दिया जाता है।

   इस प्रकार दाना एवं हरा चारे पर कुल खर्च–

   = 284400 + 56000 रू.

   = 340400 रूपए

प्रक्षेत्र में मजदूरी पर खर्च

1. 2500 रूपए प्रतिमाह के दर से एक वर्ष में 01 मजदूरों पर होने वाला खर्च = 2500 X 2 = 5000 रूपए ।
2. पानी एवं बिजली पर खर्च = 500 रूपए प्रतिमाह के दर से 1 वर्ष में 6000 रूपए।
3. एक वर्ष में जानवरों के दवा एवं चिकित्सा पर खर्च = 3000 रूपए ।
4. टूट, फूट सुधार, नवीनीकरण एवं अन्य खर्च = 1000 रूपए ।

   इस प्रकार कुल खर्च = 5000 + 6000 + 3000 + 1000 = 15000 प्रति वर्ष

प्रक्षेत्र पर होने वाले अन्य खर्च

1.	01 चारा एवं दाना ढोने वाला भार वाहक	5000 रू.
2.	01 जानवर का मल मूत्र ढोने वाला भार वाहक	5000 रू.
3.	01 दाना पीसने वाली मशीन	30,000 रू.
4.	01 भार तौलने के लिये तराजू	10,000 रू.
5.	01 चारा काटने वाली मशीन	15,000 रू.
6.	01 ऊन काटने की मशीन	5000 रू.
7.	01 पानी टंकी एवं मोटर	5000 रू.
	कुल खर्च	**75000 रू.**

उपरोक्त सभी वस्तुओं का उपयोग 10 वर्षों तक होता है। तो प्रति वर्ष की दर से होने वाला खर्च = 75000 / 10 = 7500

प्रक्षेत्र पर 12 प्रतिशत ब्याज सहित एक वर्ष में होने वाले कुल खर्च :

	मूलधन (रू.)	**ब्याज (रू.)**	**कुल (रू.)**
भूमि	1.5 लाख	18000	168000
मकान का निर्माण	17000	2040	19040
खाद्य पदार्थ पर खर्च (दाना + चारा)	340400	40848	381248
मजदूरी, दवा, टूट फूट	15000	1800	16800
कुछ अन्य खर्च	7500	900	8400
कुल खर्च	**417500**	**50100**	**467600**

एक वर्ष में प्रक्षेप पर हुए कुल खर्च = 1061088 रूपए।

प्रक्षेत्र से होने वाला लाभ

1. 390 मेमनों के व्यस्क होते तक अगर 5 प्रतिशत का किसी कारणवश वर्ष मृत्यू हो जाती है तो जीवित बचे 380 भेड़ से प्राप्त होने वाले माँस का मूल्य एक भेड़ के शरीर से 50 प्रतिशत उपयोगी माँस प्राप्त होता है। इस प्रकार 380 जानवर से प्राप्त माँस = 5700 किलोग्राम अतः 5700 कि.ग्रा. माँस का मूल्य 200 रू. प्रति किलोग्राम के दर से –

   5700 x 200 = 1140000 रूपए।

2. औसतन एक भेड़ से एक वर्ष में दो बार ऊन काटा जाता है एवं 0.6 कि.ग्रा. ऊन प्राप्त होता है। इस प्रकार 200 भेड़ से 200 x 0.6 = 120 किलोग्राम एवं 380 मेमनों

से एक बार ही ऊन प्राप्त होता है इस प्रकार औसतन एक मेमना से 0.3 किलोग्राम ऊन मिलता है इसलिए 380 बछड़ों से, 380 x 0.3 = 114 किलोग्राम

इस प्रकार कुल ऊन की मात्रा = 120 + 114 कि.ग्रा.
= 234 कि.ग्रा.

अब 250 रूपए प्रति किलोग्राम के दर से 234 किलोग्राम ऊन का मूल्य,
= 250 x 234 = 58500 रूपए ।

3. बिक्री के लिये 100 टन खाद का प्रति टन 350 रूपए के हिसाब से मूल्य = 35000 रूपए।

4. 200 अनाज की बोरी का मूल्य 2000 रूपए।
इस प्रकार प्रक्षेत्र से एक वर्ष में होने वाला कुल आमदनी–
माँस से = 1140000 रू.
ऊन से = 58500 रू.
खाद से = 35000 रू.
अन्य स्त्रोत से = 2000 रू.
अतः एक वर्ष में प्रक्षेत्र से होने वाला कुल लाभ = 1235500 रूपए
प्रक्षेत्र से एक वर्ष में होने वाला शुद्ध लाभ (बचत)
= 1235500 – 1061088 = 174412 रू.

14534 रूपए प्रतिमाह की दर से किसान को लाभ प्राप्त होता है।

अन्तः में प्रक्षेत्र की भूमि भी लाभ के रूप में किसान को शेष बच जाती है।

भेड़ एवं भेड़ से मिलने वाले विभिन्न उत्पाद के लिये विभिन्न वैज्ञानिकों का मत

तनेजा (1973) के अनुसार भेड़ पालन एवं ऊन का उत्पाद रूखे–सूखे क्षेत्रों में विकसित होता है जहाँ खेती योग्य भूमी तैयार करना एवं खेती करना कठिन है। किसान को खेती एवं पशुधन से अच्छे उत्पाद प्राप्त करने के लिये, खेती, जंगल एवं पशुपालन में अच्छे ताल–मेल की आवश्यकता है।

मिन्टू एवं उनके सहयोगी (1975) ने 46 गाँवों के सर्वेक्षण करने पर पाया की 70 प्रतिशत से अधिक भेड़ पालने वाले किसान जिनके झुण्ड में प्रजनन के लिये 3 से 5 उपयुक्त नर एवं 100 से कम भेड़ पाये गए हैं। मादा की संख्या पूरे झुंड का 77.10 प्रतिशत तथा झुण्ड से मादा भेड़ एवं उनके बच्चे 4:3 के अनुपात में पाये गए झुण्ड में भेड़ों की औसतन संख्या 72 पाई गई।

कौशिक (1980) में राजस्थान के मालपुरा क्षेत्र के 98 भेड़ पालन एवं प्रजनन कराने वाले किसानों के सर्वेक्षण से पाया की झुण्ड में भेड़ों की संख्या 10 से 150 तक है एवं भेड़ों के झुण्ड में औसतन 48 मादा, 21 छोटे मेमने एवं 02 प्रजनन योग्य नर होते है। माँ से बच्चों को अलग करने की आयु 5 से 6 महिने का होता है। मादा भेड़ का शारीरिक वजन 20 से 30 कि.ग्रा. तक होता है एवं सूखे के मौसम में 2.0 प्रतिशत झुण्ड किसी दूसरे क्षेत्र में चले जाते हैं जहाँ आसानी से भोजन पानी उपलब्ध होता है। झुण्ड में मादा भेड़ को गर्म होने का अनुपात फरवरी से अप्रैल में 34.8 प्रतिशत, मई से जुलाई में 42.50 प्रतिशत एवं अक्टूबर से नवंबर में 13.7 प्रतिशत पाया गया है। नवजात बच्चों का औसत वजन 2.49 किलोग्राम 3 महिने के बच्चों का वजन 10.05 किलोग्राम एवं 5 से 6 महिने का बाजार में बेचने लायक भेड़ का औसत वजन 12.90 किलोग्राम दर्ज किया गया।

तनेजा (1980) के सर्वेक्षण के अनुसार भेड़ की गद्दी प्रजाती में ऊंची पहाड़ी पर चारा हेतु चढ़ने की अद्भुत क्षमता पाया गया। गद्दी का शरीर सफेद एवं चेहरा रंगीन होता है तथा ये लंबे एवं मुलायम उन पैदा करती है। जिसका एक वर्ष में तीन बार कटाई किया जा सकता है।

डोकमानसिमीक (1976) के अनुसार पहाड़ी तथा पठारी क्षेत्र के विकास के लिये भेड़ पालन आर्थिक स्थिती को मजबूत करने हेतु एवं बेरोजगारी को कम करने का महत्वपूर्ण साधन हो सकता है।

भेड़ के स्वास्थ्य की देख भाल हेतु वैज्ञानिक विधियाँ

स्वास्थ प्रबन्धन का मुख्य उद्देश्य जानवर को बीमारी ये मुक्त रखना है। भारत सहित विभिन्न देशों में जिवाणू, विषाणू एवं परजिवी से होने वाली बीमारी से पशुधन का काफी नुकसान हुआ है जैसे चेचक, पी.पी.आर, व्लूटंग, गिड़, परजिवी से होने वाला निमोनिया तथा फिता कृमी का संक्रमण से होने वाला बीमारी। अधिकतर बिमारियों के संक्रमण को उसके विरुद्ध बनाए गये टिका द्वारा रोका जा सकता है। भेड़ के फेफड़े को संक्रमीत करने वाले गोल कृमी के विरुद्ध भी विकीरण का उपयोग कर टीका तैयार किया जा चुका है जिसका अधिकतर उपयोग जम्मू काशमीर के पहाड़ों क्षेत्रों के भेड़ो में होता है। मेमने को टिके का दोगुना मात्रा इस बीमारी से सुरक्षा प्रदान करता है।

बिमारियों के कारक

(क) जानवर का प्रबन्धन एवं जीवाणू, विषाणू एवं परजिवी

(ख) शारीरिक स्थिती प्रभावित करने वाले कारक

1. लिंग	1. जिवाणू
2. उम्र	2. विषाणू

3. कम जगह में जानवरो की अधिक संख्या
4. जानवर के स्वास्थ्य का सही देख भाल नहीं होना
5. प्रजनन में बरती गई लापरवाही
6. आवास में सुविधा का आभाव
7. प्रदूषित भोजन एवं जल
8. प्रदूषित परिवेश
9. प्रक्षेत्र में सफाई की कमी
10. असंतुलित भोजन एवं निर्धारित मा्त्रा का आभाव

3. परजिवी
   क. अन्त : परजिवी
   ख. बाह्य परजिवी
4. कवक फफूंद
5. रसायण
6. भोजन की कमी
7. भोजन में हानीकारक तत्व की उप्लब्धता

जानवर के स्वास्थ्य की जाँच कैसे करें ?

स्वास्थ्य के जाँच के महत्वपूर्ण बिन्दू	**स्वस्थ्य भेड़**	**बिमार भेड़**
1. भेड़ का बाह्यय शारीरिक प्रदर्शन	चंचल	सुस्त
2. सिर	ऊपर की ओर उठा	नीचे झूका
3. आँख	बड़ा तथा चमकदार	छोटी तथा आँख के कोने में सफेद पदार्थ का जमा होना तथा स्त्राव बाहर निकलना।
4. जानवर द्वारा प्रतिक्रीया	तिव्र	धिमा
5. मल का आकार	साधारण	असाधारण (पतला या कड़ा के साथ एवं खून तथा लसलसा पदार्थ)
6. धड़कन प्रति मिनट	79 से 90	90 से अधिक
7. शरीर का तापमान	39^0 से. / 102.4^0 फा.	39 से. से अधिक
8. श्वास प्रतिमिनट	12 से 30	30 से अधिक
9. घास चरना	सामान्य	असामान्य
10. जुगाली करना	सामान्य	नही करता या कम करता।
11. भोजन, पानी	सामान्य	कम लेता है या नही लेता है।

जानवर में बीमारी के संक्रमण को रोकने के लिए बरते जाने वाली सावधानियाँ

1. बिमार जानवर के झुण्ड से अलग रखना चाहिए।
2. जानवर के मृत शरीर को ठिक से गडढ़े में चुना के साथ गाड़ देना चाहिए।
3. बीमारी के संक्रमण की जानकारी शासन को तुरन्त एवं यथास्थिति देना आवश्यक है।
4. जानवर के स्वास्थ्य के जाँच हेतु निर्धारित मात्रा में खून, मल, मूत्र एवं उतकों को लेना आवश्यक है।
5. प्रक्षेत्र का आवास एवं सतह में कीटाणूनाशक एवं जिवाणूनाशक दवा का छिड़काव करना आवश्यक है।
6. जानवर के चारागाह में भी आवश्यकता अनुसार परिवर्तन आवश्यक है।
7. बाहर से खरीदे गये जानवरों को स्वास्थ्य जाँच के लिए कुछ दिनों तक प्रक्षेत्र से अलग रखना चाहिए।
8. पोषक आहार का संतुलित होना एवं निर्धारित मात्रा में देना आवश्यक है।
9. बीमारी से बचाव को उपचार से बेहतर विकल्प माना गया है इसलिए मौसम के अनुसार निर्धारित समय पर जानवर का टिकाकरण भी आवश्यक है।
10. बीमारी के कारकों को स्थानांतरित करने वाले तथा जीवन चक्र को पूरा करने वाले किड़े मकोड़े को मारने एंव प्रजनन को रोकने के लिए कीटनाशक दवा का इस्तेमाल करना चाहिए।
11. जानवर को अधिक गर्मी, सर्दी तथा कम जगह में अधिक संख्या मे उपस्थिती से उत्पन्न होने वाले तनाव से बचना चाहिए अन्यथा स्वास्थ्य एवं उत्पादन पर विपरित प्रभाव पड़ता है।
12. अन्त : एवं बाह्यय परजिवी से बचाने के लिए एक निर्धारित समय पर दवा का उपयोग करना आवश्यक है।

प्रक्षेत्र की सफाई एवं प्रक्षेत्र के जानवर के स्वास्थ्य के प्रबंधन में

1. प्रक्षेत्र का दर्शन हेतु आने वाले दर्शको की संख्या को निर्धारित करना तथा जूते चप्प्ल को बाहर उतरवा कर उन्हें प्रक्षेत्र के अन्दर प्रवेश देना चाहिए।
2. प्रक्षेत्र के आवास एवं उपयोग में आनेवाले उपकरणों की सफाई एक निर्धारित अन्तराल में करना आवश्यक है।

सफाई हेतु प्रयोग किये जाने वाले किटनाषक एवं जिवाणूनाषक रसायन

क. फिनौल, 1 प्रतिशत घोल

ख. बोरिक अम्ल, 6 प्रतिशत घोल

ग. क्रीसौल, 2 प्रतिशत घोल

घ. सफाई करने का सोडा, 4 प्रतिशत घोल

ड. कास्टीक सोडा, 2 प्रतिशत घोल

च. अमोनियम कम्पाउन्ड, 0.1 प्रतिशत घोल

सावधानी – उपरोक्त रसायण के प्रयोग से पहले सतह पर उपस्थित किचड़ एवं मिट्टी को पानी से धो लेना चाहिए अन्यथा रसायण का कार्बनिक पदार्थ से प्रतिक्रिया करने की शक्ति कम हो जाती है।

3. कम जगह में अधिक जानवर को नहीं रखना चाहिए तथा 12 से 15 फूट प्रति वयस्क जानवार के दर से सतह का क्षेत्रफल आवश्यक है।
4. जानवरों के आवास को हवादार बनाए रखने के लिए बाड़े का लम्बाई चौड़ाई के अनुसार खिड़की की संख्या आवश्यक है।
5. प्रक्षेत्र के भेड़ को साफ खाना एवं पानी देना अतिआवश्यक है।
6. जानवर का प्रतिदिन व्यायाम आवश्यक है एवं इस दौरान यह भी ध्यान रखना आवश्यक है की प्रक्षेत्र में कोई शिकारी जानवर न घुस पाए।
7. जानावर को चरने हेतु चारागाह में जाने के 2 सप्ताह पहले परजिवीरोधी दवा देना चाहिए।
8. भेड़ बकरी में शरीर के अन्दर रहने वाले परजीवीः

   अमाशयः ओस्टरटेजिया एंव मारसीलेजीया

   छोटी आँत : कुपेरीया, निमैटोढ़ाइरस, ओसीफेगोस्टोमम, बूनोस्टोमम एंव स्ट्रोगाइलस
9. परजीवी एंव कृमी नाशक दवा का नाम एवं मात्राः
   1. **पानाक्यूर** – 5 मी. ग्रा. प्रति कि.ग्रा. शारीरिक वजन के अनुसार प्रति जानवर (फेनवेन्डाजोल 2.5 प्रतिशत) देना चाहिए।
   2. **एलबोमार** – 5 मी. ग्रा. प्रति कि. ग्रा. शारीरिक वजन के अनुसार प्रति जानवर (एल्बेन्डाजोल 2.5 प्रतिशत) देना चाहिए।
   3. **थियोफेनेट पाऊडर** – 10 मी. ग्रा. प्रति कि. ग्रा. शारीरिक वजन के दर से दवा देना चाहिए।
   4. **थियाबेन्डाजोल** – 6.6 मी. ग्रा. प्रति कि. ग्रा. शारीरिक वज़न के दर से दवा देना चाहिए।
   5. **फैसिनेक्स** – 10 मी. ग्रा. प्रति कि. ग्रा. शारीरिक वजन के दर से देना चाहिए।

10. भेड़ के शरीर से बाल काटने के 10 से 20 दिनों तक शरीर के त्वचा में बने घाव के कारण किसी प्रकार का परजिवीरोधी दवा का छिड़काव नहीं करना चाहिए।
11. निर्धारित समय पर मौसमी बीमारीयों का टिका लगाना भी आवश्यक है।

    क. **टिका नाम मात्रा, स्थान एवं समय निम्नलिखित है –**

    1. इन्टेरोटौक्सेमिया मल्टीकम्पोनेन्ट 2.5 मि. ली. त्वचा में मेंमने का जन्म के 2 से 4 सप्ताह बाद देना चाहिए।
    2. चेचक (पौक्स) का टीका 0.5 मि.ली. प्रति जानवर त्वचा में लगाना चाहिए।
    3. खुरहा मुँहपका (एफ.एम.डी.) मल्टीकम्पोनेन्ट 2 से 3 मि.ली. त्वचा में लगाना चाहिए।

सावधानी

क. 2 से 3 माह गर्भधारण करने के बाद मादा को किसी प्रकार का टिका नहीं लगाना चाहिए अन्यथा गर्भपात की सम्भावना होती है।

ख. माँस तथा उन पैदा करने के उद्देश्य से पालेजाने वाले भेड़ को नस्ल सुधार कार्यक्रम के अर्न्तगत आनेवाले अन्य भेड़ो से अलग रखना चाहिए।

12. बिमार जानवर को अलग आवास में रखना चाहिए एवं उपचार के लिए पशु चिकित्सक से परामर्श लेना आवश्यक है।
13. जानवर को साफ एवं संतुलित आहार देना चाहिए एवं दूसरे जानवर द्वारा उपयोग किया गया चारा को अन्य जानवर को नहीं देना चाहिए।
14. प्रक्षेत्र के जानवरों के उपचार, टिका, खरीद, बिक्री नवजात जानवर एवं मृत जानवर का लेखा जोखा एक पुस्तिका में अंकित करना आवश्यक है।
15. प्रसव के तुरन्त बाद मेमने के श्वांस के स्थिति की जानकारी आवश्यक है।
16. नए खरीदे गये भेड़ को 30 दिनों तक पुराने झुण्ड से अलग रखना चाहिए तथा
    क. अन्तः एवं बाह्यय परजिवी का जाँच करना एवं
    ख. मौसमी एवं क्षेत्रीय बिमारियों का टिका लगाना चाहिए।

भेड़ों में होने वाली बिमारियाँ

क. विषाणूजनित बीमारी

1. विषाणूजनीत निमोनियाँ
2. खुरहा मुँहपका (एफ. एम. डी)
3. त्वचा की खुजली (पोस्चूलर डरमाटाइटीस)
4. पी. पी. आर.
5. रेबीज़
6. ब्लू टंग.

ख. क्लेमाइडियाजनित बीमारी

1. गर्भपात
2. किरैटोकंजंटीवाईटीस (आँख की बीमारी)

ग. जिवाणूजनित बिमारियाँ

1. एन्थ्रेक्स
2. निमोनिया
3. क्षय रोग(टी. बी)
4. गलाघोंटू (एच. एस)
5. लंगड़ा (बी. क्यू)
6. टेटनस
7. जोड़ो का संक्रमण
8. थनैल (मैस्टाईटीस)
9. जिवाणू द्वारा गर्भपात
10. ब्रूसेलोसिस
11. सालमोनेलोसिस
12. खुर का सड़न (फुट रौट)

रिकेटसीयाजनित बीमारी

1. टिक (अठई, किलनी) से फैलने वाली बीमारी
2. एनाप्लाजमोसीस

कवक फफूंदजनित बीमारी

1. दिनाय (रिंग वर्म)
2. न्यूमोमाईकोसिस

परजीविजनित बीमारी–

1. प्रोटोजोआ जनित

(क) थाईलेरीयोसिस (लाल पेशाब)
(ख) क्राइप्टोस्पोरोडाईयोसिस

2. कृमीजनित बीमारी–

(क) गोल कृमी (राउन्ड वर्म)
(ख) चपटा कृमी (फ्लैट वर्म)
(ग) फिता कृमी (टेप वर्म)
(ध) भरमिनस निमोनीया

किड़े मकोड़े से होनेवाली बीमारी

(क) नाक का संक्रमण (नेजल ब्लोट)

पाचन तंत्र से जुड़ी बीमारी

1. अपाचन (पाचन की गड़बड़ी)
2. अफरा (ब्लोट)
3. यकृत रोग (हेपेटाईटीस)
4. आँत संबंधी बीमारी

प्रजनन एवं मुत्राशय तंत्र की बीमारी

1. कष्ट प्रसूती (डिस्टोकिया)
2. गर्भपात
3. किड़नी संबंधी बीमारी एवं
4. पथरी

स्नायूतंत्र की बीमारी

1. गिड़
2. इनसेफ्लाईटीस

रक्त एवं रक्तनली से संबंधित बीमारी

1. सेप्टीसीमियाँ (पूरे शरीर का संक्रमण)
2. एनीमिया (रक्त में लाल रक्त कोशिका की कमी)
3. टौक्सेमिया (रक्त में जहरीला पर्दाथ पाया जाना)

त्वचा की बीमारी

1. खुजली, खाज
2. दिनाय (डरमेटाईटिस)
3. एक्जीमा
4. फुंसी एवं मवाद (एबसेस)

खनीज लवण की कमी से उत्पन्न बीमारी

1. हड्डी कमजोर होना
2. घेंघा

3. एनीमियाँ, एवं थायरवायड़ संबंधी बीमारी
4. भूख कम लगना एवं गले के नीचे सूजन
5. गठीया
6. रीकेट्स

भेड़ में विषाणूजनित बीमारियाँ

बीमारी का नामः– कारक, लक्षण एवं उपचार निम्नलिखित हैं।

जगसेक्ते (फेफड़ा का संक्रमण)

कारणः– रेंट्रो वाइरस (विषाणू)

लक्षणः– इस बीमारी में जानवर के फेफड़ा में टयूमर (मांस का गोला) बन जाता है एवं नाक से सफेद ससलसा पर्दाथ का स्राव होता है जिससे जानवर को श्वांस लेने में परेशानी होती है। जानवर के शरीर का तापमान सामान्य रहता है परन्तु धीरे–धीरे जानवर कमजोर होने लगता है तथा अचानक जानवर की मृत्यू भी हो जाती है।

उपचारः– इस बीमारी का कोई उपचार उपलब्ध नहीं है इसलिए संक्रमित जानवर को झुण्ड से अलग कर उसे मार डालना ही उचित होगा अन्यथा अन्य स्वस्थ जानवरों मे भी संक्रमण की सम्भावना होती है।

मेड़ी – विसना

कारकः– आर.एन.ए. विषाणु **(**लेन्टी विषाणु**)**

लक्षणः– विषाणु स्नायूतंत्र को संक्रमीत करता है जिससे शरीर के पिछले भाग के अंग कार्य करना बंद कर देते है जिससे जानवर लंगड़ा भी हो सकता है। जानवर को श्वांस संबंधी परेशानी होती है इन कारनों से जानवर का शारीरिक भार लगातार कम होते जाता है।

उपचारः– इस बीमारी का भी कोई उपचार प्रभावी नहीं होता है इसलिए संक्रमित जानवर को झुण्ड से अलग कर मार डालना चाहिए एवं प्रक्षेत्र से दूर गड्ढ़ा खोद कर गाड़ देना चाहिए।

मेमनों में विषाणुजनित पेचीश

कारकः– रोटा एवं इन्टेरीयो विषाणु या वाइरस

लक्षणः– मेमना के पेट में दर्द रहता है तथा खून से सना हुआ मल बाहर आता है, भूख नहीं लगती एवं कुछ ही दिनों में मेमना का मृत्यु हो जाता है।

उपचारः– कोई सटीक एवं प्रभावी उपचार नहीं है बिमार जानवर को झुण्ड से अलग रखना चाहिए एवं सफाई पर ध्यान देना चाहिए।

चेचक

कारकः– डी.एन.ए. विषाणु या वाइरस (कैप्री पौक्स वाइरस)।

लक्षणः– इस बीमारी में जानवर के शरीर का तापमान सामान्य से बहुत अधिक (40–40.6^0 से.) हो जाता है एवं त्वचा के बाल के जड़ में छोटी–छोटी फुंसी हो जाती है। आँख, नाक, कान, से स्राव निकलने लगता है तथा गर्भ धारण कर चुकी मादा में गर्भपात की सम्भावना भी होती है। इस बीमारी से ज्यादा मृत्यू बच्चों में होती है।

उपचारः– बीमारी का संक्रमण हो जाने पर तुरंत ठीक करने का कोई प्रभावी उपचार नहीं है इसलिए प्रतिवर्ष निर्धारित समय पर टीका लगाना आवश्यक है जो जानवर को 1 वर्ष तक इस बीमारी से सुरक्षा प्रदान करता है। विषाणु के संक्रमण के बाद जानवर में जिवाणु के संक्रमण की सम्भावना होती है अतः इसे रोकने के लिए जिवाणुरोधी दवा (पेनीसीलिन) देना फायदेमंद होता है। त्वचा के धाव को पानी से धो कर जिवाणुरोधी दवा लगाना चाहिए।

भेड़ में जीवाणु के संक्रमण से होनी वाली बीमारियाँ

1. मेमनों में जिवाणु से होने वाली पेचीश

कारकः– कोलोस्ट्रीड़ियम परफिन्जेन्स टाईप बी, कम्फाइलोबैक्टर, तथा ई. कोलाई.

लक्षणः– संक्रमित मेमना के पेट में दर्द होता है जिससे वह दूध पीना छोड़ देता है एवं इस पेचीश में खून से सना मल बाहर आता है तथा 75 प्रतिशत संक्रमित बच्चों की मृत्यु हो जाती है।

उपचारः– पेचीश का लक्षण दिखने वाले बच्चों को माँ का दूध नहीं पिलाना चाहिए तथा जिवाणुरोधी एवं जिवाणुनाशक दवा देना चाहिए तथा स्वस्थ मेमनों को इस बीमारी का टीका लगाना चाहिए।

2. काली बीमारी (ब्लैक डिजीज)

कारकः– क्लोस्ट्रीडियम ओडिमैट्स, टाइप बी.

लक्षणः– जानवर के पीछले पैर का कुछ हिस्सा शून्य हो जाता है या काम नहीं करता तथा शरीर का तापमान सामान्य से अधिक हो जाता है एवं अचानक भेड़ की मृत्यु हो जाती है।

उपचारः– स्वास्थ्य जानवर को प्रथम वर्ष में 4 सप्ताह के अन्तराल में 2 बार इस बीमारी का टीका लगाना चाहिए तथा बिमार जानवर को एन्टीसीरम तथा जिवाणुरोधी दवा देना चाहिए।

3. ब्रैक्सी

कारकः– क्लोस्ट्रीडियम सेप्टीकम

लक्षणः– शरीर का तापमान सामान्य से अधिक होता है, जानवर सुस्त दिखाई पड़ता है एवं पेट में दर्द होने के कारण दाँत पीसता है।

उपचारः– संक्रमण के बाद कोई प्रभावी उपचार नहीं है इसलिए झुण्ड के अन्य स्वस्थ्य जानवर को बचाने के लिए मल्टीकमपोनेन्ट टीका लगाना आवश्यक है।

4. पैर में घाव (फूट एबसेस)

कारकः– फ्यूजीफरमीस नेकरोफोरस, राइनो बैक्ट्रीयम पायोजीनस ।

लक्षणः– पैर के दानो खूर के बीच वाला मासल भाग संक्रमित हो जाता है एवं उसमें घाव हो जाता है जिससे जानवर को चलने में कठीनाई होती है तथा लंगड़ाने लगता है।

उपचारः– 5 दिनों तक जानवर को पेनीसिलीन का सुई उसके शारीरीक वजन के अनुसार (करीब 1.5 से 02 मिलीयन यूनीट का सुई) प्रतिदिन एवं साथ में एभील 5 मि.ली. देते है। घाव को प्रतिदिन साफ कर मरहम पट्टी करना भी आवश्यक है।

5. लिम्फ एडीनाइटीस (लसीका ग्रंथी का संक्रमण)

कारकः– कोलोस्ट्रीड्रीयम स्युडोटयूबरकूलोसीस

लक्षणः– जानवर के शरीर के सतह का लसीका ग्रंथी (लिम्फ नोड) संक्रमीत हो कर सूज जाता है एवं उसे फटने पर हरे रंग का पस (पीब) निकलता है, तथा जानवर को निमोनिया भी हो जाता है। जानवर दूध देना बंद कर देता है, शारीरिक वजन कम होने लगता है एवं शरीर के कुछ अंग काम करना भी बंद कर देते है।

उपचारः– इस बीमारी में उपचार प्रभावी नहीं है इसलिए संक्रमित जानवर को झुण्ड से अलग कर देना चाहिए तथा इस दौरान घाव के कारण उसके शरीर पर किसी परजीवी नाशक दवा का छिड़काव नहीं करना चाहिए।

6. जिवाणुजनित गर्भपात–

कारकः– लेप्टोस्पाईरा पोमाना तथा लेप्टोस्पाईरा इक्टरहिमोरेजीया

लक्षणः– संक्रमित शरीर में हिमोग्लोबिन की कमी हो जाती हे जिससे जानवर की मृत्यु हो जाती है।

उपचारः– 1. निर्धारित मात्रा में जिवाणुनाशक दवा देना चाहिए तथा

2. प्रक्षेत्र में पानी का जमाव नहीं होना चाहिए तथा सफाई पर अधिक ध्यान देना चाहिए। स्वस्थ जानवर को किसी बिमार जानवर के विर्य तथा मूत्र के संसर्ग से भी बचाना आवश्यक है।

भेड़ में कवक तथा फफूंदजनित बीमारियाँ

1. फफूंदजनीत खुजली (माईकोटीक डरमाटाईटीस)

कारकः— डरमेटोफिलस कॉंगोलेन्सीस नामक फफूंद का संक्रमण त्वचा के कटे हुए भाग पर होता है।

लक्षणः— जानवर के शरीर के उपरी भाग (पीठ) में खुजली होती है तथा वहाँ का बाल झड़ जाता है एवं त्वचा मोटा और खुरदरा हो कर सूज जाता है और उससे मटमैले रंग का स्राव भी निकलने लगता है।

उपचारः— साइक्लोफौस्फामाइड 25 मि.ग्रा. प्रति कि.ग्रा. शारीरिक वजन के दर से तथा स्ट्रैप्टोपेनीसिलीन 70 मि.ग्रा. प्रति कि.ग्रा. शारीरिक वजन के दर से देना प्रभावी होगा।

(क) चेहरे का एक्जीमा (फेसीयल एक्जीमा)

लक्षणः— जिगर में जहरीला पदार्थ एकत्रीत होने के कारण एक्जीमा।

उपचारः— 1. फफूंदनाशक दवा देना चाहिए तथा

2. अधिक दिनों का रखा हुआ एवं अधिक आद्रतावाला आहार जानवर को नहीं देना चाहिए।

(ख) इरगोटीजम — कारक — क्लेभीसेप्स परप्यूरीया

लक्षणः— मादा द्वारा गर्भधारण नहीं करना एवं गर्भधारण कर चुकी जानवर का गर्भपात हो जाना तथा मादा द्वारा दूध नहीं देना या कम देना।

उपचारः— 1. फफूंदरोधी दवा देना चाहिए तथा

2. जानवर को साफ पानी एवं तरोताजा आहार देना चाहिए।

(ग) लूपीनोसीस — कारक — फोमोप्सीस

लक्षणः— जिगर में जहरीला पदार्थ का अधिक मात्रा में पाया जाना

उपचारः— जानवर को साफ एवं संतुलित भोजन पानी तथा फफूंदनाशक देना चाहिए।

(घ) स्लोबर सिन्ड्रोम कारक — रिजोक्टोनीया

लक्षणः— जानवर के मुँह से अत्याधिक लार स्रावित होता है तथा पेरिस्टालसीस नहीं होने के कारण जानवर के पेट में गैस भर जाता है तथा भेड़ बार–बार मल मूत्र का त्याग करती है।

उपचार:– बीमारी के दौरान प्रदर्षित किये जा रहे लक्षणों पर आधारित दवा देना चाहिए तथा साफ एवं ताजा भोजन पानी देना भी आवश्यक हैं।

भेड़ में परजीवि से उत्पन्न बीमारियाँ

1. प्रोटोजोआ– कारक : इमेरीया ओभिस एवं इमेरीया आस्टा

लक्षण:– जानवर को पेचिस हो जाती है तथा वह गाढ़ा रक्तरंजीत मल उर्त्सजित करता है। बड़ी आँत में अल्सर भी हो जाता है तथा जानवर के शरीर में खून की कमी से एनीमिया तथा पानी की कमी से डिहाइड्रेसन भी हो जाता है तथा उपचार नहीं होने पर भेड़ की मृत्यु हो जाती है।

उपचार:– एम्प्रोलियम साल्ट को सल्फामिजाथीन के साथ 3 दिनों तक देना चाहिए एवं जानवर को साफ–भोजन पानी भी देना आवश्यक है।

2. बैबेसियोसीस– कारक : बबेसीया ओभीस एवं बबेसीया मेंटासी

लक्षण:– इस बीमारी में जानवर के शरीर का तापमान सामान्य से अधिक पाया जाता है तथा जिगर की बीमारी जौन्ड़ीस तथा शरीर में खून की मात्रा कम होने से जानवर दुर्बल होने लगता है। लाल रंग का पेशाब का होना भी इस रोग का मुख्य लक्षण है, तथा गार्भस्थ मादा का गर्भपात भी हो जाता है।

उपचार:– बेरेनील दवा का सुई निर्धारित मात्रा में पशुचिकित्सक के परामर्श के अनुसार देना चाहिए। इस बीमारी के कारकों को एक जानवर से दूसरे जानवरों तक वहन करने वाले अठई (टिक्स) नामक परजीवी को जानवर के शरीर पर परजीवीरोधक दवा का छिड़काव कर मारना चाहिए।

(क) टौक्सोप्लाजमोसीस

कारक:– टौक्सोप्लाजमा गोन्डी

लक्षण:– सामान्य से अधिक शारिरीक तापमान से जानवर के शरीर में कंपन होता है तथा गर्भस्थ मादा का गर्भपात भी होने की संभावना होती है। भ्रूण अवस्था में तथा नाभी की नली में संक्रमण होने से वयस्क की तुलना में नवजात बच्चों की मृत्यु की संभवना अधिक होती, है।

उपचार – बिल्ली की मदद से ये परजीवी अपना जीवन चक्र पूरा करते है इसलिए जानवर को दिया जाने वाला भोजन को बिल्ली के मल द्वारा प्रदूषित नही होना चाहिए।

(ख) न्यमेटोडाईरोसिस

कारक:– कैलिकोफोरोन एवं कैलसीफेरोन

लक्षणः— जानवर का मलद्वारा में सूजन आ जाता है एवं पतला दस्त हाने से बिमार जानवर के शरीर में पानी की कमी हो जाती है। जिससे 25 प्रतिशत संक्रमित जानवरों की मृत्यु हो जाती है।

उपचार — संक्रमित जानवर को एल्बेन्डाजोल तथा निक्लोसामाईड की गोली सुबह खाना देने से पहले देना चाहिए।

(घ) कीड़े मकोड़ों से होने वाली मौसमी बीमारीयाँ

कारकः— ब्लोफ्लाई मक्खी का लार्वा

लक्षणः— मक्खी जानवर के खुले घाव में अण्डा दे देती है जो लार्वा में परिवर्तीत हो कर घाव को काटने लगते है जिससे जानवर बैचेन दिखाई पड़ता है एवं घाव से खून भी निकलने लगता है।

उपचारः— घाव के उपर स्थित उन को काट कर घाव को डिटौल तथा टिंकचर आयोडिन से ठिक से साफ कर पट्टी कर देना चाहिए तथा मक्खीयों को भगाने के लिए तारपीन का तेल घाव के आसपास लगाना बेहतर होगा।

बाह्यय परजीवी से होने वाली बीमारियाँ

1. किलनी एवं अठई (लाईस एवं टिक्स)

कारकः— डालमेलिनीया एवं लिग्नोगनैथस

लक्षणः— ये परजीवी जानवर के त्वचा पर खुजली पैदा करते है तथा कुछ प्रोटोजोअन्स जिवाणुजनीत एवं विषाणुजनीत बीमारीयों का भी संक्रमण फैलाते हैं।

उपचारः— बाह्यय परजीवी से जानवर को मुक्त करने के लिए निर्धारित समय तथा मौसम में 1.5 से 2 प्रतिशत मालाथियौन, पाराथियौन एवं लिन्डेन के घोल में 2 मिनट तक जानवर को डुबा कर बाहर निकाल देना चाहिए।

भेड़ में होने वाली कुछ अन्य बीमारियाँ

1. बाल या ऊन का झड़ना (एलोपेसिया)

कारकः— फफूंद, जिवाणु, विषाणु तथा आयोडिन की कमी।

लक्षणः— बाह्यय त्वचा पर उगे बाल या ऊन झड़ जाते है तथा वहाँ का त्वचा सूखा नजर आता है।

उपचारः— बाल झड़ने के कारक के अनुसार जानवर का उपचार करना चाहिए।

2. सूर्य की रोशनी से संवेदनशीलता (फोटोसेन्सेटाइजेशन)

कारकः— यह बीमारी जानवर को सुखा घास खिलाने एवं कवक तथा लेप्टोस्पाइरा से संक्रमित तालाब के पानी से जानवर को नहलाने से होता है।

लक्षणः– संक्रमित जानवर के त्वचा में सूजन आ जाती है तथा रूखा सूखा हो कर उसमें दरार भी हो जाता है।

उपचारः– जानवर को साफ तथा सूखे बाड़े में रखना चाहिए तथा ताजा हरा चारा खिलाने के साथ एन्टीएलर्जीक दवा देना चाहिए।

3. शरीर में मैग्नेशियम की मात्रा का कम होना (हाइपोमैगनेशिमीया)

कारकः– वातावरण का तापमान में अचानक गिरावट, शरीर में पोटैशियम की मात्रा की कमी तथा नाइट्रोजन की अधिक मात्रा होने से मैग्निशियम की मात्रा कम हो जाती है।

लक्षणः– माँसपेशीय में ऐंठन होता है तथा स्नायूतंत्र की उत्तेजना भी होती है। जानवर को चलते दौड़ते समय शरीर में कंपन महसूस होता है।

उपचारः– जानवर को मैगनिशियम साल्ट का घोल नस में या त्वचा में 40 से 60 मी.ली. देना चाहिए।

4. शरीर में मैग्नीशियम की मात्रा निर्धारित स्तर से कम होना हाइपोकैल्शीमिया या लैम्बींग सिकनेस

कारकः– जानवर के अंतिम गर्भावस्था (4 सप्ताह) में यह बीमारी होती है।

लक्षणः– जानवर कमजोर और सुस्त हो जाता है तथा अन्त में जानवर जमीन पर माथा रख कर लेट जाता है एवं 4 से 48 घण्टे में उसकी मृत्यु हो जाती है।

उपचार – जानवर को 100 मि.ली कैल्शीयम बोरोग्लूकोनेट नस से चढ़ाना चाहिए।

जीवन काल के विभिन्न अंतराल में विभिन्न बिमारियों से होने वाली भेड़ की मृत्यु–

3 माह तक (उम्र)	3 से 6 माह तक	6 से 12 माह तक	12 माह से अधिक उम्र में
1. कमजोरी	निमोनिया	थैलसेमिया	दूर्बलता
2. निमोनिया	सपूरेटीभ निमोनिया	सपूरेटीभ टौक्सेमिया	टौक्सेमिया
3. सेप्टीसेमीया	निमोनिया	टौक्सेमीया	निमोनिया
4. सपूरेटीभ निमोनिया	कमजोरी	शिकारी पशु	मांसाहारी पशु द्वारा शिकार
5. सपूरेटीभ निमोनिया	टौक्सेमीया	निमोनीया	सपूरेटीभ निमोनिया

भेड़ का प्रमुख उत्पाद (ऊन, माँस तथा चमड़ा)

भारतवर्ष की बढ़ती आबादी के साथ अच्छी गुणवत्ता एवं अधिक मात्रा मे उन तथा माँस दोनो की आवश्यकता है। इस देश में जहाँ मानव का आबादी 121 करोड़ है वहाँ भेड़ सिर्फ 58 मिलीयन है जिसके विभिन्न उत्पादों का मानव द्वारा उपयोग किया जाता है। भेड़ की संख्या के आधार पर विश्व में भारत चौथे स्थान पर आता है। 2007–2008 के आंकड़े के अनुसार भारत में प्रतिवर्ष 44021 हजार कि.ग्रा. भेड़ का माँस 153 मिलियन कि.ग्रा. चमड़ा तथा 25 मिलियन कि.ग्रा. दूध का उत्पादन हुआ था। यहाँ पैदा होने वाले अधिकतर ऊन मोटा होता है। जो कालीन बुनने के लिये उपयुक्त होता है। एक भेड़ से प्रतिवर्ष 350 ग्रा. से 1800 ग्रा. तक ऊन प्राप्त किया जा सकता है। भारत की जलवायु के अनुसार भेड़ पालन प्राकृतिक परिवेश मे होता है एवं उनका भोजन पानी चारगाह पर आधारित होता है उस दौरान भेड़ों से निकला मल मूत्र जमीन की उर्वरक क्षमता बढ़ाती है। दक्षिण भारत के लघु तथा सीमांत किसान भेड़ का चमड़ा बेच कर भी धनोपार्जन करता है। भेड़ से प्राप्त होने वाले दूध की मात्रा कम होने के कारण यह खास महत्व नहीं रखता तथा इस उद्देश्य से देश के कुछ ही हिस्से, जम्मू काश्मीर, राजस्थान एवं गुजरात में भेड़ पालन किया जाता है। अन्य विकसित देशों की तुलना में भारतीय भेड़ का उत्पादन क्षमता कम अंकित किया गया है, जिसका मुख्य कारण कमजोर अनुवांशिक क्षमता, बीमारी तथा हरा चारा और संतुलित भोजन का आभाव है।

एक भेड़ से प्रतिवर्ष 2 से 30 पौंड (1 पैंड त्र 450 ग्राम) उन प्राप्त किया जात सकता है। एक भेड़ से प्राप्त होने वाला ऊन को **फ्लीस** तथा एक से झुण्ड प्राप्त होने वाले ऊन को **क्लीप** कहते हैं। भेड़ से प्राप्त होने वाला ऊन की मात्रा एवं गुणवत्ता **नस्ल, अनुवांशिकता, खाना–पीना एवं उम्र पर** निर्भर करता है। मादा की तुलना में नर से बड़ा शारीरिक आकार होने के कारण अधिक उन प्राप्त किया जा सकता है।

लम्बा ऊन – इस प्रकार का ऊन एक विशेष नस्ल के बड़ा शारीरिक आकार तथा वजन के भेड़ से प्राप्त होता है, जिससे सॉल, चादर तथा स्वेटर बनाया जाता है।

मध्यम आकार – इस प्रकार के ऊन से कम्बल तथा स्वेटर बनाया जाता है परन्तु इस प्रकार के ऊन का बाजार मूल्य कम होता है तथा भेड़ माँस पैदा करने के उद्देश्य से पाले जाते हैं।

मोटा रूखा ऊन – यह कार्पेट (दरी) बनाने के काम में आता है।

ऊन से संबंधित कुछ मुख्य बिन्दु

1. **ऊन बॉल (ऊन का गोला)** – यह ऊन का गुच्छा है जो मेमने के अमाशय के पहले या चौथे खण्ड में पाया जाता है। ऊन के रेशे मेमनों द्वारा माँ का दूध पीने के क्रम में पेट में चला जाता है एवं गोले का रुप धारण कर लेता है। जो कभी – कभी अमाशय का छिद्र को भी बन्द कर देता है, जिससे मेमने की मौत हो जाता है।

2. **ऊन से अंधापन या वूल ब्लाइन्डनेस** – इस बीमारी में भेड़ के कुछ प्रजाती के चेहरे पर घने ऊन निकल आते है जो आँखों को ढक लेते हैं एवं आँख में खरोच भी पैदा करते हैं। जिससे जानवर अंधा हो जाता है। इसके उपचार हेतु आंख के इर्द गिर्द के बाल के काट देना चाहिए।
3. **ऊन का श्रेणीकरण (रैकिंग)** – यह ऊन के सरंचना एवं उसके सफाई पर आधारित होता है।
4. **ग्रीजी ऊन** – त्वचा से होने वाला स्त्राव ऊन के रेसों से चिपक कर उसे गंदा कर देते हैं। जिसे ग्रीजी ऊन कहते हैं तथा इसे साफ करने हेतु उन को ईथर में डुबाते हैं।
5. **ऊन का कीड़ा (वूल मैगोट)** – इसे फ्लीसवर्म भी कहते हैं जो काला, हरा तथा नीला बोटल फ्लाई होता है। इस प्रकार के कीड़े के काटने से बने घाव में मक्खियाँ अंडा देती हैं, जो लार्वा अवस्था में आकर जानवर के घाव से खून चूसते हैं, तथा घाव को और अधिक संक्रमित कर देते हैं।
6. **वूल रौट** – यह भेड़ के त्वचा पर फफूंद का संक्रमण के बाद हुए खुजली से होता है। गीला त्वचा पीला हो कर कड़ा हो जाता है एवं उसमें दर्द भी होता है तथा घाव ठीक हो जाने पर वहां का उन गुच्छे के रूप में परिवर्तित हो जाता है, जिसे लम्पी वूल कहते हैं।
7. **डींगू** – यह ऊन की चमक खत्म होने से बनता है।
8. **मरा हुआ जानवर का ऊन** – मरे हुए जानवर का ऊन जिंदा जानवर के ऊन के तुलना में सिकुड़ा हुआ तथा कम मुलायम होता है एवं उसकी मजबूती भी कम हो जाती है।

   मुहैर – यह ऊन नहीं बल्कि बकरी के कुछ हिस्सों का बाल होता है। जिसके रेशे सीधे, चमकदार, चिकने तथा मजबूत होते है। मेमनों से प्राप्त होने वाला मुहैर का मूल्य वयस्कों से प्राप्त होने वाले मुहैर से ज्यादा होता है।

   क्रचिंग – मल द्वार के आस–पास के जगह से ऊन हटाने की प्रक्रिया को क्रचिंग कहते हैं।

ऊन कटाई के दौरान प्रतिभेड़ से पाया जाने वाला ऊन की औसत मात्रा

राज्य	मादा भेड़	नर भेड़
आन्ध्रा प्रदेश	0.27 से 0.31 कि.ग्रा.	0.2 से 0.23 कि.ग्रा.
गुजरात	0.08 से 0.90 कि.ग्रा.	0.61 से 0.66 कि.ग्रा.
हिमांचल प्रदेश	0.32 से 0.54 कि.ग्रा.	0.23 से 0.45 कि.ग्रा.
कर्नाटका	0.26 से 0.48 कि.ग्रा.	0.24 से 0.46 कि.ग्रा.
राजस्थान	0.66 से 0.97 कि.ग्रा.	0.53 से 0.73 कि.ग्रा.

ऊन का उत्पादन

भारत में भेड़ों की संख्या 6 करोड़ के लगभग है तथा संख्या के आधार पर पूरे विश्व में भारत चौथे नम्बर पर आता है। भारत में प्रतिभेड़ से औसतन 350 से 1800 ग्रा. ऊन प्रतिवर्ष प्राप्त किया जाता जबकि दूसरे विकसीत देशों में प्रतिवर्ष 4 से 5 कि.ग्रा ऊन प्रतिवर्ष प्रति भेड़ से प्राप्त हो जाता है।

ऊन तथा ऊन के रेशे का उत्पादन

भेड़े तथा भेड़ से प्राप्त होने वाले ऊन पर पोषक आहार का प्रभाव महत्वपूर्ण है। अनुसंधान के दौरान यह पाया गया है की बरसात तथा बसंत के मौसम में संतुलित तथा ऊर्जा से भरपूर राशन खाने से प्रति भेड़ से प्राप्त होनेवाला ऊन में 655 से 1500 ग्रा. तक की वृद्धि दर्ज किया गया है। करीम तथा उनके सहयोगीयों के अनुसंधान के अनुसार कम चर्बी वाला भोजन पर पलनेवाले मेमने सामान्य से महीन (पतला) उन पैदा करते हैं।

ऊन में पाया जानेवाला विभिन्न प्रकार के रसायन एवं उनकी औसत मात्रा

ऊन में किरैटीन सर्वाधिक मात्रा में होती है जो बाल,पंख, नाखून, तथा जानवर के खुर बनाने में प्रयुक्त होता है। किरैटीन नाइट्रोन तथा सल्फर वहन करनेवाले अमिनो अम्ल से बनता है जिसमें निम्नालिखित प्रकार कि पदार्थ पाये जाते है।

कार्बन	50 प्रतिशत
ऑक्सीजन	22 से 25 प्रतिशत
नाइट्रोजन	16 से 17 प्रतिशत
हाइड्रोजन	07 प्रतिशत
सल्फर	3 से 4 प्रतिशत

ऊन के रेसे की गोलाई (डाइमेटर)

ऊन के रेसे की औसत गोलाई 0.008 से 0.002 इन्च (0.2 से 0.05 मी.मी.) होती है।

मेरीनों का ऊन	0.016 मी.मी.
साऊथ डाऊन का ऊन	0.016 मी.मी.
हैम्पसायर का ऊन	0.025 मी.मी.
औक्सफोर्ड का ऊन	0.073 मी.मी.

ऊन को योकः– यह ऊन के साथ लगी ऊन की गंदगी है जिसे ग्रीज या शन्ट भी कहते हैं, ऊन योक में विभिन्न मात्रा में पाए जानेवाले पदार्थ निम्नलिखित हैं।

ऊन फाईबर	15 से 17 प्रतिशत
योक	12 से 47 प्रतिशत
आद्रता	05 से 24 प्रतिशत
तथा अन्य पदार्थ (वेजीटेब्लस मैटर)	3 से 24 प्रतिशत
योक ऊन को मौसम के बदलाव से सुरक्षित रखता है।	

ऊन के साथ पाये जाने वाले वसा की मात्रा या ऊन का ग्रीज

ऊन का ग्रीज रेसे के जड़ से ग्रन्थियों द्वारा वसा का स्राव है जो रेसे में लिपट जाता है। ग्रीज योक का ही एक हिस्सा है जो ईथर के घोल में घुलनशील है। ऊन में ग्रीज की मात्रा जानवर के शरीर के विभिन्न भागों में भिन्न होती है जो निम्नलिखित है –

पीठ का ऊन में	3 से 19 प्रतिशत
कन्धे का ऊन में	8 से 25 प्रतिशत
पेट का ऊन में	6 से 22 प्रतिशत
पैर एवं गर्दन का ऊन	5 से 20 प्रतिशत

कार्यः– 1. यह ऊन को सुरक्षा प्रदान करता है।
2. भेड़ को स्वस्थ रखने में भी मदद करता है तथा
3. भेड़ को साबुन या अन्य बुरे रसायन के प्रभाव से बचाता है।

ऊन में उपस्थित वसा की मात्रा को प्रभावित करने वाले विभिन्न कारक

1. **उम्रः**– शोध के दौरान या पाया गया है कि उन में उपस्थित वसा की मात्रा 6 वर्ष तक निरंतर बढ़ती है तथा उसके बाद धीरे–धीरे कम होने लगती है।
2. **लिंगः**– नर भेड़ के ग्रीज में मादा की अपेक्षा वसा की अधिक मात्रा होती है।
3. **शरीर के विभिन्न भागः**– कन्धे के ऊन में शरीर के अन्य भागों की अपेक्षा वसा की अधिक मात्रा होती है।
4. **प्रबंधनः**– ठीक से संतुलित पोषक आहार दिये गये एवं उचित देख रेख में, रखे गये जानवरों के ऊन के ग्रीज में अधिक वसा की मात्रा होती है।

ग्रीज का ऊन की गुणवत्ता से संबंध

पतला उन में रूखे तथा मोटे उन की तुलना में वसा की अधिक मात्रा होती है तथा ग्रीज में वसा के प्रतिशत के आधार पर ऊन का मापदण्ड निम्नलिखित है –

ऊन में वसा/प्रतिशत	उन की गुणवत्ता
61	बहुत अच्छा
26	अच्छा
13	रूखा उन

शन्टः– योक से संबंधित पदार्थ जो पानी में घुलनशील होने के कारण ग्रीज (वसा) से अलग होती है उसे शन्ट कहते है।

ऊन का बाह्यय पदार्थः– बालू, मिट्टी इत्यादि पदार्थ जिसे कार्बोनाइजेशन प्रक्रिया द्वारा ऊन के अलग किया जा सकता है।

ऊन का सिकुड़नाः– ऊन के साथ जुड़े बाह्यय पदार्थ, शन्ट, तथाा ग्रीज को संयुक्त रूप से स्रिंकेज कहते हैं।

स्रिंकेज को प्रभावित करने वाले कारक

1. **स्थानः**– धूल तथा रेतिले जगह के ऊन में मिट्टी तथा बालू के कण मिले होने के कारण अधिक स्रिंकेज होता है।
2. **आहार तथा आवासः**– अच्छा खाना एवं अच्छा आवास में रहने वाले भेड़ के ऊन में योक एवं शन्ट की मात्रा अधिक होती है।
3. **नस्ल तथा ऊन की गुणवत्ताः**– महिन (पतला) ऊन में ग्रीज तथा शन्ट की अधिक मात्रा होने के कारण उसकी गुणवत्ता अधिक होती है।

ऊन की गुणवत्ता	स्रिंकेज का प्रतिशत
पतला (महीन) ऊन	62 से 80
दूसरे नस्ल 50 प्रतिशत	56
दूसरे नस्ल 75 प्रतिशत	45
दूसरे नस्ल 25 प्रतिशत	43

ऊन तथा बाल में मुख्य अंतर

	ऊन	बाल
1. रेसे की नरमी	अधिक	कम
2. मोटापन	कम	अधिक
3. वृद्धि दर	लगातार वृद्धि होती है	एक अधिकतम स्तर के बाद वृद्धि दर रूक जाती हैं।
4. लचिलापन	अधिक	कम
5. मेड्डूला	नहीं होता	पाया जाता है एवं विकसित होता है।

6. गर्म रखने की क्षमता	अधिक होती है	कम होती है।
7. क्यूटीकिल	क्रमबद्ध होता है	चिकना एवं क्रमबद्ध होता है।
8. आद्रता	अधिक होती है	कम होती है।
9. रंग धारण करने का गुण	बराबर के लिए होता है।	कम समय के लिए होता है।
10. जलने की क्षमता	तीखा गन्ध के साथ धीरे जलता है।	गन्ध का तीखापन कम होता है तथा तेजी से जलता है।

ऊन के श्रेणीकरण की विधियाँ

ऊन के श्रेणीकरण की दो विधियाँ है

1. अमेरिकरण विधि या वल्ड विधि
2. ब्रिटिश विधि या अंकतालिका विधि

1. **अमेरिकन विधिः** इस विधि का इस्तेमाल मेरीनो उन के पतलापन एवं चिकनापन (फाइनेस) पर आधारीत है। यह विधि मेरिनो नस्ल के 100 प्रतिशत शुद्ध नस्ल 1/2 **शुद्ध नस्ल (ब्लड), 3/4 नस्ल एवं 1/4 शुद्ध नस्ल मे पतलापन एवं चिकनापन की भिन्नता को दर्शाता है।**
2. **ब्रिटिश पद्धतिः** इस पद्धति के अनुसार ऊन की गुणवत्ता की जानकारी प्राप्त की जाती है, जो यार्न या हैन्क भी संख्या पर निर्भर करती है।

ऊन की गुणवत्ता के आकलन

1. **ऊन के रेसे की गोलाई** – इसको गोलाई 0.05 मी.मी. से 0.2 मी.मी. तक हो सकती है।
2. **रेसे की लम्बाई** – ऊन से क्रिम्प तथा वेभीनेस हटाने के बाद रेसे की कुल लम्बाई के आधार पर ऊन की गुणवत्ता का आकलन करते हैं।
3. **स्टेपल की लंबाई** – प्राकृतिक परिवेश में रेसे से क्रिम्प को बिना खीचें रेशे की लंबाई लेते है।
4. **क्रिम्पनेस** – यह ऊन की तरंगनुमा आकृती है (वेभीनेस) यह ऊन का एक महत्वपूर्ण विशेषता है जो रेसे को लचीला बनाता है।
5. **ऊन का लचीलापन (इलास्टीसीटी)** – यह ऊन के रेशे को अपने प्राकृतिक तथा अप्राकृतिक परिवेश में आने का गुण है जिसमें रेसो को खीचा भी जा सकता है और छोटा भी किया जा सकता है परंतु बाद में वह अपनी पूर्व स्थिती ग्रहण कर लेता है।
6. **क्रेम्प** – यह खली जैसा सफेद एंव मृत पदार्थ है जो ऊन को रंग धारण करने में अवरोध पैदा करता है।

7. **ऊन की मजबूती** – यह ऊन के रेशों का एक गुण है जिसके अंतरर्गत वह बिना टूटे सफाई एवं रंग धारण करने की प्रक्रिया को पुरा करता है।

8. **लश्चर (चमकीलापन)** – यह ऊन द्वारा रोशनी को परार्वतित करने की क्षमता है। मोटा उन तथा खुरदरा उन, पतला तथा मुलायम उन की तुलना में कम चमकीला होता है। ब्रिटिश उन अधिक लम्बा, चमकीला तथा मुलायम होता है।

9. **गर्मी सहन करने की क्षमता** – ऊन का तापरोधी होने के कारण यह शरीर का एक नियत तापमान बनाए रखने में सक्षम होता है, न शरीर के गर्मी को बाहर जाने देता है और ना ही बाहर की गर्मी को अन्दर आने देता है।

10. **रंग ग्रहण करने की क्षमता** – ऊन में रंग अवशोषण करने की क्षमता के कारण इसे रंगना आसान होता है।

11. **ऊन पर रसायन की प्रतिक्रिया** – पानी मिला कर पतला किया गया अम्ल ऊन को रंग ग्रहण करने में मदद करता है।

12. **आद्रता** – सामान्य स्थिती में ऊन की आद्रता 12 से 17 प्रतिशत होती है परंतु इसे भींगा कपड़े के साथ रखने पर यह 30 प्रतिशत तक आद्रता अवशोषित कर लेती है।

भारत में ऊन को तैयार करने की विधि

भारत में ऊन तैयार करने के लिए लघू उद्योगों द्वारा कच्चा ऊन प्रक्षेत्र से खरीद कर कारखाना में विभिन्न प्रक्रिया से गुजरने के बाद उपयोग के लायक ऊन तैयार होता है।

(क) **उन को अलग करना (सौर्टनींग)** – इस प्रक्रिया में महीन ऊन को अलग करते है एवं इस दौरान मजदूरों को वूल सौटनींग बीमारी होने का खतरा रहता है। इसलिए मजदूरों को इस बात का ध्यान रखना आवश्यक है की उनके शरीर के त्वचा पर कोई धाव न हो अन्यथा एन्थ्रेक्स के जिवाणू शरीर में प्रवेश कर उपरोक्त बीमारी पैदा कर सकते हैं।

(ख) **गंदगी को साफ करना** – ऊन की गंदगी को 3 भागों में वर्गीकृत किया गया है।

1. प्राकृतिक 2. उपार्जित तथा 3. व्यवहारिक। उपार्जित पदार्थ में बालू, धूल तथा बाहय पदार्थ आते हैं, एवं व्यवहारिक पदार्थ में पेंट, टार तथा अन्य पदार्थ जो जानवर को पहचान हेतु इस्तेमाल किया जाता है।

(ग) **स्कोटींग** – इस रसायन विधि द्वारा ऊन से अवांक्षित पदार्थ की सफाई करते है तथा इस प्रक्रिया के दौरान सोडा का उपयोग नहीं करते ।

(घ) **कार्बोनाइजेसन** – इस प्रक्रिया में वेजीटेबल पदार्थ को सलफ्यूरीक अम्ल तथा हाइड्रोक्लोरीक अम्ल या एल्मूनियम क्लोराईड साल्ट से हटाते हैं।

ऊन का पैकिंग

इस प्रक्रिया में ऊन की सफाई एवं रंगाई के बाद उसका बंडल बनाते हैं ताकी एक जगह से दूसरा उसे आसानी से भेजा जा सके।

उन का आकलन तथा श्रेणीकरण

ऊन का श्रेणीकरण उसके निम्नालिखित गुणों के आकलन के आधार पर करते है।

1. **उन के रेशे की लंबाई** – ऊन के रेशे की लंबाई 50 से.मी. तक हो सकता है तथा लम्बी रेशे वाले ऊन को छोटी रेशे की तुलना में अच्छा माना जाता है।
2. **घनत्व**– यह ऊन के एक रेशे का दूसरे रेशे के साथ नजदीकी को प्रर्दशित करता है तथा इसे प्रति इकाई क्षेत्रफल में रेशे की संख्या के रूप में व्यक्त करते है।

   रेशे के घनत्व को प्रभावित करने वाले कारक निम्नलिखित हैं :–

   (क) नस्ल (ख) शारीरिक क्षेत्रफल तथा (ग) जानवर का उम्र
3. **फाइनेस या ऊन के रेशे का पतलापन**
4. **शुद्धता**
5. **रंग एवं**
6. **गुणवत्ता**

ऊन की बाजार में बिक्री

1. ऊन की बिक्री हेतु व्यापारीयों की श्रंखला राज्य के अनुसार भिन्न हो सकती है।
2. **अलग–अलग जगाहों से ऊन को इकठ्ठा करना** – इस प्रक्रिया में तहसील तथा ब्लौक स्तर के किसानों से तथा प्रक्षेत्रों से ऊन खरीद कर इकठ्ठा किया जाता है।
3. **ऊन के बाजार के प्रकार** – भारत में 10 मुख्य उन के बाजार है जिन्हें दो भागों में विभक्त किया गया है

(क) ऊन पैदा करने वाला एवं (ख) किसान से खरीद कर पुनः बेचने वाला इस प्रकार ऊन के बाजार निम्नलिखित है। 1. बीकानेर 2. केकरी 3. बियावार 4. बाड़मेर 5. जोधपुर 6. जैसलमेर 7. पानीपत 8. अमृतसर 9. लुधीयाना तथा 10. अबोहर।

उन का मूल्य – ऊन का मूल्य कुछ निम्नलिखित कारको पर निर्भर करता है।

1. रेशे की मुटाई।
2. रेशे का चमक तथा कोमलता।
3. लम्बाई
4. लचीलापन।

5. रंग।
6. मौसम।
7. क्रिम्प एवं
8. प्राप्ति स्थान।

आमतौर पर यह पाया गया है कि बाजार मूल्य की तुलना में गड़ेरिये को ऊन का बहुत कम मूल्य प्राप्त होता है जिसके कारण निम्नलिखित है।

1. ऊन का श्रेणीकरण एवं मौसम
2. 45 प्रतिशत कस्टम ड्यूटी का लगना
3. बाजार की जानकारी नही होना तथा
4. बिचौलिये द्वारा लिया गया अधिक मुनाफा

भारतीय ऊन की ब्रिकी

भारत में ऊन की बिक्री एक मौसम पर निर्भर करता है। मुख्यत रूप से ऊन कटाई के 3 मौसम है।

मार्च से अप्रैल	**जुलाई से अगस्त**	**सितम्बर से अक्टूबर**
इस मौसम में प्राप्त उन सबसे अच्छा एवं सफेद रंग का होता है।	इस मौसम में मोटा ऊन प्राप्त होता है	इस मौसम में हल्का पीला ऊन प्राप्त होता है।

ऊन की बाजार सारणी

राजस्थान	जम्मू–काशमीर	हरियाणा
↓	↓	↓
गड़ेरीया	गड़ेरीया	मण्डी
↓	↓	↓
गाँव का व्यापारी	तहसील का व्यापारी	दलाल
↓	↓	↓
दलाल	जिला का व्यापारी	ऊन व्यापारी
↓	↓	↓
ऊन का व्यापारी	शहर का व्यापारी	ऊन मील
↓	↓	
ऊन का चीला	ऊन मील	
↓		
ऊन मील		

भारतीय ऊन का वर्गीकरण

उत्पाद के प्रकार	रेशे का औसत गोलाई प्रतिवर्ष	भारत में उत्पादन प्रतिशत में
उत्तर भारत का उत्तम सफेद वस्त्र वाला ऊन	0.032 मि.मी.	4.1
उत्तर भारत का सफेद वस्त्र वाला ऊन	0.03 से 0.42 मि.मी.	44.7 मि.मी.
उत्तर भारत का कॉर्पेट बनाने वाला का ऊन	0.046 मि.मी.	10.00 मि.मी.
दक्षिण भारतीय कंबल बनाने वाला ऊन	0.046 से 0.46	23.5 मि.मी.

भेड़ उत्पाद की सांख्यिकी

भेड़ के 4 से 5 माह के उम्र के मेमना का मांस पूर्ण रूप से वयस्क भेड़ के माँस से बेहतर आंका गया है। यह हल्का गुलाबी रंग का होता है जबकी वयस्क भेड़ के वसा को मांसपेशी के बिच में स्थित होने के कारण माँस भूरा रंग का दिखाई पड़ता है।

भेड़ के मांस में स्थित विभिन्न रसायन के प्रकार एवं मात्रा

पोषक तत्व (%)	भेड़ का माँस (%)	गाय भैस का माँस (%)	बकरी का माँस (%)	सुअर का माँस (%)
आद्रता	71.5	74.3	74.2	77.4
प्रोटिन	18.5	22.6	21.4	18.7
वसा	13.3	2.6	3.6	4.4
कार्बोहाइड्रेड	1.3	1.00	1.1	1.00
कैल्शियम	0.15	0.01	0.15	0.03
फासफोरस	0.15	0.19	0.15	0.20
लोहा (मी.ग्रा.)	2.5	0.8	2.40	2.3
उर्जा कैलोरी में प्रति 100 ग्रा.	194	114	190	114
विटामिन ए. (आई. यू.प्रति 100 ग्रा.)	30.8	59	45	बहुत कम
विटामिन बी, प्रति 100 ग्रा.	600	50	70	320

प्रति भारतीय व्यक्ति को प्रतिदिन संतुलित भोजन में 24 ग्रा. मांस की आवश्यकता के तुलना में 5 ग्रा. ही मिल पाता है।

जीवित भेड़ के लोथ कारक (ड्रेसिंग प्रसेंटेज) की गुणवत्ता का आकलन कैसे करें ?

जानवर के शरिरीक संरचना में प्रयुक्त मुख्य पदार्थ की जानकारी उसकी गुणवत्ता के सुधारने या बढ़ाने के लिए काफी आवश्यक है। इसके विभिन्न प्रकार के तकनीक निम्नलिखित है :–

1. जानवर के बाह्यय शारिरीक प्रदर्शन के आधार पर आकलन करना।
2. शरीर का माप तौल कर आकलन करना ।
3. अल्ट्राशोनिक स्कैनिंग करना।
4. डूयूटेरियम ऑक्साइड डाइलूसन पद्धति से आकलन करना।

जीवित जानवर का आकलन

1. आकलन की इस विधि से जानवर प्रभावित भी नहीं होता है तथा यह जानवर के शरीर पर वसा की मात्रा को आंकने का सबसे आसान विधि भी है।
2. लम्बर मेरूदण्ड पर एकत्रित वसा की मात्रा से भी जानवर के शरीर पर वसा का पता लगाया जा सकता है।
3. **प्रोविंग का तरिका**– यह तरीका थोड़ा कठिन है जिसमें जानवर के शरीर में त्वचा के नीचे मांसपेशी तथा वसा को काटते है।
4. **कनफौरमेसन**– इस पद्धति के अंतर्गत उपर से जानवर के आकार के अनुसार शरीर में स्थित हड्डी मांसपेशी एवं वसा की मात्रा का पता लगाते हैं।
5. **ई.एल.डब्लू.(इम्पटी लाईभ वेट) या खाली पेट जिवीत वजन**– जिवीत जानवर का वजन एवं पाचन नली का ई.एल.डब्लू. के बढ़ने से वसा का प्रतिशत भी बढ़ता है।

   जबकि हड्डी का प्रतिशत जानवर के शरीर में घटता है एवं माँसपेशी का प्रतिशत अचल रहता है।
6. **अल्ट्रासोनेग्राफी**– इस विधि में बहुत सारे अल्ट्रासोनोग्राफी मशीन से जानवर के शरीर, मांसपेशी, ऊतकों, बाहय पदार्थ तथा गर्भ की जानकारी प्राप्त करते है।

भेड़, बकरी के शरीर का आँकलन तथा श्रेणीकरण

अंक		
1. वजन	आवश्यकता के अनुसार	10
2. शारीरिक गठन	कसा हुआ	10
3. शारीरिक स्थिती	सफेद वसा से ढका हुआ तथा चिकाना	10
4. गुण	अच्छा रंग तथा माँसल शरीर	10
5. लोथ (कारकस)	साफ तथा आनावश्यक पदार्थ से रहित	10
6. कन्धा	माँसल तथा चिकना	07
7. पसली	छोटा तथा माँस से ढका हुआ	08
8. कमर	लम्बा, वसा से ढका हुआ	18
9. पैर	मोटा तथा अपने आकार में सही	15
10. गर्दन	छोटा	02
	कुल अंक	**100**

भेड़ के माँस के गुणवत्ता तथा मात्रा का आकलन

माँस के गुणवत्ता तथा मात्रा का आकलन पुट्ठा, पैर, कंधा, पीठ तथा जांघ में स्थित मांस के आधार पर किया जाता है। शोध के दौरान यह पाया गया है कि मेमने का कम उम्र में बधियाकरण करने से माँस (कोमलता) की नरमी बढ़ जाती है।

जानवर के अंग में बिनाचर्बी वाला माँस (लीन मीट) भी उसके गुणवत्ता को अच्छाा बनाता है। कुछ अन्य मापदण्ड जो मांस के गुणवत्ता को प्रभावित करते हैं जैसे, लोथ, मांस की नरमी, रंग, स्वाद, मांस में रस की मात्रा तथा आकार का भी आकलन आवश्यक है।

मांस के गुणवत्ता का निर्धारण

	भेड़/बकरी का मांस	**गाय/भैस का मांस**	**सुअर का मांस**
1. मांस का रंग	हल्का लाल	गुलाबी से हल्का लाल	गहरा लाल
2. मांस का कड़ापन	अधिक कड़ा	कम कड़ा	मुलायम
3. मांस में मौजूद चर्बी का रंग	सफेद	हल्का सफेद (पीला)	भूरा रंग

पशुलोध में मांस का प्रतिशत (ड्रेसिंग प्रशेंटेज)

जानवर में मांस का प्रतिशत (ड्रेशिंग प्रतिशत) पशु के उम्र, लिंग तथा नस्ल पर निर्भर करता है।

पशुलोथ प्रतिशत	(ड्रेसिंग प्रतिशत)
मेमना	40 से 50
वयस्क मादा	40 से 45
वयस्क नर	50 से 53

भेंड़ त्वचा का उपयोग

भेड़ के चमड़ा का उपयोग कोट, जैकेट, जूता, दस्ताना तथा चप्पल बनाने में होता है इसलिए चमड़ा भी एक महत्वपूर्ण उत्पादन है। एफ. ऐ.ओ. के अनुसार भेड़ के चमड़े का वार्षिक उत्पादन 45000 अंकित किया गया।

भेड़ के मल मूत्र में विभिन्न पदार्थों की मात्रा

भेड़/गाय, बैल तथा मुर्गीयों के खाद में विभिन्न पदार्थो की मात्रा–

	पानी (प्रतिशत)	नाईट्रोजन (प्रतिशत)	फॉस्फोरस (प्रतिशत)	पोटाश (प्रतिशत)
भेड़ का खाद	65	2.8	0.42	2.00
गाय बैल खाद	79	1.1	0.2	1.00
मुर्गी का खाद	61	3.3	1.24	1.28

भारत में भेड़ तथा भेड़ उत्पादन के आंकड़े

उत्तर भारतीय राज्य	उत्तर भारतीय ठण्डी जलवायु मरू–स्थल	उत्तर पश्चिम भारतीय	दक्षिण भारतीय पठार	भारत का पूर्वी क्षेत्र
1. राज्य	जम्मू काश्मीर हिमांचल प्रदेश तथा उत्तर प्रदेश का पहाड़ी भाग	पंजाब,हरियाणा राजस्थान, गुजरात म.प्र., तथा उत्तर प्रदेश का समतल भाग	महाराष्ट्र आन्ध्राप्रदेश कर्नाटका तमिलनाडू तथा केरला	बिहार पश्चिम बंगाल, आसाम तथा अन्य पूर्वोत्तर राज्य

2. संख्या (मिलियन्स)	3.99	15.42	19.64	4.87
3. संख्या	9.64	40.25	40.2	9.96
4. ऊन का उत्पादन (मिलियन कि.ग्रा.)	4.52	28.12	8.6	1.76
5. ऊन का उत्पादन (प्रतिशत)	12.33	64	28	3.67
6. मांस का उत्पादन (मिलियन कि.ग्रा.)	12.72	49.15	62.59	15.54
7. त्वचा का उत्पादन (मिलियन कि.ग्रा.)	2.82	10.88	13.86	3.44
8. स्टेपल की लम्बाई (से.मी.)	5.33 से 10.27	3.80 से 8.66	6.11 से 6.95	4.60 से 4.70
9. रेशे की मुटाई (माइक्रोन)	25.14 से 33.11	28.00 से 52.00	26.88 से 55.00	66.40 से 66.66
10. मेडूला (प्रतिशत)	5.47 से 17.59	18.31 से 85.14	11.37 से 64.14	88.00 से 99.00
11. ऊन की गुणवत्ता	36 से 58	36 से 54	34.5 से 86	36 से अधिक

गणना

1. जम्मु तथा काश्मीर के भेड़ो के देशी मादा से नस्ल सुधार कार्यक्रम के तहत वांक्षित गुणों के उन्नयन हेतु देशी मादा से बाह्य विदेशी नर के साथ प्रजनन कराया जाता है।

2. हिसारडेल की उत्पत्ती शासकीय पशुधन प्रक्षेत्र हिसार से मेरीनो तथा बिकानेरी के अंतः प्रजनन से हुआ है। पंजाब, हरियाणा, राजस्थान तथा उत्तर प्रदेश के समस्त इलाके के अधिकतर नस्ल के भेड़ से मोटा एवं रूखा ऊन प्राप्त होता है।

3. दक्षिण भारत के पठारी क्षेत्र के डेकानी, बेलारी तथा माण्डया भेड़ो से अत्याधिक मोटा तथा रूखा उन प्राप्त होता है परंतु नीलगीरी के पहाड़ी क्षेत्र के देशी या स्थानीय नस्ल को बाह्य या विदेशी नस्ल जैसे मेरीनों, साऊथडाउन तथा चेभीओट

नस्ल से प्रजनन करा कर महिन चिकना तथा चमकदार उन प्राप्त किया जाता है इस क्षेत्र के बाकी बचे अन्य नस्ल का मुख्य उपयोग मांस पैदा करना है।

4. देश के पूर्वोउत्तर क्षेत्र के भेड़ से भी मोटा ऊन पैदा होता है परंतु अरूणाचल प्रदेश के कुछ हिस्सों के कुछ नस्ल से महीन ऊन भी प्राप्त होते हैं।

भेड़ को प्रतिदिन दिये जाने वाले आहार की वैज्ञानिक विधियाँ

भेड़ के शारीरिक विकास, उत्पादन, प्रजनन तथा अच्छा स्वास्थ्य के लिए प्रतिदिन विभिन्न प्रकार के पोषक तत्वों को मिला कर संतुलित आहार प्रदान करना आवश्यक है। भेड़ के शरीर की रचना में प्रयुक्त पदार्थ निम्नलिखित हैं।

जल	60 प्रतिशत
प्रोटीन	16 प्रतिशत
वसा	20 प्रतिशत
खनीज लवण	3.4 प्रतिशत

पोषक आहार के विभिन्न पदार्थों में आद्रता की मात्रा–

पोषक आहार	आद्रता (प्रतिशत में)
हरा घास	75
साइलेज	70
बरसिम	70
ल्यूर्सन	75 से 80
हे	15 से 18
भूसा	10
अनाज एवं खली	10
उपोत्पाद	10

शरीर में जल का कार्य

1. पाचन के बाद शरीर को विभिन्न प्रकार के कार्य हेतु ऊर्जा प्रदान करता है।
2. शरीर के कोशिका को अपने स्वरुप में बने रहने की शक्ति तथा लोच प्रदान करता है।
3. शरीर के अन्दर चिकनाई तथा सफाई दोनों प्रदान करता है।
4. जल एक अच्छा विलायक (सौल्भेन्ट) का कार्य करता है तथा शरीर से हानिकारक पदार्थ का निष्कासन भी करता है।

5. जल विभिन्न प्रकार को पोषक तत्व को शरीर के एक भाग से दूसरे भाग तक स्नानांतरीत करता है।
6. पानी की कमी से जानवर को भूख नही लगता या कम लगता है इस प्रकार कम भोजन करने से वृद्धि दर प्रभावित होता है।
7. प्रजनन के बाद मादा भेड़ में पानी की कमी से मेमने का शरीरिक विकास दर तथा माँ द्वारा दूध पैदा करने की मात्रा दोनो कम हो जाती है।
8. जल शरीर का ऑसमेटिक दबाव बनाये रखने में भी मदद करता है।
9. जल में अधिक उष्मा धारण करने की क्षमता हेाने के कारण शरीर के तापमान को नियंत्रित रखने मे मदद करता है।
10. यह विभिन्न आयन के विनियम का भी अच्छा सा जरिया है।
11. शरीर से हानिकारक पदार्थ को बाहर कर होने वाली बीमारीयों से रक्षा करता है।
12. फेफड़ा में गैस, का विनियम के माध्यम से श्वांस की क्रिया मे मदद करता है।
13. पाचन के बाद आँत द्वारा अवशोषित भोजन को शरीर के विभिन्न हिस्सों तक पहुँचाने में मदद करता है।
14. आँख में तरल पदार्थ के रुप में यह उपस्थित होकर प्रकाश का परार्वतन करता है जिससे जानवर या मनुष्य को वस्तु दिखाई पड़ता है।
15. भेड़ के शरीर में पानी की मात्रा – 60 प्रतिशत

    पेड़ पोधों में – 70 प्रतिशत

    दूध में – 86 प्रतिशत

    तथा नवजात के शरीर में – 80 प्रतिशत हेाता है।
16. भोजन के बिना कुछ दिनों तक जानवर को जीवित रखा जा सकता है परन्तु शरीर में 15 से 20 प्रतिशत पानी की कमी से जानवर की मृत्यु हो जाती है।
17. पानी शरीर में अम्ल तथा क्षार का संतुलन बनाये रखता है।
18. शरीर में हो रहे उपापचय (मेटाबोलिज्म) की क्रिया में भी जल की आवश्यकता होती है।
19. जल शरीर में होने वाला भौतिक एवं जैविक प्रतिक्रीया को नियंत्रित करने में मुख्य भूमिका अदा करता है।

भोजन

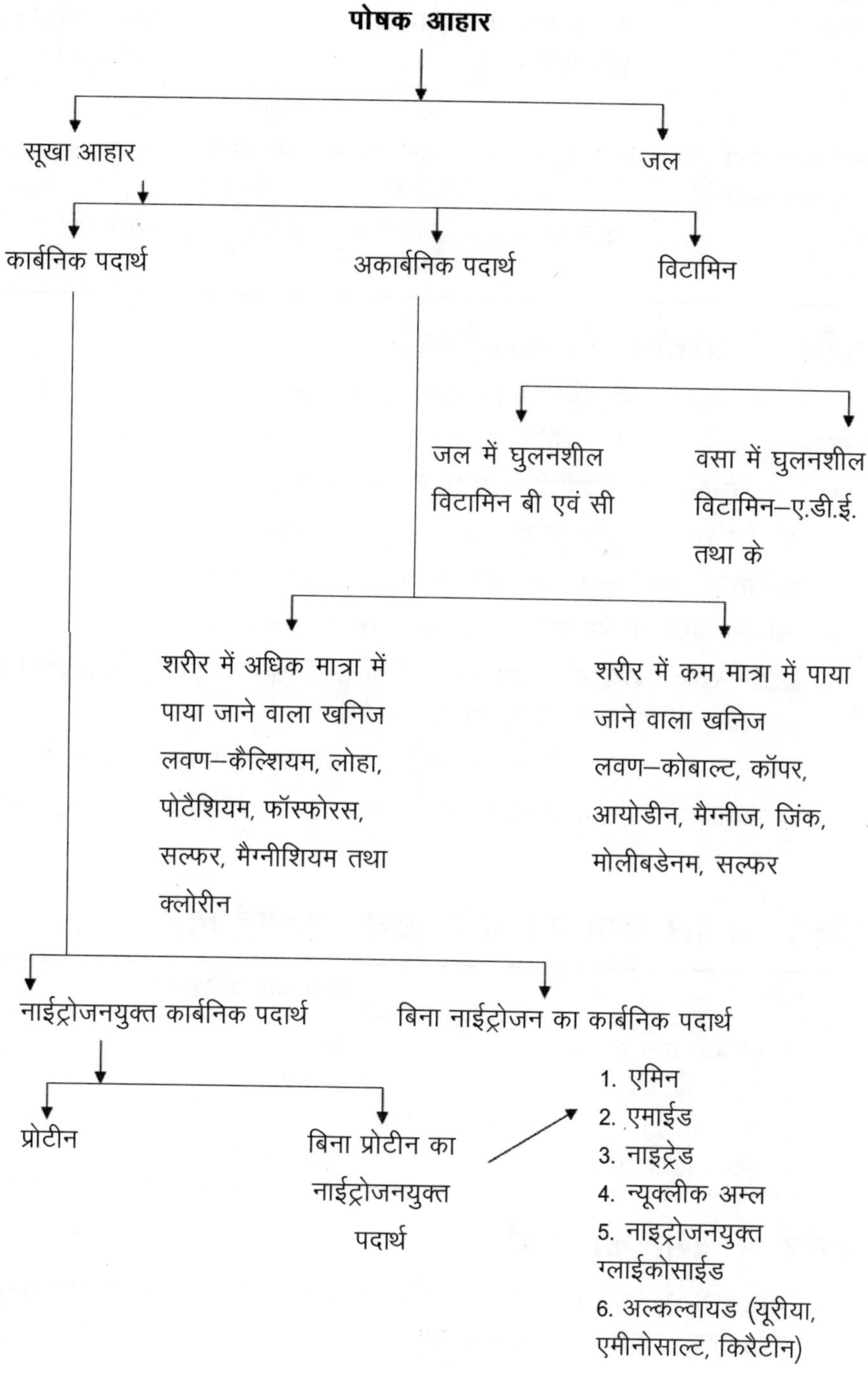
पोषक आहार
सूखा आहार
जल
कार्बनिक पदार्थ
अकार्बनिक पदार्थ
विटामिन
जल में घुलनशील विटामिन बी एवं सी
वसा में घुलनशील विटामिन–ए.डी.ई. तथा के
शरीर में अधिक मात्रा में पाया जाने वाला खनिज लवण–कैल्शियम, लोहा, पोटैशियम, फॉस्फोरस, सल्फर, मैग्नीशियम तथा क्लोरीन
शरीर में कम मात्रा में पाया जाने वाला खनिज लवण–कोबाल्ट, कॉपर, आयोडीन, मैग्नीज, जिंक, मोलीबडेनम, सल्फर
नाईट्रोजनयुक्त कार्बनिक पदार्थ
बिना नाईट्रोजन का कार्बनिक पदार्थ
प्रोटीन
बिना प्रोटीन का नाईट्रोजनयुक्त पदार्थ
1. एमिन
2. एमाईड
3. नाइट्रेड
4. न्यूक्लीक अम्ल
5. नाइट्रोजनयुक्त ग्लाईकोसाईड
6. अल्कल्वायड (यूरीया, एमीनोसाल्ट, किरैटीन)

पोषक आहार – प्रोटीन

स्त्रोत	कच्चा प्रोटीन (प्रतिशत)	आहार	कच्चा प्रोटीन (प्रतिशत)
भुसा	1	अनाज का उपोत्पाद	16–30
बिना दाल वाला 'हे' (सुखा पौधा)	6 से 7	चना एवं मटर का दाना, खली	20 से 25
दलहन वाला 'हे' (सुखा पौधा)	13 से 15	जनवर का उपोत्पाद (बाईप्रोडक्ट)	40 से 80

शरीर में प्रोटीन की कार्यप्रणाली

जानवर तथा आदमी दोनो के शारीरिक विकास दर, वृद्धि दर, उत्पाद एवं प्रजनन क्षमता को निर्धारित करने में प्रोटीन की भूमिका अहम है।

1. नए उत्तकों तथा माँशपेशीयों के निर्माण का कार्य करता है।
2. यह पूरे शरीर के ठोस पदार्थ का 17 से 20 प्रतिशत है।
3. क्षतिग्रस्त उत्तक तथा माँशपेशीयों के निर्माण में मदद करता है।
4. विभिन्न प्रकार के हारमोन तथा इन्जाइम का निर्माण करता है।
5. प्रोटीन खाद्य पदार्थ, माँस, दूध तथा उन के उत्पादन को बढ़ाता है तथा शरीर को आवश्यक एमिनों अम्ल भी मुहैया कराता है।
6. शरीर में प्रोटीन की कमी से कार्बोहाइड्रेट का भी उपयोग नहीं हो पाता है।
7. यह गर्भाशय में भ्रूण के विकास में मदद करता है तथा विशेष शारीरिक ऊष्मा पैदा करता है।

पोषक आहार वसा या चर्बी (इथर एक्सट्रेक्ट)

स्त्रोत	वसा का प्रतिशत
1. मूंगफली तथा कपास	35
2. तेलीय खली	5 से 7
3. धान (अनाज)	10 से 20
4. सुखाया हुआ हरा घास	1 से 10

शरीर में वसा का कार्य

1. वसा शरीर में उर्जा का संचित स्त्रोत है, जो कार्बोहाइड्रेट एवं प्रोटीन की तुलना में 2.25 गुणा ज्यादा उर्जा प्रदान करता है।

2. वसा शरीर के लिए आवश्यक लिनोलीक, आक्रिड़ोनिक तथा लिनोलीनीक अम्ल प्रदान करता है।
3. यह जानवर के शरीर से पैदा होने वाले दूध में वसा की मात्रा को निर्धारीत करता है।
4. यह पूरे शरीर के ठोस हिस्से का 20 प्रतिशत होता है।
5. फास्फोलिपीड़ तथा प्रोटोप्लाजम के निर्माण में महत्वपूर्ण भूमिका अदा करता है।
6. यह विटामिन ए,डी. तथा ई. एवं के. लिए घुलनशील माध्यम का कार्य करता है तथा कैरोटीन के अवशोषण में भी मदद करता है।

कार्बोहाइड्रेट रुपी पोषक आहार

स्त्रोत – 1. कच्चा रेसेदार खाद्य पदार्थ (सी.एफ.)
2. नाइट्रोजनरहीत पदार्थ (एन.एफ.एस)

आहार	कच्चा रेसेदार पदार्थ (सी.एफ)	आहार (प्रतिशत)	नाइट्रोजनरहीत पदार्थ (एन.एफ. एस) (प्रतिशत)
भुस्सा, पुआल	40 से 45	अनाज का उपोत्पाद (बाईप्रोडक्ट)	40 से 60
अनाज उपोत्पाद (बाईप्रोडक्ट)	35 से 45	तेलिय बीज तथा दलहन	20 से 25
'हे'(सूखा हरा घास)	20–30	साइलेज एवं हरा घास	5 से 20

कार्य

1. यह उर्जा का तैयार स्त्रोत है जिससे 4 कैलोरी प्रति ग्राम के दर से उर्जा प्राप्त होता है।
2. कार्बोहाइड्रेट जानवर के शरीर का तापमान को भी नियंत्रित करता है।
3. शरीर में अत्यधिक मात्रा में उपस्थित कार्बोहाइड्रेट उतकों में ग्लाईकोजेन के रुप में संचित हो जाता है।
4. यह कैल्शीयम तथा फास्फोरस के अवशोषण में भी मदद करता है।
5. कार्बोहाइड्रेट पाचक नली में स्थित लाभदायक जिवाणू की वृद्धि में भी मदद करता है।

शरीर में खनिज लवण की मात्रा तथा उपयोगिता

खाद्य पदार्थ को जलाने के बाद बचे अवशेष को खनिज लवण या राख कहते है। जिसकी मात्रा जानवर के शरीर का 3 से 5 प्रतिशत होता है तथा खाद्य पदार्थ का यह औसतन 0.7 से 16 प्रतिशत होता है।

स्रोत

खाद्य पदार्थ	खनीज लवण (प्रतिशत)	खाद्य पदार्थ	खनीज लवण (प्रतिशत)
हरा घास	1.2 से 2.5	अनाज	1.5 से 4.5
खली	5 से 6.5	भूस्सा	6 से 6.5
अनाज उपोत्पाद	4.5 से 5.5	माँस उपोत्पाद	15

खनिज लवण का कार्य

1. शरीर में खनिज लवण उपापचय क्रिया के लिए आवश्यक होता है।
2. यह खाद्य पदार्थ के पाचन तथा अवशोषण में मदद करता है।
3. खनिज पदार्थ शरीर में ऑक्सीजन का अवशोषण की क्षमता को बनाए रखने तथा खून को जमने में मदद करता है।
4. खून में लाल रक्त कोशिका की मात्रा को बढ़ाता है।
5. खाद्य पदार्थ की कमी से होनेवाली बीमारी की सम्भावना को भी कम करता है।
6. शरीर में हारमोन तथा इनजाइम के उत्पादन में मदद करता है।
7. पाचन के दौरान पाचक रस के स्राव को बढ़ाता है।
8. जानवर के दूध में खनीज पदार्थ की मात्रा 0.7 प्रतिशत होता है।
9. जानवर के शरीर में हड्डी, दाँत तथा माँसपेशी के निर्माण में भी मुख्य भूमिका निभाता है।
10. कोशिका झिल्ली से पदार्थों का पारगमण को निर्धारित करता है एवं पशु के आहार को भी स्वादिष्ट बनाता है।

विटामिन का स्त्रोत एवं मात्रा

विटामिन शरीर के उपापचय प्रक्रिया (मेटोबेलिज्म) को नियंत्रित करनेवाला एक आवश्यक यौगिक है जिससे शारीरिक, वृद्धि दर, प्रजनन क्षमता तथा उत्पादन प्रभावित होता है।

स्त्रोत– हरा चारा 'हे' (सुखा हरा चारा), अनाज खली, तथा जानवर के आहार में मिलाए जानेवाले अन्य पदार्थ।

कार्य

1. शरीर में होनेवाली अपचय तथा उपापचय की प्रक्रिया को नियंत्रित करता है।
2. अच्छा स्वास्थ के लिए शरीर में इसका निर्धारित मात्रा आवश्यक है।
3. यह पाचन तथा वृद्धि दर की क्रिया को नियंत्रित करता है।
4. शरीर में पोषक आहार की कमी से होने वाली बीमारी को रोकता है।
5. इन्जाइम तथा हारमोन का निर्माण तथा कार्यप्रणाली को नियंत्रित करता है तथा
6. शरीर के सभी कार्य को सुचारु रुप से चलाने में यह महत्वपूर्ण भूमिका अदा करता है।

जानवर के आहार में विभिन्न प्रकार के पोषक तत्वों की मात्रा

आहार	सुखा पदार्थ (प्रतिशत)	डी.सी.पी. (प्रतिशत)	टी.डी.एन (प्रतिशत)	कैल्शीयम (प्रतिशत)	फॉसफोरस (प्रतिशत)
मटर का भुस्सा	90	1.5	40.00	1.00	0.26
अरहर का भुस्सा	90	4.0	45.8	1.4	0.06
ल्यूर्सन 'हे'	85	11.00	50.00	1.42	0.22
बरसीम 'हे'	85	9.00	58.8	1.32	0.22
काउपी का 'हे'	85	9.5	58.8	1.30	0.20
मसूर भुस्सा	90	4.0	44.00	1.3	0.05
गेंहू भुस्सा	90	–	40.00	0.26	0.10
पूआल	90	–	45.00	0.14	0.05
ओट पुआल	90	0.82	41.00	0.30	0.09
ओट 'हे'	85	4.82	45.00	0.33	0.17
बारली (जौं भुस्सा)	90	0.81	44.00	0.30	0.08
सूखा दूब	85	4.5	40.00	0.36	0.10
ज्वार करवी	90	2.8	40.00	0.33	0.05
हरा चारा					
बरसीम	15	2.5	12.00	1.5	0.166
लूर्सन	18	3.2	12.00	1.5	0.25
मटर	15	2.5	12.5	1.00	0.30
ज्वार	15	2.5	12.54	1.00	0.30

बाजरा	25	1.00	16.00	0.50	0.10
मक्का	25	1.25	16.5	0.65	0.14
मक्का साइलेज	30	1.1	18.00	0.7	0.15
पारा घास	25	1.5	11.5	0.4	0.10
ओट	25	2.67	16.5	1.45	0.21
ज्वार साइलेज	30	1.00	18.00	0.55	0.4
अनाज दाना					
गेहूँ	90	9.8	40.00	0.50	0.39
बार्ली	90	7.5	77.00	0.08	0.38
मक्का	90	7.5	84.00	0.02	0.26
चना	90	12.8	75.00	0.45	0.36
अरहर	90	13.00	68.00	0.35	0.38
ज्वार	90	7.00	68.00	0.035	0.30
बाजरा	90	6.55	58.00	0.12	0.38
तेलहन दाना एवं खली					
कपास दाना	90	10.80	87.00	0.30	1.28
कपास खली	90	18.00	72.00	0.28	1.25
तीसी खली	90	30.00	65.00	0.37	0.80
मूंगफली खली	90	41.00	74.00	0.12	0.50
शीसम खली	90	38.00	78.00	2.00	1.60
सरसों खली	90	26.00	80.50	0.80	1.15
सोयाबीन	90	40.00	75.00	0.25	0.65
जानवर एवं कारखाने का उपोत्पाद (बाईप्रोडक्ट)					
हड्डी का चूर्ण	90	21.00	69.00	29.00	14.00
मछली का चूर्ण	90	45.00	65.00	5.00	3.30
खून से बना आहार	90	39.00	90.00	0.80	0.25
जानवर के माँस से बना आहार	90	50.00	65.00	9.80	4.50
अनाज का उपोत्पाद (बाईप्रोडक्ट)					
गेंहूँ का चोकर	90	11.00	67.00	0.14	0.85
धान का कोढ़ा	90	07.00	60.00	—	—
दाल चूनी	90	12.00	68.00	0.45	0.35
चना का छिलका	90	00.30	54.00	0.22	0.20

भेड़ को दिये जानेवाली प्रतिदिन के आहार में पोषक शारीरिक तत्वों की मात्रा

जानवर के शरीर का वजन	शारिरीक भार के अनुपात में सुखा पदार्थ की मात्रा (प्रतिशत) में	डी.सी.पी. (ग्राम)	टी.डी.एन, (ग्राम)	कैल्शियम (ग्राम)	फॉसफोरस (ग्राम)
मेंमना					
05	4.00	38.00	180	2.4	2.00
10	3.3	33.00	230	2.5	2.2
15	3.3	44.15	320	2.6	2.45
20	3.3	52.8	400	2.8	2.5
25	3.4	59.5	510	2.8	2.6
30	3.3	65.00	550	2.9	2.5
35	3.2	67.00	670	3.00	2.75
40	3.00	66.00	720	3.00	2.75
मादा भेड़ – जो 15 सप्ताह से गर्भवती हो एवं दूध नही देती हो					
20	3.00	27.00	300	2.8	2.2
30	3.00	36.00	450	2.9	2.3
40	2.8	44.8	560	3.00	2.4
50	2.61	52.00	650	3.20	2.5
60	2.52	66.00	750	3.30	2.65
मादा भेड़ :–गर्भधारण करने के अंतिम 6 सप्ताह					
20	5.00	54.00	600	3.84	2.8
30	4.00	58.5	720	3.91	2.9
40	3.70	68.45	760	4.00	3.00
50	3.40	74.81	850	4.24	3.10
60	3.00	81.72	950	4.35	3.20
मादा भेड़ :–दूध देने के 10 सप्ताह की अवधी					
20	5.20	57.80	680	5.81	4.35
30	4.60	69.00	900	5.95	4.45
40	4.30	77.40	1030	6.0	4.54
50	4.00	90.00	1100	6.2	4.66
60	3.60	97.20	1190	6.3	4.72

प्रजनन के योग्य नर – भेड़ आहार

20	3.60	46.80	470	2.91	2.76
30	3.50	63.00	650	2.94	2.65
40	3.50	79.00	840	3.00	2.71
50	3.50	80.50	960	3.00	2.72
60	3.30	79.20	990	3.00	2.74
70	3.00	79.80	1050	3.00	2.75

भेंड़ के खाद्य पदार्थ सम्वन्धित विशेष बातें निम्नलिखित है

1. भेड़ अपने छोटे जबड़े तथा होठ की विशेष बनावट के सहारे छोटे घास को भी जमीन की सतह से चरने में सक्षम होता है।
2. भेंड़ छोटा तथा लचीला घास चरना ज्यादा पसंद करता है जिसे गाय, भैंस या अन्य बड़े जानवर की तुलना मे ठिक से चबाता है।
3. आवश्यकता से अधिक भोजन से भेंड़ को अनपच की बीमारी हो जाती है। इसलिए निर्धारित मात्रा में ही भोजन प्रदान करना चाहिए।
4. भेंड़ को छोटे घास को पसंद करने के कारण उसे बड़े घासवाले चारागाह में नहीं भेजना चाहिए या लम्बे घास को दूसरे पशुओं को चरने के बाद वहाँ भेड़ को चराना चाहिए।
5. भेंड़ को बाड़े पर बाँध कर खिलाने की तुलना में चारागाह से 10 से 15 प्रतिशत अधिक सुखा चारा प्राप्त कर लेती है।
6. भेंड़ हरा चारा में रसदार चारा जैसे बरसीम, ल्यूर्सन तथा बरबटी खाना अधिक पसंद करते हैं।
7. भेड़ चारागाह में सुबह 10 से 12 बजे तक आवश्यतानुसार चारा से चर लेता है।
8. मेमनों को परजीवी के संक्रमण से बचाने के लिए व्यस्क से अलग चारागाह में चराना चाहिए।
9. भेड़ को छोटे झुण्ड में चराना बेहतर होता है।
10. चरागाह से निर्धारित मात्रा से अधिक चारा नहीं निकालना चाहिए इसलिए भेड़ को एक निर्धारित अंतराल के बाद दूसरे चारागाह में स्थानांतरित करना उचित होगा इस प्रकार कुछ समय के अंतराल में चारागाह में घास पुनः विकसित हो जाता है।
11. चरागाह में अच्छी मात्रा में घास मौजूद रहने के बाद भी 3 माह से अधिक अवधी की गर्भस्थ मादा भेड़ निर्धारित आवश्यक मात्रा में भोजन नहीं जुटा पाती है इसलिए शाम को प्रति भेड़ को 250 ग्रा. के दर से 300 ग्रा. दाना प्रति दिन देना आवश्यक है।

12. जानवर के शरीर में खनिज लवण की निर्धारित मात्रा को बनाए रखने के लिए 5 से 8 ग्राम नमक भी प्रतिदिन देना आवश्यक है।
13. व्यस्क भेंड़ को प्रतिदिन 2.5 से 3 कि.ग्रा. खाद्य पर्दाथ (सुखा मात्रा) देना चाहिए।
14. यदि भेंड़ को चारागाह में आवश्यकतानुसार घास उपलब्ध नहीं हो पाता है तो 150 ग्रा. दाने का मिश्रण प्रतिदिन देना चाहिए। यह मिश्रण बार्ली गेंहू का चोकर, तथा तेलीय खली को मिलाने से बनता है।
15. चारागाह में भेड़ को एक निर्धारित अन्तराल में साफ पानी देना चाहिए।
16. भेड़ को अतिरिक्त पोषक आहार की आवश्यकता निम्नलिखित समय में आवश्यक है।

    (क) प्रजनन काल में नर को।

    (ख) गर्भस्थ मादा को बच्चा देने के 5 सप्ताह पहले से एवं

    (ग) बच्चा पैदा होने के बाद दूध देनेवाली भेड़ को अतिरिक्त पोषक आहार देना चाहिए।

बच्चा देने के बाद दूध देनेवाली मादा भेंड़ का पोषक आहार

बच्चा देने के बाद मादा भेड़ को अतिरिक्त आहार की आवश्यकता होती है। उस दौरान रसदार घास का 'हे', और एक सप्ताह तक क्रम मात्रा में अनाज मिश्रण देना चाहिए। दूसरे सप्ताह से सभी कार्यप्रणाली समान्य रहने पर भोजन में दाना की मात्रा को बढ़ाना चाहिए।

अनाज के मिश्रण में विभिन्न पोषक तत्व की मात्रा (प्रतिदिन)

i.	दाने का मिश्रण	400 ग्राम
ii.	रसदार घास	700 ग्राम
iii.	हरा चारा या साइलेज	1.4 कि.ग्राम
i.	दाने का मिश्रण–मक्का	30 प्रतिशत
ii.	मूंगफली का खली	40 प्रतिशत
iii.	गेंहूँ का चोकर	27 प्रतिशत
iv.	नमक	02 प्रतिशत एवं
v.	खनिज लवण	01 प्रतिशत

3 से 6 माह के मेमनों के लिए पोषक आहार – मेंमनों को शाम चारगाह से लौटने के बाद 80 ग्राम मूंगफली का खली तथा 150 ग्राम अनाज का मिश्रण देना चाहिए। 5 से

6 माह के मेंमनों को 150 ग्राम अनाज मिश्रण प्रतिदिन देना चााहिए जिसे फिनिसर राशन भी कहते है।

व्यस्क भेड़ को प्रतिदिन दिया जाने वाला आहार

हरा चारा – मक्का, बरसीम, ल्यूर्सन, दूब घास और तथा बरबटी का 'हे' प्रतिदिन देना चाहिए परन्तु प्रचूर मात्रा में चारा नहीं मिलने पर 400 ग्राम अनाज का मिश्रण प्रतिदिन देना चाहिए।

मादा भेंड़ को प्रजनन काल में नर के साथ छोड़ना चाहिए तथा प्रजनन के दो सप्ताह पहले से मादा एवं नर को औसतन 200 ग्राम अनाज का मिश्रण प्रतिदिन देना चाहिए तथा साथ में मक्का, बरबटी दूबघास, बरसीम, ल्यूर्सन हरा चारा के रुप में देना चाहिए।

ऊन पैदा करने के उद्देश्य से प्रतिदिन भेंड़ को दिया जाने वाला आहार

ऊन का निर्माण सल्फरयुक्त अमिनों अम्ल से होता है (सिस्टीन) जिसका 1 से. 2 प्रतिशत भाग पोषक आहार से प्राप्त होता है एवं 0.8 प्रतिशत भाग माँसपेशी के प्रोटीन से प्राप्त करता है इसलिए जानवर को भोजन में प्रोटीनयुक्त आहार देना आवश्यक है।

प्रतिदिन भेड़ को दिया जाने वाला पानी

भेंड़ को प्रतिदिन दिया जानेवाला पानी की मात्रा एवं बारंबारता **मौसम एवं भोजन की प्रकृति, प्रक्षेत्र प्रबंन्ध, शरीर का वजन, आकार, तापमान एवं दूध उत्पादन की मात्रा** पर निर्भर करता है। सामान्य तौर पर गर्मी में दो बार तथा सर्दी के मौसम में एक बार पानी पिलाते है। परन्तु रेगिस्तान में रहनेवाले भेंड़ 48 घण्टे में एक बार पानी पीने के अभ्यस्त हो जाते है जिसका – भेड़ के माँस एवं ऊन के उत्पादन पर थोड़ा ही प्रभाव होता है। भेड़ के पेय जल में 1.5 प्रतिशत नमक की मात्रा को बर्दाश्त करने की क्षमता होती है जिसका स्वास्थ तथा उत्पादन पर कोई हानिकारक प्रभाव नहीं होता परन्तु सामान्य तौर पर 1 प्रतिशत नमकीन पानी प्रजनन पर नकारात्मक प्रभाव डालता है।

जानवर को दिया जाने वाला पोषक आहार की प्रकृति के अनुसार पेय जल की आवश्यकता

1. भेड़ को 9.5 लीटर प्रति कि.ग्रा. भोजन का सूखा भाग (ड्राई मैटर) के अनुसार जल की आवश्यकता होती है। इस प्रकार प्रति 100 कि.ग्रा. शारिरिक वजन पर 3.9 लीटर जल चाहिए।

2. सामान्य तौर पर भेड़/बकरी को 3 से 4 लीटर प्रतिदिन जल की आवश्यकता होती है। इस प्रकार जुगाली करने वाले छोटे जानवरों को खाद्य पर्दाथ (ड्राई मैटर) के प्रति 1 इकाई पर 4 इकाई जल की आवश्यकता होती है। जो विशेष परिस्थिति में 5 से 12 लिटर तक भी हो सकता है।
3. सामान्य तौर पर जल की आवश्यकता गर्भधारण करने के तीसरे एवं अंतिम माह में 75 प्रतिशत से 125 प्रतिशत तक होती है।
4. दूध देने वाली भेंड़ को सूखे भेंड़ के तुलना में 25 से 50 प्रतिशत अधिक जल की आवश्यकता होती है।
5. भोजन में नमक की मात्रा पानी की आवश्यकता को बढ़ा देती है अतः प्रति 100 ग्राम नमक पर 3.4 लीटर पेय जल की आवश्यकता होती है।

जानवर के आवास का रोगाणुनाशन

जानवर के आवास के रोगाणुनाशन का मुख्य उद्देश्य बीमारी पैदा करने वाले जीवाणु तथा परजीवि से घर को मुक्त करना है।

1. रोगाणुनाशक पदार्थ एक रसायण है जो परजीवी या जीवाणु पर चिपक कर उसे नष्ट कर देता है।
2. आवास तथा वातावरण से जीवाणु की संख्या को कम कर एक सुरक्षित स्तर तक रखने वाले पदार्थ या रसायण को सेनीटाईजर या स्वच्छकारक कहते हैं।
3. जानवर के उत्पाद या आवास से पूरी तरह परजीवी तथा जीवाणु मुक्त करने की प्रक्रिया को निर्जीविकरण (स्टेरेलाइजेसन) कहते हैं।
4. जीवाणुनाशक पदार्थ या रसायण आवास, उत्पाद तथा आहार से जीवाणु का नाश करता है।
5. विषाणुनाशक – आवास, उत्पाद, भोजन तथा परिवेश से विषाणु का नाश करने वाला पदार्थ या रसायण को विषाणुनाशक कहते हैं। (वाईरीसाईड)
6. कवक फफूंदनाशक (फंगीसाईड) – रसायण या पदार्थ जो कवक फफूंद का नाश करता हो।
7. जीवाणुरोधी – इस प्रकार के रसायण शरीर, भोजन या आवास में जीवाणु के वृद्धि दर को रोकता है।
8. आवास तथा प्रक्षेत्र में उपयोग होने वाले बर्तनों की सफाई जीवाणुनाशक प्रक्रिया का प्राथमिक उपाय है।

रोगाणुनाशक प्रक्रिया

किसी स्थान या वस्तु को संक्रमणमुक्त करने की प्रक्रिया को रोगाणुनाशन प्रक्रिया कहते हैं। इस प्रक्रिया में संक्रामक जीव एवं उसके बीजाणु को रोगानुनाशक पदार्थ द्वारा खत्म कर दिया जाता हैं। इस प्रकार के रसायण का जीवाणु के कोशिका के दीवार से प्रतिक्रिया के फलस्वरूप कोशिकीय पर्दाथ बाहर आ जाता है एवं जीवाणु की मृत्यू हो जाती है।

रोगाणुनाशक पदार्थ का वर्गीकरण

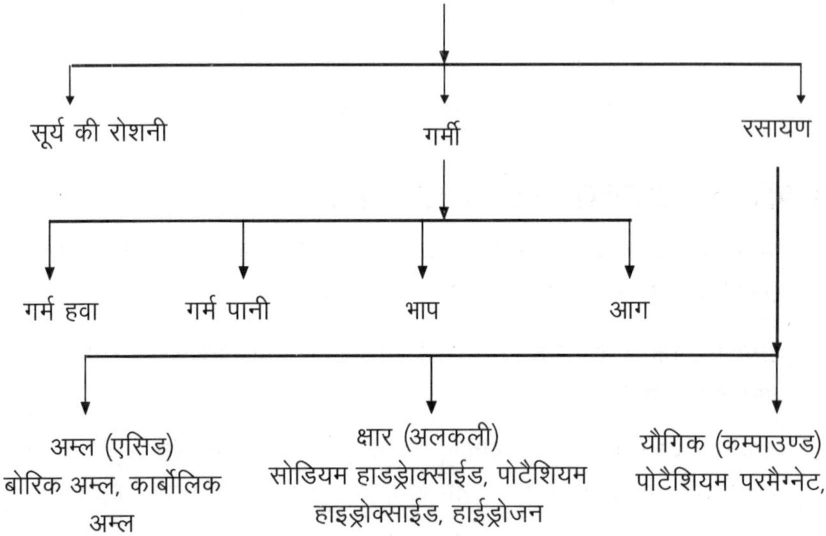

रोगाणुनाशक को संक्षिप्त रूप से दो भागों में बाँटते हैं

1. रासायनिक एवं 2. अरासायनिक

रासायनिक रोगाणुनाशक– ये तीन प्रकार के होते हैं

1. गैस के रूप में –
   क. सल्फरडाईऑक्साईड गैस
   ख. क्लोरीन गैस तथा
   ग. फॉरमलडिहाइड गैस
2. तरल पदार्थ के रूप में –
   क. फिनौल
   ख. फौरमलीन
   ग. क्रिसौल तथा
   घ. फिनाईल

3. ठोस पदार्थ के रूप में –
   क. ब्लीचिंग पाउडर एवं
   ख. सोडा

अरासायनिक रोगाणुनाशक पदार्थ

1. सूर्य की रौशनी
2. आग का लौ
3. तापमान तथा
4. शुद्ध हवा की उपलब्धता

रोगाणुनाशक पदार्थ की गतिशीलता

रोगाणुनाशक पदार्थ के उपस्थिती में जीवाणु विषाणु तथा परजीवी का नष्ट होना एक निरंतर प्रक्रिया है जिसमें जीवाणु की मृत्यु इस प्रक्रिया के विभिन्न चरणों में होती है तथा निम्नलिखित कारकों द्वारा प्रभावित होते हैं –

1. रोगाणुनाशक पदार्थ की मात्रा
2. रोगाणुनाशक पदार्थ का तापमान तथा
3. तनूकरण (डाइलूसन) भी रोगाणुनाशक पदार्थ की प्रतिक्रिया को प्रभावित करता है।

रोगाणुनाशक पदार्थ के सिद्धांत

जानवर के आवास को दो प्रकार से जीवाणुमुक्त बनाया जा सकता है।

1. प्राकृतिक जीवाणुनाशक द्वारा एवं
2. कृत्रिम जीवाणुनाशक द्वारा

1. प्राकृतिक जीवाणुनाशक

क) सूर्य की रौशनी

सूर्य की रौशनी मौजूद अल्ट्रावाइलेट विकीरण के कारण यह एक प्रभावशाली रोगाणुनाशक का काम करता है जिसके तरंग की लंबाई 2400 ए. से 2800 ए. होती है। परंतु यह ग्लास, एसबेस्टस तथा खपडैल़, छत, बादल, को नहीं पार कर पाता है।

ख) हवा का तापमान

हवा का अधिक तापमान रोगाणुनाशक का काम करता है तथा बहुत कम तापमान भी रोगाणुरोधी का काम करता है जिसके मदद से किसी वस्तु को बिना सड़े लंबे समय तक रखा जा सकता है।

रोगाणुनाशक तथा जीवाणु पर तापमान का प्रभाव

गर्म आद्र हवा एक खास दबाव पर अधिक सफल रोगाणुनाशक या जिवाणूनाशक का कार्य करती है। जिसके उपयोग के तरीके निम्नलिखित है –

1. सूखा ऊष्मा – आग का लौ या ज्वाला।
2. आद्र ऊष्मा – इसका जीवाणु को मारने हेतु गर्म वाष्प के रूप में उपयोग होता है तथा यह पाया गया है कि आद्र ऊष्मा, सुखा ऊष्मा से अधिक प्रभावशाली होता है।
3. गर्म वाष्प का उपयोग अपमार्जक (डिटरजेंट) के साथ अधिक प्रभावशाली होता है।

उष्मा का जीवाणु पर प्रभाव

एक नियत तापमान पर प्रति मिनट जीवाणु का मृत्युदर

स्पोरसहित जीवाणु	**उष्मा**	**समय अवधि**
क) बी. एन्थ्रासिस	160^0 के ऊपर	15 मिनट तक जीवित रह सकता है।
ख) सी. टेटनी	300^0 से. के ऊपर	तापमान पर भी जीवित रह सकता है।
स्पोररहित	**आद्र उष्मा**	**समय अवधि**
क) बी. एन्थ्रासिस	100^0 से. तापमान पर	15 मिनट तक।
ख) सी. स्पोरस	100^0 से. तापमान पर	30 मिनट तक जीवित रह सकता है।

कार्बनिक पदार्थ की उपस्थिति रोगाणुनाशक पदार्थों के प्रक्रिया में बाधक

1. गर्म हवा संक्रमण को दूर करने का एक खर्चीला परंतु प्रभावशाली माध्यम है।
2. किसी बर्तन या उपकरण का नीर्जिवीकरण के लिये उबलते पानी में 5 मिनट तक रखने पर अच्छा परिणाम मिलता है परंतु यह जमीन सतह के लिये अच्छा परिणाम नहीं दे पाता।
3. आग का लौ या ज्वाला भी नीर्जिवीकरण का अच्छा तरीका है जो जीवाणु विषाणु तथा परजीवी को नष्ट कर देता है।

रसायन के द्वारा संक्रामक तत्वों को कैसे नियंत्रित करें?

प्रक्षेत्र, चिकित्सालय तथा आवास में भी संक्रामकरोधी पदार्थ के रूप में रसायनिक पदार्थ का अधिक इस्तेमाल होता है तथा यह जीवाणु के प्रोटीन के साथ प्रतिक्रिया कर उसे मार डालता है।

रोगाणुनाशक पदार्थ

1. फिनौल
2. अल्कोहल
3. अम्ल
4. उष्मा
5. विकिरण
6. हाइपोक्लोराईड तथा
7. **भारी पदार्थ।**

जीवाणुनाशक क्षमता यौगिक (कम्पाउण्ड) की प्रकृति पर निर्भर करता है जो निम्नलिखित है –

1. हाइड्रोजन पेरॉक्साइड तथा परमैग्नेट (ऑक्सीडाइजिंग) ऑक्सीकारक पदार्थ हैं जो जीवाणु कोशिका के प्रोटीन से प्रतिक्रिया कर उसे मार डालता है।
2. फारमलडीहाईड भी जीवाणु प्रोटीन के एमीनों ग्रुप से प्रतिक्रिया कर उसे समाप्त कर देता है।
3. अम्ल (मिनरल एसीड) तथा क्षार (अल्कली) से हाइड्रोजन तथा हाइड्रोक्सील आयन निकलता है जो जीवाणु से प्रतिक्रिया कर उसे खत्म कर देता है। हाइड्रोजन आयन को हाइड्रोक्सील आयन की तुलना में अधिक प्रतिक्रियावादी होने के कारण अम्ल क्षार से अधिक प्रभावशाली होता है।
4. मरकरी तथा सिल्वर साल्ट जीवाणू के प्रोटीन को अवक्षेपन (प्रीसीपेटेट) कर उसकी वृद्धि दर को रोक देता है।
5. फिनौल में प्रोटीन को अधिक घुलनशील होने के कारण जीवाणु के कोशिका की प्रोटीन घुल जाती है एवं जीवाणु की मृत्यु हो जाती है।
6. कुछ पदार्थ पी.एच. में भी परिवर्तन कर जीवाणु को खत्म करते हैं।

जीवाणुनाशक पदार्थ को प्रभावित करने वाले कारक

मुख्य रूप से जीवाणुनाशक पदार्थ को प्रभावित करने वाले दो कारक है –

1. जीवाणु के कोशिका द्वारा यौगिक (कम्पाउण्ड) का शोषण या यौगिक द्वारा कोशिका दीवार का बेधन क्षमता।
2. जीवाणुनाशक यौगिक का कोशिका से प्रतिक्रिया।
3. जीवाणुनाशक रसायन का सान्द्रता (कन्संट्रेशन)।

4. रसायन के घोल का तापमान।
5. जीवाणुनाशक रसायन का उपयोग हेतु समय तथा उपयोग में आने वाले पदार्थ के सतह की प्रकृति (कीचड़, लकड़ी, पदार्थ)।
6. रसायण के उपयोग का तरीका जैसे – ब्रश करना, छिड़काव करना एवं धूल जैसा बना कर छिड़कना।
7. जीवाणुनाशक रसायन का उपयोग से पहले वस्तु में कार्बनिक पदार्थ की मात्रा।

रोगाणुनाशक पदार्थ तथा उनकी कार्यप्रणाली

1. फिनौल – यह बहुउपयोगी रसायन है जो निम्नलिखित कार्यप्रणाली से कार्य कर सकता है।
   क) जीवाणुनाशक
   ख) फफूंदनाशक
   ग) परन्तु इसका प्रभाव स्पोर तथा विषाणु पर नहीं होता है।

प्रभावित करने वाले कारक

1. तापमान बढ़ने से फिनौल का जीवाणुनाशक क्षमता में भी बढ़ोत्तरी दर्ज किया गया है।
2. अम्ल के साथ इस्तेमाल करने पर भी फिनौल का जीवाणुनाशक क्षमता में बढ़ोत्तरी होती है।
3. कार्बनिक पदार्थ की मौजूदगी फिनौल का जीवाणुनाशक क्षमता कम करता है।
4. फिनौल की मारक क्षमता घोल में मौजूद पानी की मात्रा पर भी निर्भर करता है पानी की मात्रा अधिक होने से जीवाणुनाशक क्षमता घटती है।
5. खारे पानी में मीठे पानी के अपेक्षा फिनौल की जीवाणुनाशक क्षमता अधिक होती है तथा किसी मैटलिक सॉल्ट को भी घोल में मिलाने पर फिनौल की मारक क्षमता में वृद्धि हो जाती है।

क्रिसौल

क्रिसौल का रोगाणुनाशक क्षमता उसके तीन समजातीय प्रकार पर निर्भर करता है जिसे **अर्थो, मेटा तथा पाराक्रिसौल** के रूप में जानते हैं जिसका गुण निम्नलिखित प्रकार है –

1. जीवाणु के स्पोर को मारने के लिए अधिक प्रभावशाली होता है।
2. पानी में इसकी घुलनशीलता कम होती है।

3. सफाई के लिये साबुन या पाउडर के साथ प्रयोग करने पर इसकी क्षमता बढ़ जाती है।
4. लाइसौल में फिनौल की तुलना में 3 गुणा जीवाणुनाशक क्षमता होती है।

कृत्रिम फिनौल

कृत्रिम फिनौल कम विषाक्त होता है तथा त्वचा पर लगने से जलनकारी, अच्छा गंधवाला तथा जीवाणु, कवक एवं परजीवी को मारने में उपयुक्त होता है। यह कार्बनिक पदार्थ की मौजूदगी में भी प्रभावशाली ढंग से जीवाणुओं तथा परजीवी को मारता है।

अल्कोहल

1. अल्कोहल में जीवाणुरोधी के मुकाबले जीवाणुनाशक क्षमता अधिक होती है। परंतु एन्थ्रैक्स का स्पोर इसमें 20 साल से भी ज्यादा दिनों तक जीवित रह सकता है।
2. जीवाणु स्पोर (बिजाण्ड) को मारने के लिये 1 प्रतिशत मिनरल अम्ल या क्षार का प्रयोग किया जाता है।
3. इथाइल अल्कोहल 70 प्रतिशत सान्द्रता के साथ जानवर के त्वचा पर जीवाणुनाशक का काम करता है।
4. जमा हुआ खून तथा मवाद अल्कोहल के प्रभाव को कम करता है।
5. जानवर के स्वास्थ्य जाँच हेतु मालद्वार होते हुए रेक्टम में थर्मामिटर लगाने से पहले निर्जीविकरन हेतु थर्मामीटर को 10 मिनट तक अल्कोहल में डुबाना चाहिए।

फॉरमल्डीहाईड

1. यह तरल तथा गैस दोनों स्थिती में बहुत अच्छा संक्रमणरोधी का कार्य करता है।
2. जीवाणुनाशक तथा फफूंदनाशक दोनों तरह का कार्य करता है।
3. फॉरमल्डीहाईड 5 प्रतिशत तरल घोल में साधारण रोगाणुरोधी प्रक्रिया देता है।

हैलोजन

इसमें क्लोरीन, आयोडिन, सोडियम कार्बोनेट, अमोनिया, कैल्शियम ऑक्साईड एवं कैल्शियम हाइड्रोक्साइड आता है।

क्लोरीन – पशुधन तथा कृषि कार्य में इसका प्रयोग बड़े पैमाने पर रोगाणुरोधी पदार्थ के रूप में किया जाता है। इसका इस्तेमाल निम्नलिखित प्रकार से किया जाता है।

1. जल से संक्रामक जीवाणु को नष्ट करने के लिये।
2. नाली की सफाई के लिये ।

3. प्रक्षेत्र के उपकरण तथा बर्तन की सफाई में इसका इस्तेमाल होता है।
4. ब्लीचिंग पाउडर तथा कैल्शियम हाईपोक्लोराईड पाउडर बनाने में भी इसका इस्तेमांल होता है जो रोगाणुनाशक रसायण के रूप में जाना जाता है।
5. कार्बनिक पदार्थ की मौजूदगी क्लोरीन के प्रभाव को कम कर देता है।
6. पानी में मिलाकर जानवर के आवास की सफाई करने में भी उपयुक्त होता है।
7. इसका गर्म घोल और अधिक प्रभावशाली रूप से कार्य करता है।

आयोडिन

1. यह भी एक प्रभावशाली जीवाणुनाशक, विषाणुनाशक तथा फफूंदनाशक का कार्य करता है तथा स्पोर को भी नष्ट करने में सक्षम होता है।
2. प्ररंतु अन्य रसायन के तरह ही कार्बनिक पदार्थ की उपस्थिति में इसका प्रभाव भी कम हो जाता है।

आयोडोफोर

इस पदार्थ से भी आयोडिन निकलता है जो अम्लीय पी.एच. पर फास्फोरिक अल्म के साथ अच्छा जीवाणुनाशक पदार्थ के रूप में कार्य करता है। यह निम्नलिखित बीमारी के जीवाणुनाशक एवं विषाणुनाशक के रूप में विभिन्न अनुपात में कार्य करता है।

1.	एफ. एम. डी. जीवाणु	1 : 240
2.	स्वाईन वेसकूलर विषाणु	1 : 160
3.	फॉल पेस्ट विषाणु	1 : 90
4.	टी. बी.	1 : 30
5.	सामान्य	1 : 85

सोडियम कार्बोनेट (वाशिंग सोडा)

1. इस रसायन का उपयोग हर घर में बड़े पैमाने पर होता है जिसमें 4 प्रतिशत रसायन का घोल बनाते हैं।
2. सोडियम हाईड्रोक्साईड का 1 प्रतिशत घोल ग्राम निगेटिव जीवाणु तथा विषाणु के लिये, 2 प्रतिशत घोल गंदे सतह की सफाई के लिये तथा 5 प्रतिशत घोल जीवाणु के स्पोर को नष्ट करने के लिये उपयोग में लाया जाता है।

अमोनिया

10 प्रतिशत घोल का उपयोग कौक्सीडिया को नष्ट करने के लिये करते हैं।

कैल्शियम ऑक्साईड

1. इस रसायन का छिड़काव जमीन के किसी भु–भाग से परजीवी को नष्ट करने हेतु करते हैं।
2. जानवर के मृत शरीर को भी इस रसायनिक पाउडर के साथ जमीन में दफन करते हैं।
3. कैल्शियम हाइड्रोक्साईड – यह घर की पुताई के काम में आता है तथा इसका 1 प्रतिशत घोल फिनौल के साथ रोगाणुनाशक के रूप में उपयोग होता है।

रोगाणुनाशक पदार्थ का उपयोग किस आधार पर करें ?

1. प्रभावशाली जीवाणुनाशक क्षमता होना चाहिए।
2. यह पदार्थ जीवाणु, विषाणु तथा फफूंद के लिये विषाक्त तथा जिस आदमी एवं जानवर के शरीर पर उसका उपयोग हुआ है उसके लिये विषाक्त नहीं होता है।
3. रसायन को पानी में घुलनशील होना चाहिए।
4. रोगाणुनाशक पदार्थ का मूल्य कम होना चाहिए तथा आसानी से उपलब्ध भी होना चाहिए एवं
5. तीखा गंध के साथ जीवाणु तथा परजीवी के शरीर में अवशोषित होने (बेधने) की क्षमता होनी चाहिए।

रोगाणुनाशक पदार्थ का इस्तेमाल के पहले क्या करें ?

1. रोगाणुनाशक पदार्थ का इस्तेमाल के पहले ठीक से आवास की सफाई करना चाहिए। इस दौरान जानवर के मल का नगन्य मात्रा भी रोगाणुनाशक पदार्थ के क्षमता को 10 प्रतिशत तक कम कर सकता है।
2. आवास के समस्त भाग में रसायन का इस्तेमाल तेजी से करना चाहिए तथा इसके पहले मास्क पहनना भी आवश्यक है।
3. रोगाणुनाशक पदार्थ का इस्तेमाल के बाद सभी बर्तन तथा उपकरण को ठीक से साफ पानी से धोना लेना चाहिए।
4. खाद्य पदार्थ तथा पेय जल को रोगाणुनाशक पदार्थ या रसायण से दूर रखना चाहिए।

रोगाणुनाशक पदार्थ के प्रयोग की क्रमिक विधि

उपरोक्त रसायन का प्रयोग दो प्रकार की स्थिति में किया जा सकता है –

क. बीमारी की अनुपस्थिती में तथा
ख. बीमारी का संक्रमण होने पर।

क) बीमारी की अनुपस्थिती में

1. दवा का छिड़काव से पहले आवास के सभी बर्तन तथा उपकरण को बाहर निकालना चाहिए।
2. दवा का छिड़काव करने वाले ब्रश या उपकरण को उपयोग के बाद पुनः उपयोग हेतु रसायन के घोल में ठीक से डुबाना चाहिए फिर साफ पानी से धो कर रखना चाहिए।

ख) बीमारी का संक्रमण होने पर रोगाणुनाशक का प्रयोग

1. भोजन, पानी, बर्तन तथा उपकरण को छोड़ आवास के सभी जगहों पर रसायन का प्रयोग करना आवश्यक है।
2. आवास का सतह कच्चा होने पर अधिक संक्रमित जगह के मिट्टी के ऊपर के कुछ भाग को खुरच कर अलग कर देना चाहिए।
3. आवास के दरवाजे से जानवर के अन्दर आने के पहले खुर डुबकी रखना आवश्यक है जो जीवाणु तथा परजीवी को, आवास के अन्दर आने से रोकता है।

विकिरण द्वारा निर्जीविकरण

विकिरण द्वारा निर्जीविकरण दो प्रकार से किया जाता है –

क) 1. एक्स रेज
2. गामा रेज
3. कैथोड़ रेज
4. बीटा रेज
5. न्यूट्रॅान तथा प्रोटॅान का इस्तेमाल करना तथा

ख) अल्ट्रावाइलेट विकिरण का इस्तेमाल करना।

विकिरण द्वारा निर्जीविकरण का महत्व

1. विकिरण का बेधन क्षमता अधिक होने के कारण वह वस्तु के काफी अन्दर तक जा कर संक्रामक जीवाणु, विषाणु तथा परजीवी को मार सकता है।
2. विकिरण की प्रतिक्रिया से कोई गर्मी भी उत्पन्न नहीं होती है।

अल्ट्रावायलेट विकिरण के उपयोग का दायरा

1. यह निर्जीविकारक विकिरण नहीं है।
2. इस विकिरण के प्रयोग से जीवाणु विषाणु की संख्या को नियंत्रित किया जा सकता है।

3. यह ठोस तथा तरल वस्तु के अन्दर जा कर जीवाणुनाशन नहीं कर पाता।
4. इसका उपयोग बहुत खर्चीला है इसलिए जानवर के आवास के निर्जीविकरण हेतु इसका उपयोग उचित नहीं है।

गैस तथा वाष्प प्रकृति के रोगानुनाशक के उपयोग की विशेषता

1. यह आवास के निर्माणाधीन वस्तुओं को कोई नुकसान नहीं पहुंचाता है। परंतु अन्य रोगानुनाशक के तुलना में अधिक खर्चीला होता है।
2. उपयोग के बाद इसे आवास से हटाया जा सकता है।
3. इस प्रकार के कारक का इस्तेमाल सामान्य तापमान पर भी किया जा सकता है।

धुम्रीकरण (फ्यूमीगेशन)

क) गैस (फॉरमलडिहाइड)

1. फॉरमल्डिहाइड जीवाणुनाशक तथा धुम्रीकरण दोनों तरह का कार्य करता है।
2. कार्बनिक पदार्थ की उपस्थिति में भी फारमलडिहाइड गैस जीवाणु तथा स्पोर को नष्ट कर सकता है।
3. आमतौर पर यह बड़े पैमाने पर प्रयोग होने वाला रोगाणुनाशक है।
4. इस रसायन का प्रभाव तथा मारक क्षमता बढ़ाने के लिये पोटाशियम परमेग्नेट के साथ उपयोग में लाते हैं। 80 मि.ली. फॉरमलीन 1000 मी^{3} आवासीय जगह को जीवाणुमुक्त बना सकता है।

पाराफॉरमलडिहाइड

यह रसायन गैस के रूप में पाराफॉरमल्डिहाईड से निकलता है तथा 200 मी^{3} आवास के दीवार को रोगाणुमुक्त बनाने में सक्षम होता है।

फॉरमलीन का वाष्प

यह रसायन वाष्प के रूप में धुम्रीकरण के लिए निम्नलिखित कारणों से अधिक उपयुक्त माना गया है।

1. रोगाणुनाशन के साथ इसका प्रयोग निर्जीविकरण में भी होता है।
2. इस रसायन का छिद्र में प्रविष्ट होने की कम क्षमता के कारण सर्वप्रथम इसका उपयोग सतह के जीवाणुनाशक प्रक्रिया में करते हैं।

3. इस रसायन के तापमान का गुणांक (टेम्प्रेचर कौफिसियेन्ट) अधिक होने के कारण इसका उपयोग गर्म परिवेश (20^0से. तापमान) में करते हैं।
4. फॉरमलीन का उपयोग अधिक आद्रता वाले परिवेश में भी कर सकते हैं।
5. वातावरण की आद्रता 60 प्रतिशत से कम होने पर फॉरमलीन को जल के साथ मिलाया जा सकता है।
6. जीवाणु स्पोर की अधिक संख्या होने पर वाष्पीकरण के बाद कम से कम 12 घण्टे तक उस स्थान को बन्द रखना चाहिए।

__नोटः__– वाष्पीकरण के बाद फॉरमल्डिहाइड को पूर्ण रूप से हटाने के लिये अमोनिया के घोल का छिड़काव आवश्यक है जो फॉरमल्डिहाईड के वाष्प को अवशोषित कर लेता है।

फॉरमलडिहाइड की मात्रा

1. निर्जीवीकरण के लिये 30 मि.ली. से 60 मि.ली. अमोनिया का छिड़काव को 6 से 15 मीटर^3 में किया जा सकता है।
2. 1200 मी.^{3} बड़ा मकान में 30 मि.लि. प्रति 15 मी.^{3} के दर से छिड़काव करना चाहिए।

सल्फर डाईऑक्साइड

इस रासायन का उपयोग भी कभी कभार छोटे पैमाने पर होता है जिसके कारण निम्नलिखित है।

1. घर के दिवार तथा सतह के छिद्र में प्रविष्ट होने की क्षमता कम होती है।
2. इस्तेमाल होने के बाद इसके निष्कासन में कठिनाई होती है।

बाह्य परजीविनाशक यौगिक

बाह्य परजीवी पशुधन को बहुत नुकसान पहुँचाते हैं। ये परजीवी पशु के त्वचा को संक्रमित कर अपने भोजन के रुप में खून पीते हैं, जिससे खुजली होती है तथा शरीर में खून की कमी हो जाती है। पशु का उत्पाद तथा शारीरिक भार में बहुत कमी आ जाती है एवं उपचार नहीं होने पर संक्रमित जानवर की मृत्यु भी हो जाती है।

कुछ आवश्यक बाहय परजीविनाशक यौगिक

1. लिन्डेन (गामा बेन्जीन हेक्साक्लोराईड) – 1 प्रतिशत
2. मालाथियौन (डाइमिथाईल डाइथायो फॉस्फेट) – 1 प्रतिशत
3. हेक्सॉन– 20 – 1 प्रतिशत

धुलाई के लिये उपयोग होने वाले रसायन (पाउडर) का लक्षण तथा प्रक्रिया

1. इस पाउडर का सतह पर छिड़काव करने के पहले धूल मिट्टी जैसे अनावश्यक पदार्थ को साफ कर लेना चाहिए।
2. यह वसा को भी पायसीकरण (इमल्सीफीकेसन) प्रक्रिया के द्वारा अलग करता है।
3. पानी में अच्छी तरह से घुलनशील होता है तथा सफाई के लिये प्रयुक्त वस्तु के रन्ध्र में प्रविष्ट होने की अच्छी क्षमता भी होती है।
4. बर्तन, उपकरण, कपड़ा तथा सफाई करने वाला आदमी के लिये भी यह नुकसानदेह नहीं होता है।
5. कम खर्चीला होता है तथा उपयोग के बाद आसानी से निष्कासित भी हो जाता है।

प्रक्षेत्र में दूध का बर्तन धोने में इस्तेमाल होने वाला अपमार्जक पाउडर में

ट्राईसोडियम फॉस्फेट	40 प्रतिशत
सोडियम बाइकार्बोनेट	40 प्रतिशत तथा
सोडियम सिलिकेट	20 प्रतिशत

प्रक्षेत्र में उपयोग होने वाले अपमार्जक (पाउडर)

क्षारीय	अम्लीय	पूर्ण फॉस्फेट
1. कास्टिक सोडा	टारट्रीक अम्ल	सोडियम हेक्सामेटाफॉस्फेट
2. सोडियम कार्बोनेट	साइट्रिक अम्ल	सोडियम टेट्रामेटाफॉस्फेट
3. ट्राईसोडियम फॉस्फेट	गुल्कोनिक अम्ल	सोडियम ट्राईपौलीफॉस्फेट
4. सोडियम मेटासिलिकेट	फॉस्फोटिक अम्ल	–
मात्रा– 1 से 2 प्रतिशत घोल	1 प्रतिशत घोल	1 से 2 प्रतिशत घोल
पी.एच – 9.8 से 10	पी.एच. 6.5 से 6.5	पी.एच. 7.5

सफाई का मापदण्ड

जानवर के स्वास्थ्य तथा उत्पादन क्षमता को बेहतर बनाने के लिये पशुपालकों को सफाई का मापदण्ड स्थापित करना आवश्यक है। जो निम्नलिखित प्रकार के हैं –

1. प्रक्षेत्र का माहौल स्वास्थ्यवर्धक होना चाहिए।
2. अच्छे गुणवत्ता वाले भोजन दवा तथा प्रक्षेत्र के उपयोग हेतु अन्य वस्तुओं का इस्तेमाल करना चाहिए।
3. जानवर का स्वास्थ्य, उत्पादन क्षमता तथा उनका प्रजनन क्षमता का ह्रास करने वाले सभी कारक को दूर करने का प्रयास करना चाहिए

प्रक्षेत्र में मापदण्ड के अनुसार उपलब्ध सफाई के फायदे

1. यह जानवर का उत्पादन क्षमता तथा प्रजनन क्षमता को बनाये रखने में मदद करता है।
2. जानवर के शरीर का विकास दर को अच्छा बनाये रखने में मदद करता है।
3. पशु के जीवनकाल को लंबा करने में मदद करता है तथा जिवत्व क्षमता को भी बढ़ाता है।
4. प्रक्षेत्र में जीवाणु, विषाणु तथा परजीवी से होने वाले बिमारियों के खतरों को कम करता है।
5. पशुओं के असमय मृत्यू को रोकने या कम करने में भी मदद करता है। जिससे पशुपालकों को जानवर की मृत्यू से होने वाला आर्थिक क्षति कम हो जाता है।

पशुपालकों को सफाई के मापदण्ड को पूरा करने के लिये निम्नलिखित प्रकार का प्रयास आवश्यक है

1. प्रतिदिन जानवर के आवास को ठीक से साफ करना चाहिए।
2. जानवर के आवास से मल–मूत्र तथा अन्य प्रकार के हानिकारक पदार्थ को बाहर करने के लिये नाली का उचित प्रबन्धन भी आवश्यक है।
3. आवास की सफाई हेतु रोगाणुनाशक पदार्थ का प्रयोग करना चाहिए।
4. जानवर का आवास में प्रचुर मात्रा में रोशनी तथा हवा की व्यवस्था होनी चाहिए।
5. प्रतिदिन निर्धारित समयानुसार पशुपालकों को प्रक्षेत्र का प्रबंधन तथा पशुओं के स्वास्थ्य का बारीकी से अवलोकन करना चाहिए।

प्रक्षेत्र के जानवरों का मल–मूत्र की सफाई एक नियत समय के बाद निम्नलिखित कारकों पर निर्भर करता है:

1. आवास में जानवरों की संख्या।
2. जानवर की शारीरिक स्थिति, – बिमार जानवर का निर्धारित औसत से अधिक बार आवास की सफाई आवश्यक है।
3. बारिश के मौसम में गर्मी तथा जाड़े के अपेक्षा औसत से अधिक बार आवास से मल–मूत्र की सफाई की आवश्यकता होती है।

जानवरों के विभिन्न प्रजाती द्वारा प्रतिदिन में त्याग किया जाने वाला मल की औसत मात्रा

गाय/बैल	31.3 से 36.37 कि.ग्रा.
भेड़/बकरी	0.9 से 2 .60 कि.ग्रा.
सूअर	1.3 से 2.6 कि.ग्रा.
घोड़ा	10 से 10.9 कि.ग्रा.

बीमार जानवर के मल को किस प्रकार विर्सजित करें (डिसपोजल)

बीमार जानवर के मल मूत्र से विभिन्न प्रकार के जीवाणु विषाणु तथा परजीवी उत्सर्जित होते हैं जो कीड़े–मकोड़े तथा मक्खियों के द्वारा अन्य स्वास्थ्य जानवर को भी संक्रमित करते है। इसलिए जानवर के मल को सावधानीपूर्वक विर्सजित करना चाहिए जिसकी विधि निम्नलिखित है।

1. गड्ढे खोद कर – (6 फुट)

गहरा गड्डा खोद कर चूना (कैल्शियम ऑक्साईड) के साथ मल को डाल कर ऊपर से मिट्टी तथा चूना से ढक देना चाहिए।

2. जलाकर

यह बीमार जानवर के मल (गोबर) को विसर्जित करने का सबसे अच्छा तरीका है जिसमें सभी रोगाणू नष्ट हो जाते हैं।

3. सुखाकर

मल को सूर्य की रोशनी में सूखने के लिये फैला देते हैं जिससे जीवाणु तथा परजीवी का लार्वा, अण्डा नष्ट हो जाता है।

बीमार जानवर के मल–मूत्र पर छिड़काव किया जाने वाला रसायन

1.	चूना (कैल्शियम ऑक्साइड)	450 ग्राम प्रति 5 वर्ग फिट।
2.	ब्लीचिंग पाऊडर	450 ग्राम प्रति 5 वर्ग फिट
3.	सोडियम फ्लोरो सिलीकेट	450 ग्राम प्रति 5 वर्ग फिट।
4.	बोरेक्स	450 ग्राम प्रति 16 वर्ग फिट
5.	बेन्जीन हेक्साक्लोराईड	200 मी. ग्रा. प्रति वर्ग फिट
6.	डी.डी.टी.	200 मी. ग्रा., प्रति वर्ग फिट

जानवर का मल (गोबर) को आवास से हटाने संबंधी निर्देश

1. जानवर के ठोस मल को उसके निवास से प्रतिदिन 2 बार हटाना चाहिए।
2. जानवर के मल को मकान के बिल्कुल पास अधिक समय के लिये नहीं जमा करना चाहिए।
3. मल (गोबर) को आवास से हटाने के लिये भारवाहक (ट्रॉली) अच्छा सुविधा प्रदान कर सकता है।

मल को विसर्जित करने हेतू बनाया जाने वाला गड्ढे का आकार

1. गड्डे का आकार पशुपालकों के पास मवेशियों की संख्या पर निर्भर करता है।
2. परंतु आमतौर पर गड्ढे का आयतन,
   लंबाई 20 फीट
   चौड़ाई 15 फीट
   गहराई 6 फीट

   होना चाहिए एवं गड्डे के चारोतरफ का दीवार ईंट की बनी होनी चाहिए तथा नीचे का सतह अधिक पके हुए ईंट से निर्मित होना चाहिए। गड्ढे के ऊपरी सतह की जमीन को लोहे के रेलिंग या बाड़ से घेरना आवश्यक है अन्यथा गड्ढे में किसी आदमी या जानवर को गिरने का खतरा बना रहता है। सिर्फ एक तरफ ही दरवाजा होना चाहिए।
3. यह आवास से 100 गज को दूरी पर ऊँचे जमीन के भू–भाग पर स्थित होना चाहिए।

गड्ढे के आकार को प्रभावित करने वाले कारक

1. पशुपालकों के पास जानवर की संख्या।
2. प्रतिदिन दिया जाने वाला भोजन की मात्रा तथा प्रकार।
3. जानवर के आवास के सतह पर बिछाया जाने वाला बिछावन
4. मल को गड्ढे में जमा रखने की अवधी।

प्रक्षेत्र के कचरे का उपयोग

प्रक्षेत्र से प्रतिदिन निष्कासित होने वाले मल, दूध जानवर के भोजन का कुछ परिव्यक्त हिस्सा, ये सब को प्रक्षेत्र का कचरा कहते हैं। जिसका उपयोग इसके विभिन्न प्रकार की प्रक्रिया पर निर्भर करता है।

1. कचरे में पानी की मात्रा को कम कर अच्छा खाद तैयार किया जा सकता है तथा केचुओं की मदद से तैयार होने वाला खाद फसल के लिए बहुत उपयोगी होता है जिसे **वरमीकम्पोस्ट** कहते हैं।

2. जानवर (गाय, भैंस) के मल का पतला घोल बनाकर गोबर गैस से बिजली बनाने का कार्य भी किया जा सकता है।

कचरे को नियमित विसर्जित करने की निम्नलिखित विधियाँ

कचरे का विर्सजन 1. जानवर के झुण्ड का आकार 2. आवास की बनावट 3. प्रक्षेत्र की स्थिती तथा 4. जानवर के स्वास्थ्य एवं स्वच्छता पर निर्भर करता है।

विधियाँ

1. **कचरे को नाली में बहानाः** यह आमतौर पर अधिक उपयोग होने वाली विधि है।

   लाभः (क) यह बहुत कम खर्चीली विधि है जिसमें किसी प्रकार के बर्तन या भारवाहक की आवश्यक नहीं होती है।

   (ख) इसमें कचरे से उत्पन्न दुर्गंध तथा मक्खियों द्वारा बीमारी के फैलाव की संभावना भी नहीं होती।

   हानिः (क) कचरे से मिलने वाली खाद का नुकसान।

   (ख) प्रक्षेत्र के बाहर प्रदूषण तथा कीचड़ फैलाने का खतरा बना रहता है।

2. **गड्ढे में जमा करना :** इस विधि में कचरे को गड्ढे में जमा किया जाता है जिसे बाद में विभिन्न प्रकार की प्रक्रिया से गुजार कर इस्तेमाल में लाया जा सकता है।

   लाभः– प्रक्षेत्र में कीचड़ तथा प्रदूषण का खतरा कम हो जाता है एवं कचरे का उपयोग भी किया जाता है।

   हानिः– गड्ढे का दीवार खराब होने पर हवा तथा जल प्रदूषण का खतरा बना रहता है।

तरल पदार्थ के रूप में कचरे का विर्सजन

तरल रूप में कचरे को विसर्जित करने की परंपरागत विधि

1. इस विधि में कचरे के तरल रूप को जमीन के नीचे टंकी बना कर संचित करते हैं।
2. टंकी में जमा तरल पदार्थ को प्रतिदिन खेत में पानी के साथ पम्प द्वारा पहुँचाते हैं।
3. इस विधि के अंतर्गत कचरे को 3 महीने तक संचित कर रखा जा सकता है।
4. आसानी से तथा तेजी से कचरे को इस विधि से टंकी में पहुँचाया जा सकता है।
5. टंकी का आकार प्रक्षेत्र में जानवरों की संख्या पर निर्भर करता है जिसमें प्रति 45 कि.ग्रा. शारीरिक वजन पर 2 घन फीट जगह की आवश्यकता होगी।
6. टंकी में मौजूद तरल पदार्थ को खेत में पम्प करने के पहले पानी मिला कर पतला कर लेते हैं।

परंपरागत विधि से संचित करने वाले तरल पदार्थ के टंकी का आकार–

1. टंकी का आकार = जानवर की संख्या x प्रतिदिन कचरे का उत्पाद संचित करने की अवधि
2. टंकी में जमा तरल पदार्थ को खेत में पम्प करने के पहले 15 से 25 प्रतिशत तक पानी मिला कर पतला करते हैं।
3. उदाहरण – किसी प्रक्षेत्र में 100 जर्सी गाय के लिये टंकी का आकार = 100 गायों की संख्या x कचरे को संचित करने की अवधि (120 दिन) x प्रतिदिन पैदा होने वाला मल, मूत्र, तथा अन्य पदार्थ प्रति जानवर औसतन 15 गैलन।

इस प्रकार टंकी का आकार = 100 गाय x 15 गैलन कचरे प्रतिदिन = 120 दिन + 25 प्रतिशत पानी = 225000 गैलन घन फिट में परिवर्तित करने हेतु / 7.5 = 225000 / 7.5 = 30000 घट फीट

प्रक्षेत्र के कचरे में उपलब्ध कार्बनिक पदार्थ का उपयोग हेतु उपचारित कैसे करें ?

इसे तीन निम्नलिखित विधि द्वारा उपचारित करते हैं।

1. भौतिक विधि
2. रसायनिक विधि तथा
3. जैविक विधि

उपरोक्त विधि द्वारा उपचारित करने के दौरान निम्नलिखित प्रक्रिया का उपयोग करते है।

1. वायुजीवी (एरौबिक)
2. अवायुजीवी (एनारौबिक)
3. सुखाना
4. समिश्रित करना (कम्पोजिटींग)
5. जलाना
6. हवा की अनपस्थिति में छानना (वैक्यूम फिल्ट्रेशन)
7. अपकेन्द्रिक बल से कार्बनिक पदार्थ को अलग करना (सेन्ट्रीफ्यूगेसन)

कचरे का भौतिक विधि द्वारा उपचारन

जानवर तथा पक्षियों के कचरे (मल, मूत्र, अन्य कार्बनिक तत्व) को पक्का सतह पर फैला दिया जाता है। जिससे उसकी आद्रता 10 प्रतिशत तक कम हो जाती है।

कचरे का रासायनिक विधि द्वारा उपचारन

जानवर के गोबर तथा अन्य कार्बनिक पदार्थ विभिन्न रूप में उपयोग हेतु बनाने के लिये उसमें उपस्थित जीवाणु तथा परजीवी की संख्या को खत्म करना या काम करना

आवश्यक है अतः इसके लिये प्रयोग में आने वाले रसायन तथा उसकी कार्यप्रणाली निम्नलिखित है–

1. **सोडियम हाईड्रोक्साइड**– यह एक बेहतर तथा बहुउद्देशीय रसायन है जिसका उपयोग,
   (क) परिरक्षण हेतु (प्रीजरभेशन) तथा
   (ख) जानवर के कचरे रूपी कार्बनिक पदार्थ को खाद्य पदार्थ के रूप में उपयोग होने के लिय करते हैं।
2. **प्रोपायोनिक अम्ल तथा फॉरमिक अम्ल**– इस अम्ल के 6 प्रतिशत घोल का उपयोग सुरक्षित है। इस अम्ल के उपयोग तथा फायदे निम्नलिखित है–
   (क) गाय, भैंस के गोबर तथा अन्य कार्बनिक पदार्थ (कचरा) का उपचारन (ट्रीटमेंन्ट) हेतू।
   (ख) इस अम्ल की उपस्थिति में कचरे साथ सालमोनेला का विकास नहीं हो पाता है।
   (ग) उपरोक्त दोनों अम्ल का मिश्रण कोलस्ट्रीडीयम के वृद्धि दर को रोकता है।
3. **कचरे का जैविक विधि द्वारा उपचारण** – इस विधि के अंतर्गत प्रक्षेत्र के जानवरों द्वारा परित्यक्त कार्बनिक पदार्थ (कचरा) को निम्नलिखित विभिन्न प्रक्रिया द्वारा उपचारण करते हैं।
   1. कचरे में मिलाये जाने वाले बाह्य जैविक पदार्थ की कार्यप्रणाली
   2. अम्ल का संश्लेषण (सिंथेसिस)
   3. हेक्सोज (कार्बोहाइड्रेट) का किण्वीकरण (फरमंटेशन)
   4. पेन्टोज का किण्वीकरण तथा
   5. नाईट्रोजन यौगिक का परस्पर क्रिया।

1. कचरे में मिलाये जाने वाले बाह्य जैविक पदार्थ एवं उनकी कार्यप्रणाली

इस विधि के अन्तर्गत लैक्टीक अम्ल पैदा करने वाले जीवाणु को कचरे के साथ मिलाते हैं। जिसके लिए थोड़ा सुखा हुआ कचरा होना चाहिए जिसमें सड़न की प्रक्रिया प्रारंभ हो चुकी हो। लैक्टोबैसिलस तथा स्ट्रेप्टोकोकस नामक जीवाणु 5 से 6.5 पी.एच. पर इसमें प्रभावशाली ढंग से किण्वीकरण (फरमंटेशन) की प्रक्रिया प्रारंभ कर देते हैं।

2. अम्ल का संश्लेषण (सिंथेसिस)

(क) अम्ल का संश्लेषण कचरे में मौजूद घुलनशील कर्बोहाईड्रेट तथा उसके बफरिंग ताकत (प्रतिरोधक क्षमता) पर निर्भर करता है।

(ख) बफरिंग क्षमता अधिक होने पर घोल का पी.एच. 4 से नीचे ले जाने के लिये अधिक अम्ल की आवश्यकता होगी।

पशुधन के परिवहन की विधि

लंबी दूरी तक विपरीत मौसम में जानवर के स्थानांतरण के दौरान विभिन्न प्रकार के बीमारी की संभावना होती है। इसलिए निम्नलिखित प्रकार का सावधानी आवश्यक है।

1. जानवर के परिवहन की दूरी 12–14 घण्टा से अधिक होने पर एक निश्चित समय अवधि के लिये रास्ते में अच्छी जगह पर रूक कर जानवर को खाना, पानी, तथा आराम मुहैया करा कर दूध निकाल लेना चाहिए तथा बछड़ों को भी पिलाना चाहिए।
2. प्रतिकूल मौसम में स्थानान्तरण के दौरान जानवर ढ़ोने वाला ट्रक को ऊपर से ढ़का होना भी आवश्यक है।
3. परिवहन से 10 दिन पहले जानवर को मौसमी बीमारी जैसे – एच.एस, बी.क्यू. का टीका लगा देना चाहिए।
4. जानवर को परिवहन से 12 घंटे पहले से हल्का भोजन ही देना चाहिए।
5. एक ट्रक में परिवहन के लिये निर्धारित संख्या से अधिक पशु का स्थानांतरण नहीं करना चाहिए। ट्रक का सतह चिकना होने पर तथा ट्रक में ठीक से जानवर को व्यवस्थित नहीं करने पर जानवर को चोट लगने और घायल होने की संभावना होती है।
6. बूढ़े, बीमार तथा अधिक चर्बी वाले पशु का परिवहन नहीं करना चाहिए।
7. अत्यधिक ठण्ड तथा अत्यधिक गर्म मौसम में भी पशु का परिवहन नहीं करना चाहिए अन्यथा पशुओं को बीमार होने की संभावना अधिक हो जाती है।

परिवहन का उपयुक्त माध्यम

1. हवा 2. रास्ता 3. समुद्र 4. रेल 5. पैदल (टहलते हुए)

1. **हवा के माध्यम से परिवहन** – हवाई जहाज से अधिकतर प्रतियोगिता के उद्‌देश्य के लिये घोड़े, भेड़, बकरी तथा चिड़ियाँ (मुर्गी) के विशेष नस्ल का परिवहन किया जाता है। परिवहन का खर्च परिवहन के आवश्यकता अनुसार होना चाहिए।

   घोड़े का परिवहन बॉक्स का क्षेत्रफलः लंबाई – 9 फिट
   चौड़ाई – 4 फिट तथा
   ऊँचाई – 7 फिट, होनी चाहिए।

2. **रेल द्वारा परिवहन** – इस माध्यम से भेंड़, बकरी, सूकर, गाय, भैंस, बछड़ा के साथ, ब्रौड़, मीटर गेज में तथा खच्चर को आसानी से नैरो गेज बौगी से स्थानांतरित किया जाता है।

पशु प्रजाति की संख्या	ब्रौड गेज (बौगी) सं0	मीटर गेज (बौगी) सं0	नैरो गेज (बौगी) सं0
भेड़/बकरी	70	50	25
सूकर	50	35	20
सींग वाली गाय बछड़े के साथ	20	15	10
गदहा	12	10	08
घोड़ा	08	06	04
खच्चर	10	08	06

3. समुद्र द्वारा परिवहन

1. परिवहन के दौरान जानवर का नियत समय पर भोजन तथा पानी का उचित प्रबंधन होना चाहिए।
2. परिवहन के दौरान निर्धारित अवधि में बाड़े की सफाई होना चाहिए ताकि वातावरण में अमोनिया की मात्रा अधिक ना हो।
3. परिवहन के दौरान बिमार जानवर को अन्य स्वस्थ्य जानवर से अलग कर मार डालना चाहिए अन्यथा अन्य स्वस्थ्य जानवर को भी बिमार होने की संभावना अधिक हो जाती है।
4. सूकर या अन्य अधिक चर्बी वाले जानवर को गर्मी के मौसम में स्थानांतरित नहीं करना चाहिए अन्यथा श्वास लेने में परेशानी के कारण उनकी मृत्यू हो सकती है।
5. सूकर के परिवहन हेतु बॉक्स का आकार 4 फिट लम्बा 3 फिट चौड़ा तथा 2.6 फिट ऊँचा होना चाहिए।

4. रोड या सड़क द्वारा परिवहन में बरती जानेवाली सावधानियाँ

1. सड़क द्वारा गाय, बैल, घोड़ा, भैंस, गदहा, तथा पक्षियों का परिवहन करते हैं।
2. ट्रक को ऊपर से तथा बगल से ढका होना चाहिए, सतह में फिसलन नहीं होना चाहिए तथा हवा को अन्दर आने तथा निकासी की भी सुविधा होनी चाहिए।
3. ट्रक के अन्दर कोई नुकीला वस्तु न हो अन्यथा जानवर को घायल होने का खतरा बना रहता है।
4. निरीक्षण हेतु ऊँचाई जमीन सतह से 4.5 फिट से अधिक नहीं होना चाहिए।
5. ट्रक के सतह पर पुआल जैसा बिछावन का इस्तेमाल करना चाहिए तथा प्रत्येक जानवर को हल्की रस्सी से बाँधना भी आवश्यक है।

6. जानवर को 8 से 10 घण्टे के अंतराल पर भोजन पानी देना आवश्यक है।
7. ट्रक में जानवर को सिर से सिर या पूँछ से पूँछ की स्थिति में खड़ा किया जाना चाहिए।
8. ट्रक में जगह के अनुसार जानवर की संख्या निर्धारित होनी चाहिए तथा किसी विशेष परिस्थिति में भी 4 से 6 जानवर प्रति ट्रक वृद्धि हो सकती है परंतु इससे अधिक नहीं।

5. पैदल या टहलते हुए जानवर का स्थानांतरण

1. इस पद्धति के द्वारा जानवर के बड़े झुण्ड को भी पहाड़ी या घाटीनुमा रास्ते द्वारा जिसमें गाड़ी नहीं जा सकती है, एक जगह से दूसरे जगह तक स्थानान्तरण कर सकते हैं।
2. यह पद्धति कम खर्चीला तथा छोटे रास्तों के लिये सही है।
3. रास्ते में 16 से 25 कि.मी. के बाद जानवर को रात्रि विश्राम देना आवश्यक है।
4. रास्ते में जानवर को प्रचुर मात्रा में खाना तथा जल देना चाहिए तथा जानवर को दिन के प्रथम पहर में ही टहलाने की कोशिश करनी चाहिए।

खरगोश का परिवहन

खरगोश को 18 x 24 x 12 (लंबाई x चौड़ाई x ऊँचाई) के धातू का बना पिंजड़ा में स्थानांतरित करना चाहिए।

पक्षी (पोल्ट्री) का परिवहन –

एक दिन के चूजे का परिवहन

श्रेणीकरण, लिंग निर्धारण तथा टीकाकरण के बाद अण्डे से निकले नए चूजों को कूट से बने छिद्रयुक्त डब्बों में पैक किया जाता है, जिसके पर 14 छिद्र तथा बगल में 20 छिद्र होता है। 100 चुजों को 4 कूपे में 25 चुजा प्रति कुपा के दर से रखना चाहिए। इसे डब्बे के चारों कुपा समेत लंबाई, चौड़ाई तथा ऊँचाई 28" x 18" x 4.5" क्रमशः होना चाहिए। कुट के डिब्बा के सतह पर धान की भूस्सी या कागज का टुकड़ा का बिछावन के रूप में इस्तेमाल किया जा सकता है।

डिब्बे पर अंकित निम्नलिखित जानकारी

1. हैचरी का नाम तथा पक्षी का नस्ल
2. अण्डा से चूजा को बाहर आने का दिनांक

3. चूजों की संख्या
4. अतिरिक्त चूजों की संख्या
5. टीकाकरण की जानकारी
6. डिब्बों की कुल संख्या
7. डिब्बा भेजने वाले का नाम, पता दस्तखत तथा डिब्बे को भेजने का समय तथा दिनांक।

(क) एक माह के उम्र के चूजों का परीक्षण

24" x 12" (लंबाई तथा चौड़ाई) के क्षेत्रफल वाले बॉक्स में 24 चूजे आ सकते हैं तथा इनके रास्ते के लिये खाना तथा पानी की व्यवस्था भी उसी बॉक्स के एक भाग में किया जाता है।

(ख) तीन माह के उम्र का चूजा

एक 12" x 21" x 14.5" (लंबा, चौड़ा तथा ऊँचा) आकार के बॉक्स में 12 चूजे आ सकते हैं तथा 0.22 वर्ग फिट जगह प्रति पक्षि के आधार पर 24 चूजों के लिये 36" x 21" x 14.5" जगह की आवश्यकता होगी।

(ग) वयस्क पक्षी (मुर्गी) का परिवहन

21" x 15" x 18" (लंबाई, चौड़ाई तथा ऊँचाई) वाले बॉक्स में 1 से 2 पक्षियों को रखा जा सकता है इस प्रकार 45" x 21" x 18"(लंबाई, चौड़ाई तथा ऊँचाई) वाले आकार के बॉक्स में 12 पक्षी को तथा 48" x 30" x 18" (लंबाई, चौड़ाई तथा ऊँचाई) वाले आकार के बॉक्स में 0.52 फिट प्रति पक्षि के हिसाब से 24 पक्षियों को रखना सुरक्षित होगा।

❑❑❑

पाठ्य क्रमांक–3

खरगोश पालन की वैज्ञानिक विधि

खरगोश एक छोटा तथा दौड़ लगाने वाला जानवर है। उसके पैर तथा कान दूसरे जानवरों के तुलना में छोटे होते है। इसके नवजात बच्चे अन्धे तथा बिना तेथे के होते है। कुछ दिन बाद उनका आँख खुलता है। प्राकृतिक परिवेश में यह रात्रि में भोजन प्राप्त करने वाला एवं बिल में रहने वाला प्राणी है। माँस एवं ऊन के लिए खरगोश का शिकार बहुत पुराने समय से होता आ रहा है, परन्तु वर्तमान परिवेश में अधिक मांग के अनुसार खरगोश एवं उससे होने वाले उत्पाद को बढ़ाना आवश्यक है। भारत के पहाड़ी भागो में खरगोश पालन अधिक लोकप्रिय है। सरकार ने प्रजनन एवं प्रबन्धन हेतु कई परियोजनायें संचालित कर रही है। अमेरीकी एवं यूरोपीय देशो में 18वीं शताब्दी से ही इसका प्रजनन एवं प्रबन्धन किया जा रहा है। प्रक्षेत्रों में खरगोश पालन एवं प्रजनन मुख्यतः माँस के उत्पादन हेतु ही किया जाता रहा है।

माँस उत्पादन के उद्देश्य से अन्य पशु पक्षियों के तुलना में खरगोश पालन की कई विशेषताएं है। यह साल में अधिक बार बच्चा देती है एवं इनमें भोजन को माँस में रुपान्तरित करने की भी अधिक क्षमता होती है। खरगोश से उत्पन्न माँस में मायोग्लोबिन की कम मात्रा के कारण इसे सफेद माँस कहते है जो की गाय, भैंस, बकरी एवं सुकर के माँस से अधिक पौष्टिक एवं सुपाच्य होता है। सभी खरगोश की घरेलू प्रजातियाँ यूरोप एवं सोवियत संघ के जंगली प्रजातियों से पैदा हुई है। वर्तमान समय में इनके आबादी का 85 प्रतिशत हिस्सा यूरोप में है तथा अतिरिक्त 15 प्रतिशत आबादी का अधिकतर हिस्सा चीन में पाई जाती है।

भारत में खरगोश पालन अन्य जानवरों के तुलना में बहुत छोटे स्तर पर होता है। खरगोश पालन को प्रोत्साहित करने के लिए सी. एस. डब्लू. आर. आई. ने कई सरकारी एवं गैर सरकारी प्रक्षेत्रों को खरगोश का विभिन्न नस्ल प्रदान किया है। सी.एस.डब्लू.आर.आई. के क्षेत्रिय केन्द्र हिमांचल प्रदेश के जिला कुल्लू गरसा में माँस पैदा करने के उद्देश्य से यू. के. एवं सोवियत संघ से, **न्यूजीलैंड हवाईट, हवाईट जाईन्ट, ग्रे जाइन्ट एवं सोवियत चिनचिला** नस्ल का आयात किया गया। हिमांचल प्रदेश के कुल्लू संभाग में 30 से 36

खरगोश प्रक्षेत्र है जहाँ पर एक प्रक्षेत्र में औसतन 150 से 200 खरगोश है। हिमान्चल, उत्तर प्रदेश एवं पंजाब के लगभग 500 किसान अंगोरा उन पैदा करते है। जहाँ सिर्फ हिमान्चल प्रदेश से प्रतिवर्ष 15000 कि.ग्रा. अंगोरा उन पैदा होता है। माँस के उद्देश्य से पाले जाने वाले खरगोश से पैदा होने वाला उन की गुणवत्ता अच्छी नहीं होने के कारण बाजार में बहुत कम मूल्य पर बेचा जाता है।

नस्ल एवं प्रजनन

खरगोश के नर एवं मादा 5 माह में वयस्क हो जाते हैं। जबकी माँस पैदा करने वाले खरगोश को वयस्क होने में थोड़ा और अधिक समय लगता है। मादा का गर्भ धारण की अवधी 28 से 34 दिनों की होती है तथा बच्चा देने के 4 से 5 दिनों बाद मादा पुनः प्रजनन के लिए तैयार हो जाती है। एक मादा के गर्म होने की कोई नियत अवधि नहीं होती है, वह कई दिनों तक भी गर्म रह सकती है।

खरगोश पालन क्यों आवश्यक है ?

1. कम पैसे के लागत से कम जगह में अधिक लाभ प्राप्त होता है।
2. यह साधारण पेड़ के पत्ते, उपयागे में नही आने योग्य सब्जी भाजी एवं अनाज को किमती माँस में परितर्वतित करता है।
3. माँस के साथ फर (ऊन) तथा चमड़ा भी प्राप्त होता है।
4. अन्य जानवरों के माँस के तुलना में यह 21 प्रतिशत प्रोटिन तथा 8 प्रतिशत वसा प्रदान करता है।

खरगोश पालन किसके लिए ?

1. भूमिहीन या कम भूमी वाले किसानों के लिए
2. घरेलू स्त्रियाँ तथा अनपढ़ लोग भी इस व्यवसाय को कर लाभ प्राप्त कर सकते है।

शारीरिक वजन के आधार पर खरगोश की विभिन्न नस्लें

अधिकतम शारीरिक भार की (4–6 कि.ग्रा.) नस्लें

1. हवाईट जाइन्ट 2. ग्रे जाइन्ट 3. फ्लेमिस जाइन्ट

मध्यम शारीरिक वजन की नस्ले (3–4 कि.ग्रा.)

1. न्यूजिलैंड हवाईट
2. न्यूजिलैंड रेड
3. कैलिफोर्निया

कम शारीरिक वजन की नस्ले (2–3 कि.ग्रा.)

1. सोवियत चिनचिला
2. डच

अच्छे नस्ल के सोवियत चिनचिला को प्राप्त करने का स्थान

पशु चिकित्सा एवं अनुसंधान महाविद्यालय पशुपालन विभाग, नामक्कल 637002 तमिलनाडू, दूरभाष संख्या – 04286 – 266491

मादा खरगोश को गर्म होने पर मुत्राश में सूजन आ जाती है एवं योनी का रंग लाल हो जाता है। एक मादा एक वर्ष में 7 से 9 बार बच्चा दे सकती है एवं एक बार में 6 से 8 बच्चे देती है। इस प्रकार एक वर्ष में 70 से 72 बच्चे दे सकती है। जन्म के समय बच्चे का भार 30 से 70 ग्राम तक हो सकता है एवं अगले 8 सप्ताह में उसे इस उम्र में इनका माँस काफी पौष्टिक, मुलायम एवं स्वादिष्ट होता है। साधारण तौर पर बच्चे जन्म के 6–9 माह बाद प्रजनन योग्य हो जाते है। इनकी औसत जीवन काल 8 से 10 वर्षो की होती है परन्तु प्रजनन क्षमता 3 से 4 वर्षो तक ही होती है।

उपयोगिता के आधार पर खरगोश को दो भागो में बाँटा गया है

1. फर पैदा करने के लिए तथा
2. माँस पैदा करने के लिए।

फर अंगोरा नस्ल से प्राप्त किया जाता है जिसके 3 लोकप्रिय उपनस्ल है।

1. जरमन अंगोरा
2. रसियन अंगोरा
3. ब्रिटिश अंगोरा

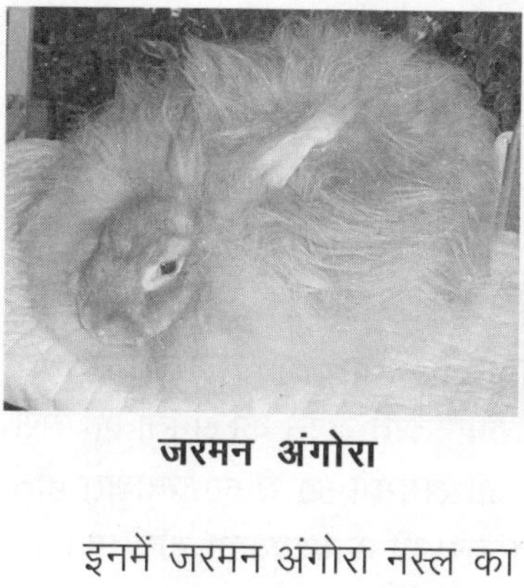

जरमन अंगोरा

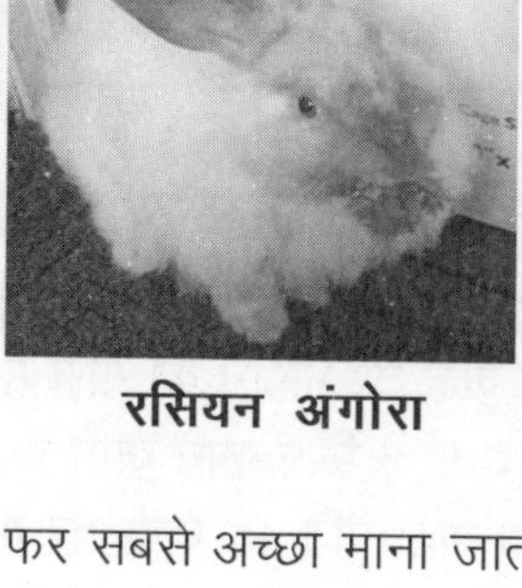

रसियन अंगोरा

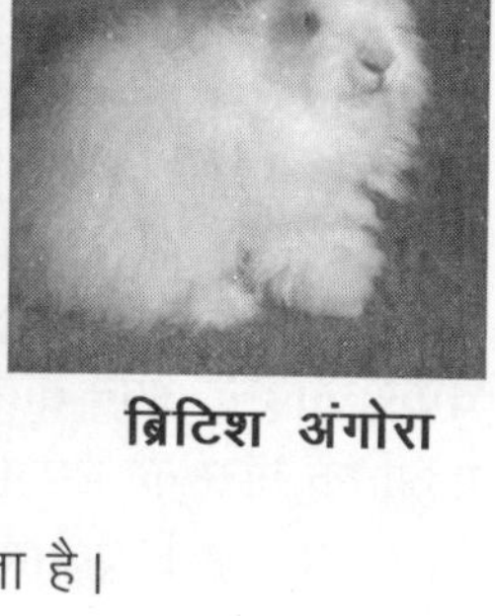

ब्रिटिश अंगोरा

इनमें जरमन अंगोरा नस्ल का फर सबसे अच्छा माना जाता है।

नस्ल सुधार

1988 में नस्ल सुधार क्रार्यक्रम के तहत् ऊपर दिए गए सभी तीन नस्लों को विदेश से हिमान्चल प्रदेश के गरसा में लाया गया एवं इन तीनों को जरमन अंगोरा के साथ प्रजनन कराया गया। प्रजनन के परिणााम स्वरुप उत्पन्न तीनो संकर नस्लो को प्रक्षेत्र में स्थापित किया गया।

सेवियत चिन्चीला एवं ग्रे जाइन्ट के प्रजनन से एक नई उपप्रजाती **ब्लैक ब्राउन नस्ल** एवं **दसरा डच नस्ल** को भी प्रक्षेत्र में स्थापित किया गया।

	जरमन अंगोरा	रसियन अंगोरा	ब्रिटिश अंगोरा	जरमन रशियन अंगोरा	जरमन ब्रिटिश अंगोरा	जरमन ब्रिटिश रसियन अंगोरा
नवजात बच्चों की औसत संख्या	5.5	6.2	5.4	6.1	5.5	5.0
माँ से अलग करते समय बच्चो का औसत संख्या	4.8	5.8	5.2	5.6	4.0	4.4
नवजात बच्चो का औसत शारीरिक वजन (कि.ग्रा.)	0.24	0.30	0.27	0.28	0.25	0.24
माँ से अलग करते समय बच्चो का औसत शारीरिक वजन (कि.ग्रा.)	0.52	0.56	0.60	0.62	0.62	0.68
जीवित बच्चो की औसत संख्या प्रतिशत में	87.5	94.2	95.0	92.5	71.00	87.00
एक वर्ष में ऊन का उत्पादन (ग्राम)	612	307	378	436	392	426

नस्ल	ऊन का रंग	उत्पती स्थान	वयस्क का वजन	नवजात का औसत संख्या	नवजात का औसत वजन (कि.ग्रा.)	माँ से अलग करते समय औसत वजन (कि.ग्रा.)
न्यूजीलैंड हवाईट	सफेद	यू.के.	3.0	7.5	0.32	0.65
ग्रे जाइन्ट	भूरा	रसिया	3.5	6.5	0.31	0.62
हवाईट जाइन्ट	सफेद	रसिया	4.0	7.1	0.31	0.63
सोवियत चिनचिला	चिन्चीला	रसिया	3.5	6.6	0.30	0.68

कुछ अन्य नस्ल जैसे **अमेरिकन चिनचिला, न्यूजीलैंड हवाईट, कैलिर्फोनिया एवं चेकर जाइन्ट** अपने तीव्र वृद्धि दर भोजन को माँस में रुपानतिरत करने की क्षमता एवं शरीर में अधिक माँस की उपलब्धता के लिए जाने जाते है। जो लगभग 50 से 60 प्रतिशत होता है। प्रजनन के लिए साधारणतः प्रति 10 मादा पर 01 नर की आवश्यकता होती है।

आवश्यक खाद्य पदार्थ

बड़ा सिकम होने के कारण खरगोश में हरे चारे को प्रोटिन में रुपान्तरित करने की अच्छी क्षमता होती है।

प्रक्षेत्र में इनके अच्छे शारीरिक विकास एवं उत्पादन हेतु हरे चारे के साथ भोजन में 200 से 300 ग्राम अनाज दिया जाता है। अनाज में मक्का, गेंहूँ का चोकर के साथ थोड़ी मात्रा में खनिज पदार्थ एवं विटामिन भी होना चाहिए।

नवजात बच्चों को 10 से 15 दिनों तक माँ का दूध पिलाने के बाद माँ से अलग कर देना चाहिए।

खरगोश में एक विशेष आदत होती है जिसके तहत् वह सुबह के नरम, हरा एवं विटामिन युक्त तथा अन्य सामग्रियों से पोषित अपने मल को पुनः खा लेता है इस प्रकार उपरोक्त खाद्य पदार्थ जिसका पुर्णरुप से पाचन नहीं हुआ होता है वह एक बार पुनः अमाशय में पाचन के लिए चला जाता है तथा पाचान के बाद प्रोटीन एवं वसा में परिर्वतित हो जाता है।

आवास

खरगोश को रहने के लिए बहुत खर्चीले घर की आवश्यकता नहीं होती है। इनके घर में तापमान 20 से 25^0 सेंटीग्रेट एवं 12 घण्टा उजाला तथा अगला 12 घण्टा अंधेरा होना चाहिए। नवजात बच्चो का शरीर बिना रोये का होता है। इसलिए इनका रोंये उगने तक सर्दी के दिनो में अतिरिक्त ऊष्मा की व्यवस्था करनी चाहिए। खरगोश को अत्यधिक गर्मी बारिश एवं शिकारी जानवरो से भी बचाना चाहिए।

खरगोश को मुर्गियों की तरह पिजड़ो में भी रखा जा सकता है। आमतौर पर 2 मीटर लम्बा एवं 1 मीटर चौड़े पिंजड़ा जिसकी ऊँचाई 0.75 मीटर हो उसमें 10 बच्चो के साथ दो मादा खरगोश रह सकती हैं।

खरगोश पालन हेतू आवास के प्रकार

(1) डीप लिटर सिस्टम

इस व्यवस्था के अन्तर्गत 120 से 130 वर्ग फुट के कमरे में खरगोश को एक नियत संख्या में रखा जाता है। खरगोश को जमीन में गड्ढे बनाने की प्रवृत्ति होती है इसे रोकने के लिए सतह पक्का (कंक्रीट) का होना चाहिए। तथा सतह को गूदेदार बनाने के लिए एवं अधिक गर्मी से एवं सर्दी से जानवार को बचाने के लिए 4 से 6 इन्च मोटी धान की भूसी या पूआल का कूट्टी बिछाना चाहिए। इस व्यवस्था के अंतर्गत 30 से ज्यादा खरगोश को

नही रखा जा सकता है। अवांक्षित प्रजनन से मादा को बचाने के लिए नर खरगोश को मादा से अलग घर में रखना चाहिए।

इस व्यवस्था की कमियाँ

(क) एक से जानवर दूसरे में बीमारी का संक्रमण तेजी से फैल सकता है।

(ख) खरगोश के बच्चो का प्रबंधन कठिन होता है।

(2) पिंजड़ा में खरगोश पालन

इस व्यवस्था के अंतर्गत बड़े पैमाने पर एवं बेहतर ढंग से खरगोश को रखा जा सकता है।

इस व्यवस्था के अंतर्गत नर, मादा एवं बच्चो के लिए आवश्यक जगह –

(क) वयस्क नर – 4 वर्ग फुट

(ख) मादा – 5 वर्ग फुट

(ग) बच्चा – 1.5 वर्ग फुट

(1) एक पिंजड़ा जिसकी लम्बाई 1.5 फुट, चौड़ाई 1.5 फुट एवं ऊँचाई 1.5 फुट हो उसमें एक व्यस्क नर या दो बच्चे रह सकते है।

(2) अगर पिंजड़े की लम्बाई 3 फुट, चौड़ाई 1.5 फुट एवं ऊँचाई 1.5 फुट हो तो 4 से 5 बच्चे 3 माह तक रह सकते है।

(3) पिंजड़ा 2 मीटर लम्बा 1 मीटर चौड़ा एवं 0.75 मीटर ऊँचा हो तो उसमें 1 मादा को अपने 10 बच्चों के साथ या 4 नर को रखा जा सकता है।

(4) बच्चा देने के उद्देश्य से बने पिंजड़े के सतह की जाली का बनावट घना एवं पास–पास 1.5 x 1.5 इंच होना चाहिए ताकि नवजात का आकार में छोटा होने के कारण बाहर ना आ पाए। पिंजड़े में भोजन एवं पानी का बर्तन अलग होना चाहिए।

खाद्य पदार्थ

(1) खाद्य पदार्थ के रुप में इन्हें अनाज एवं हरा चारा दिया जाता है। लगातार दाँत में वृद्धि होने के कारण इन्हें सिर्फ दाने पर नहीं रखा जा सकता है। खरगोश को भी चूहे जैसा अपने दाँतो को छोटा करने या घिसने के लिए हरा चारा कुतरना आवश्यक है।

(2) प्रतिदिन नियत समय पर एवं नियत मात्रा में खाना देना आवश्यक है अन्यथा इनके शारीरिक वजन घटने लगते है।

(3) गर्मी के दिनों में तापमान अधिक होने के कारण ये खाना नहीं चाहते है, इसलिए हरे चारे को नुकसान से बचाने के लिए रात्रि में देना चाहिए तथा एवं अनाज विटामिन एवं खनिज पदार्थ का मिश्रण सुबह देना चाहिए। खाद्य मिश्रण इन्हें पानी में घोलकर या छोटे गोले के रुप में भी दिया जा सकता है।

(4) एक कि.ग्रा. के जानवर को प्रतिदिन 50 ग्राम अनाज एवं 100 ग्रा. हरा चारा देना चाहिए।

खरगोश हमेशा अच्छी गुणवत्ता का हरा चारा खाना पसंद करता है, तथा चारे को इनके पिंजड़े के सतह पर नहीं दे कर एक तरफ रखना चाहिए।

अनाज एवं अन्य आवश्यक पदार्थ का मिश्रण

मक्का	30 हिस्सा
ज़ीरा	30 हिस्सा
मूंगफली	13 हिस्सा
गेहूँ का चोकर	25 हिस्सा
खनिज पदार्थ	1.5 हिस्सा
नमक	0.5 हिस्सा

(1) एक वयस्क नर या मादा को औसतन प्रतिदिन 200 ग्राम उपरोक्त खाद्य पदार्थ का मिश्रण एवं 0.5 कि.ग्रा. हरा चारा देना चाहिए।

(2) एक बच्चा को औसतन 50 ग्रा. प्रति कि.ग्रा. शारीरिक वजन के हिसाब से उपरोक्त खाद्य मिश्रण एवं 250 ग्राम हरा चारा देना चाहिए।

प्रजनन

प्रजनन का उम्र

(1) मादा खरगोश 5 से 6 माह में प्रजनन योग्य हो जाती है।

(2) नर खरगोश भी साधारण तौर पर 5 से 6 माह में प्रजनन योग्य हो जाता है। परन्तु अच्छी गुणवता का बच्चा पाने के लिए उससे औसतन 1 वर्ष के उम्र में प्रजनन कराना चाहिए।

प्रजनन के लिए खरगोश का वरण (चयन)

(1) 5 से 8 माह के मादा खरगोश को औसतन 3 से 3.5 कि.ग्रा. शारीरिक वजन होने पर प्रजनन कराना उचित होता है।

(2) नर एवं मादा का चयन उस समुदाय से होना चाहिए जो एक बार में अधिकतम मादा बच्चा पैदा करे।

(3) प्रजनन योग्य नर एवं मादा का स्वास्थ्य अच्छा होना चाहिए।

(4) प्रजनन से पहले नर का प्रजनन क्षमता एवं उसके अण्डकोष का भी जाँच आवश्यक है।

मादा के गर्म होने का लक्षण

खरगोश का कोई खासतौर का रतिचक्र नहीं होता है एवं किसी नर द्वारा मादा से प्रजनन के बाद अण्डे बाहर आते हैं। गर्म होने पर मादा के मुत्राशय में सूजन आ जाती है तथा रंग लाल हो जाता है एवं जब कोई नर इसके पास आता है तो वह अपने पीठ को निचे कर शरीर के पिछले भाग को ऊपर उठाती है। इस प्रकार जब मादा गर्म नहीं होती है एवं नर उसके पास आता है तो वह पिंजड़े के कोने में जा कर उस नर पर हमला करती है।

नर एवं मादा का संगम सफल होता है तो संभोग के बाद नर एक तरफ गिर कर एक खास तरह का आवाज निकालता है। एक नर को एक सप्ताह में 3–4 दिनों से ज्यादा प्रजनन नहीं कराना चाहिए तथा एक नर से एक दिन में 2–3 बार ही प्रजनन कराना चाहिए। प्रजनन के बाद नर को भरपूर खाना एवं आराम भी देना आवश्यक है। प्रजनन के लिए प्रति 10 मादा के लिए 1 नर का आवश्यकता होता है एवं साथ ही 1 से 2 नर अधिक होना चाहिए जो आवश्यकतानुसार किसी बिमार नर के बदले में इस्तेमाल हो।

स्वस्थ खरगोश की पहचान

(1) रोंये की चमकदार सतह।

(2) चंचल स्वभाव।

(3) तेजी से भोजन करना एवं निगलना तथा

(4) बिना किसी द्रव्य स्त्राव के चमकदार आँखे।

बीमार जानवर की पहचान

(1) सुस्त शरीर एवं त्वचा के रोंये खड़े हो जाते है।

(2) शरीर का वजन कम होने लगता है।

(3) तेजी से बाल झड़ना प्रारंभ हो जाता है।

(4) चंचलता का आभाव होने लगता है।

(5) खरगोश खाना पानी बंद कर देता है एवं नाक आँख तथा मुंह से द्रव्य का स्त्राव होने लगता है।

(6) शरीर का तापमान एवं श्वास दर बढ़ जाता है।

जानवरो को बीमारी के संक्रमण से बचाने के लिए सफाई की व्यवस्था

(1) प्रक्षेत्र ऊँचे एवं हवादार जगह पर स्थापित होना चाहिए।

(2) प्रतिदिन पिंजड़े की सफाई आवश्यक है।

(3) प्रक्षेत्र के चारो तरफ पेड़ पौधे लगना चाहिए।

(4) एक वर्ष में दो बार चुना से पुताई होनी चाहिए एवं हप्ते में दो बार पिंजड़े का सतह को भी चुना से पोतना चाहिए।

(5) अत्यधिक गर्मी से बचाने के लिए शरीर पर ठण्डे पानी का छिड़काव करना चाहिए।

(6) एक माह में 3 बार टेट्रासाईकलिन दवा को 0.5 ग्राम प्रति लिटर पानी में घोल बना कर जानवर को पिलाना जीवाणुओं से सुरक्षा प्रदान करता है।

(7) बिमार एवं संक्रमित जानवर को अलग पिंजड़ा में रखना चाहिए।

(8) जानवर को निर्धारित समय पर टीका एवं कृमीनाशक दवा देना चाहिए।

(9) बिमार जानवर को उचित चिकित्सा सुविधा प्रदान करने हेतु किसी पशु चिकित्सक से संपर्क करना चाहिए।

खरगोश पालन एवं प्रजनन प्रक्षेत्र का आर्थिक अध्ययन

(1) एक मध्यम वर्ग का किसान 90 प्रजनन योग्य मादा एवं 10 नर के साथ खरगोश पालन प्रारम्भ करता है।

(2) एक मादा एक बार में औसतन 08 बच्चे पैदा करती हैं। इस प्रकार 90 मादा एक बार में 720 बच्चे पैदा करती है।

प्रक्षेत्र के लिए भूमि

100 व्यस्क जानवर कों 5 वर्ग फुट प्रति जानवर के दर से 100 x 5 = 500 वर्ग फुट भूमी।

एक बार में मादायें औसतन 720 बच्चे पैदा करती है। इस प्रकार 02 वर्ग फुट प्रति बच्चा के दर से।

720 बच्चो के लिए आवश्यक भूमी

720 x 2 = 1440 वर्ग फुट

स्टोर कार्यालय, जानवरों से उत्पन्न खाद पदार्थ जमा करने एवं पेड़ पौधे लगाने के लिए 1000 वर्ग फुट अतिरिक्त भूमि की आवश्यकता है। इस प्रकार प्रक्षेत्र के लिए कुल भूमि की आवश्यकता

= 500 + 1440 + 1000 = 2940 वर्ग फुट

1 वर्ग फुट = 0.0928 वर्ग मीटर

इसलिए 2940 वर्ग फुट = 0.0928 x 2940 = 272.83 वर्ग मीटर

एकड़ में $\dfrac{272.83 \times 2.5}{10000}$ = 0.068 एकड़

0.068 एकड़ भूमी की मूल्य = 25000 रु०

14 प्रतिशत के दर से एक वर्ष में ब्याज = 3500 रु०

इस प्रकार भूमी पर कुल खर्च = 25000 = 3500 = 28500 रु०

निर्माण कार्य एवं पिंजड़े पर खर्च

(1) 500 रु. प्रति वर्ग मीटर के दर से 200 वर्ग मीटर के निर्माण काय पर हुए खर्च = 200 = 500= 10,000 रु०
कार्यालय हेतु कमरे का आवश्यक क्षेत्रफल =
10ञ10 = 100 वर्ग फुट
दाना एवं चारा रखने हेतु 10ञ10 = 100 वर्ग फुट
इस प्रकार कुल 100 + 100 = 200 वर्ग फुट क्षेत्रफल 50 रु. प्रति वर्ग फुट के दर से खर्च = 10,000 रु०
इस प्रकर निर्माण कार्य पर कुल खर्च
1,00000 + 10,000 = 110000 रु.
मकान का उपयोग अगले 10 वर्ष तक होता है तो प्रति वर्ष के दर से निर्माण कार्य पर हुए खर्च = $\dfrac{11000}{10} = 1100$ रु0 प्रति वर्ष
14 प्रतिशत के दर से 11000 रु. का 1 वर्ष में ब्याज = 1540 रु०
इस प्रकार 1 वर्ष में निर्माण कार्य पर कुल खर्च = 12540 रु०

(2) 100 वयस्क के लिए 300 रु. प्रति पिंजड़ा के दर से आवश्यक खर्च= 30,000 रु०

(3) बच्चो के लिए 300 रु. प्रति पिंजड़ा के दर से 150 पिंजड़ो का मूल्य = 45000रु०
इस प्रकार पिंजड़ो पर कुल खर्च = 30,000 + 45000 = 75000 रु०

(4) प्रक्षेत्र में प्रतिदिन उपयोग हेतु कुछ अन्य सामग्री बाल्टी, पानी की टंकी, मोटर, ब्रस, लैम्प, पानी एवं खाने का बर्तन, पर कुल खर्च = 10000 रु०

उपरोक्त वस्तुओं का औसतन 5 वर्षो तक उपयोग होता है तो ब्याज सहित
प्रतिवर्ष के दर से हाने वाला खर्च = 75000+10000 = 85000 / 5
= 17000 + 2380 = 19380

14 प्रतिशत के दर से 17000 पर एक वर्ष में ब्याज = 17000+2380 = 19380 रु०

दवा एवं चिकित्सा पर खर्च

दवा एवं चिकित्सा पर हुए खर्च = 5000
ब्याज = 700
कुल खर्च = 5000 + 700 = 5700 रु.

पशुधन खरीद पर खर्च

300 रु. प्रति खरगोश के हिसाब से 100 पर
कुल खर्च = 30,000 रु.
14 प्रतिशत के दर से 30,000 का ब्याज = 4200 रु.
इस प्रकार ब्याज सहित कुछ खर्च = 30,000 + 4200 = 34200 रु.

प्रक्षेत्र के जानवरों के खाद्य पदार्थ पर खर्च

(1) एक वर्ष में 100 व्यस्क खरगोश के लिए 200 ग्राम प्रति दिन के दर से आवश्यक अनाज मिश्रण = 200 ग्राम = 100 x 365 = 7300 कि.ग्रा. या 73 क्विंटल

1500 रु. प्रति क्विंटल के दर से 73 क्विंटल का मूल्य = 73 = 7500=109500 रु.

(2) एक बार में 720 बच्चे पैदा होते है एवं एक मादा एक वर्ष में औसतन 7 बार बच्चा देती है जिन्हें हर 2 माह बाद बेचा जाता है।
0.05 कि.ग्रा. प्रति बच्चा के दर से 1 वर्ष में आवश्यक अनाज की मात्रा
= 720 = 0.05 = 60 = 7 = 15120 कि.ग्रा.
या 151.2 क्विंटल
1500 रु० प्रति क्विंटल के दर से 151.2 क्विंटल अनाज का,
मूल्य = 1500 = 151.2 = 226800 रु०

(3) एक व्यस्क एक दिन में लगभग 0.5 कि.ग्रा. हरा चारा खाता है इस प्रकार 100 जानवरों के लिए 1 वर्ष मे आवश्यक चारा की मात्रा = 0.5 x 100 x 365 = 182.5 क्विंटल

(4) एक बच्चा अंतिम 40 दिनों में औसत 0.3 कि.ग्रा. के दर से 1 वर्ष में 720 x 40 x 7 x 0.3 = 604.8 क्विंटल

इस प्रकार कुल हरे चारे की आवश्यकता
= 182.5 + 604.8 = 787.3 क्विंटल

80 रु. प्रति क्विंटल के दर से 787.3 क्विंटल चारे का मूल्य
= 787.3 x 80 = 62984 रु.

इस प्रकार खाद्य पदार्थ पर कुल खर्च
= 109500+226800+62984 = 399284 रु.

कुल खर्च = 399284
14 प्रतिशत ब्याज = 55899.7
इस प्रकार कुल खर्च = 399284 + 55899.7 = 455183.76 रु.

एक वर्ष में ब्याज सहित प्रक्षेत्र में होने वाला कुल खर्च संख्या में

	मूलधन (रू.)	**ब्याज (रू.)**	**कुल (रू.)**
(1) पशुधन खरीद	30,000	4200	34200
(2) भूमी	25000	3500	28500
(3) निर्माण खर्च	5500	770	6270
(4) पिंजड़ा	17000	2380	19380
(5) मजदूरी दवा एवं चिकित्सा	5000	700	5700
(6) प्रक्षेत्र के जानवरों के खाद्य पदार्थ पर खर्च	399284	55899.7	455183.76

इस प्रकार 1 वर्ष में प्रक्षेत्र में होने वाला कुल खर्च = 61763360 रु०

(1) 90 मादा 1 बार में 720 बच्चे के दर से औसतन 1 वर्ष में 7 बार बच्चा देती है जिसके 20 प्रतिशत की मौत हो जाती है। इस प्रकार 1 वर्ष में कुल 5040 बच्चे पैदा हो जाते है। जीवित 4032 को लगभग 3 कि.ग्रा. के शारीरिक वजन में 200 रु. प्रति जानवर के दर से 4032 x 200 = 806400 रु. में बेचा जाता है।
इस प्रकार प्रक्षेत्र से 1 वर्ष में होने वाला शुद्ध लाभ
= 806400–617633 = 188767 रु.
या 15730 रु. लाभ प्रति माह

(2) प्रक्षेत्र में प्रतिवर्ष वयस्को के मृत्यु से होने वाला नुकसान भरपाई प्रतिवर्ष उन से होनेवाला लाभ से होता है।

माँस बेचने से लाभ

प्रति जानवर 3 कि.ग्रा. के दर से 4032 खरगोश का वजन 12096 कि.ग्रा. जिसका 50 प्रतिशत खाने योग्य माँस प्राप्त होता है

इस प्रकार $\frac{12096}{2} = 6048$ कि.ग्रा.

इसलिए 6048 कि.ग्रा. माँस का मूल्य 175 रु. प्रति कि.ग्रा. के दर से 1058400 रु.

अतः प्रक्षेत्र से होने वाला शुद्ध लाभ प्रति वर्ष = 1058400 – 617633 = 490767 रु.

माँस बेचने वाले आदमी का मजदूरी 4500 रु. प्रति माह के दर से 1 वर्ष में = 4500x12 = 54000 रू.

बाजार में माँस बेचनेवाला दुकान का किराया 4000 रु. प्रति

माह के दर से 1 वर्ष में = 12 x 4000 = 48000 रु.

शुद्ध लाभ प्रति वर्ष = 440767 – 102000 = 28230 रु.

या 338767 रु. प्रति माह

एवं प्रक्षेत्र का जमिन अंत में लाभ के रुप में प्राप्त होता है।

पशु पालको के लिए कुछ ध्यान देने योग्य बातें

(1) प्रतिवर्ष प्रक्षेत्र से नए एवं मादा से चयन कर 25 प्रतिशत सबसे अच्छे जानवरों को उनके पिछली पिढ़ी के जानवरों (माता, पिता) से स्थानांतरित करना चाहिए इससे प्रक्षेत्र के जानवर बूढ़े नहीं होते एवं प्रजनन की गुणवत्ता बनी रहती है।

(2) नियत समय पर जानवर को दवा, वैक्सीन, एवं भोजन प्रदान करना चाहिए।

❑❑❑

संदर्भ

इस पुस्तक के विभिन्न पाठ्यक्रम में उद्धृत विषयों की जानकारी में विभिन्न वैज्ञानिकों के शोध पत्र एवं पुस्तकों का महत्वपूर्ण योगदान है। जिनके नाम निम्नलिखित हैं–

1. डा. आर.एम. आचार्य, एन.जैन, पी.एम. मिश्रा, आर.के. माथुर, वी.पी. शर्मा एवं आर.डी. मुदगल।
2. डा. के.पी. अग्रवाल एवं एन.के. भट्टाचार्य
3. डा. एस.पी. अरोरा
4. डा. डी.पाण्डा
5. डा. डी.एस. बालानी एवं आर.एस. चक्रवर्ती
6. डा. जगदीश प्रसाद
7. डा. वी.पी. बलसरे एवं वी.पी. सिंह
8. डा. जी.सी. बेनर्जी
9. डा. बी.बी. भाटिया एवं वी.पी. पाण्डे
10. डा. डी.सी. भटनागर
11. डा. ए. चक्रवर्ती एवं एस० सुधीर
12. डा. ए.के. चटर्जी
13. डा. के. दत्ता, बी.एम. शर्मा
14. डा. एस.के. चटोपाध्याय
15. डा. सी. देवेन्द्र
16. डा. आर.एन. शर्मा एवं डी.एन. धर
17. डा. एम.एम. ढिंगरा एवं पी.एन. प्रसाद
18. डा. पी.पी. गुप्ता
19. डा. एस.एन. दीक्षित एवं डी.एस. कालरा
20. डा. जे.ए. हेन्डर्सन

21. डा. जी.एफ.डब्ल्यू. हेलेनिन
22. डा. एफ.ए.ओ. (1988–1993)
23. डा. सी. सिंह एवं ए.के. गुप्ता
24. डा. आर. जेन्सन
25. डा. एफ.एच. खान एवं ए.सिंह
26. डा. जे. प्रसाद एवं पी. कुमार
27. डा. एस. कुमार एवं ए. मारू
28. डा. आर.के. मिश्रा
29. डा. जी.बी. राघवन
30. डा. जे.एस. राणा
31. डा. एस.के. रंजन
32. डा. एम.एस. राव
33. डा. एन. पाल एवं सी.वी. सवालिया
34. डा. एन.पी. सिंह
35. डा. जी.सी. बंसल
36. डा. एस.के. वर्मा, बी. सिंह एवं पी.के. शर्मा
37. डा. एम.पी. यादव एवं ए.बी. पाण्डे
38. डा. एस.के. सिंह
39. डा. जी.एम. पाण्डे एवं वी. प्रधान
40. डा. डी.सी. ब्लड
41. डा. डब्ल्यू.एच. ब्राउन
42. डा. आर.सी. चन्द्रा
43. डा. बी.एस. गिल
44. डा. एस.सी. दत्ता
45. डा. एस.के. बतरा
46. डा. एम.एस. राठौर
47. डा. जे.एच.डी. रॉय
48. डा. डी.पी. माथुर एवं एस.सी. दुबे
49. डा. ए.के. माथुर
50. डा. एम.ए. मेनोन
51. डा. एस.ए. करीम
52. डा. ए. शर्मा
53. डा. पी.के. उप्पल एवं एस.सी. दुबे

54. डा. पी.एस. रावत
55. डा. एन.एस. यादव
56. डा. एम.एम. शर्मा एवं पी.एस. श्रीवास्तव
57. डा. एम.सी. शर्मा एवं एस.के. द्विवेदी
58. डा. डी. स्वरूप
59. डा. एस.के. जिन्दल
60. डा. एस. सुब्रमन्यम
61. डा. एच. सिंह एवं एफ.एन. मोरे
62. डा. के. सुदर्शन
63. डा. के. सैयद ज्याउद्दीन
64. डा. एस.एस. त्रिपाठी
65. डा. एच.सी. तिवारी
66. डा. रूपसी तिवारी
67. डा. एम.एम. नायडू
68. डा. जी. लैविस
69. डा. जे.सी. रसेल
70. डा. पी.के. दुबे
71. डा. वी.एस. तनेजा
72. डा. कौषिक
73. डा. मिन्टू एवं उनके सहयोगी